Deepak Chopra
Rudolph E. Tanzi

SUPER-GENE

Deepak Chopra
Rudolph E. Tanzi

SUPER-GENE

*Die neuesten Erkenntnisse aus
der Neurowissenschaft
für ein langes gesundes Leben*

Aus dem Amerikanischen
von Michael Wallossek

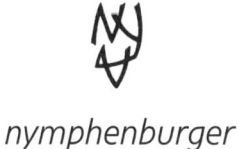

nymphenburger

*Für unsere Familien, mit denen uns die Liebe verbindet,
durch die unsere Gene zu Super-Genen werden.*

Die Ratschläge in diesem Buch wurden von den Autoren und dem Verlag sorgfältig geprüft, dennoch kann keine Garantie übernommen werden. Jegliche Haftung der Autoren bzw. des Verlags und seiner Beauftragten für Gesundheitsschäden sowie Personen-, Sach- und Vermögensschäden ist ausgeschlossen.

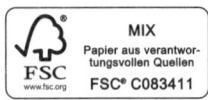

© 2015 Deepak Chopra und Rudolph E. Tanzi
© für die deutschsprachige Ausgabe: nymphenburger in der
F. A. Herbig Verlagsbuchhandlung GmbH, München 2016.
Die Originalausgabe erschien 2015 unter dem Titel »Super Genes.
Unlock the Astonishing Power of Your DNA for Optimum Health
and Well-Being« bei Harmony Books.
This translation published by arrangement with Harmony Books,
an imprint of the Crown Publishing Group,
a division of Penguin Random House LLC.
Alle Rechte vorbehalten.
Schutzumschlag: atelier-sanna.com, unter Verwendung eines
Motivs von © wetchawut, fotolia.com
Satz: Buch-Werkstatt GmbH, Bad Aibling
Gesetzt aus 10,3/13,5 pt Sabon
Druck und Binden: CPI books GmbH, Leck
Printed in Germany
ISBN 978-3-485-02858-5

Auch als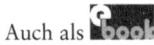

www.nymphenburger-verlag.de

INHALT

Vorwort: Gute Gene, schlechte Gene
und Super-Gene 7
Weshalb Super-Gene?
Eine dringend benötigte Antwort 16

Teil 1: Die Wissenschaft von der Transformation 29
Wie Sie Ihre Zukunft verändern können:
Die Epigenetik erscheint auf der Bildfläche 42
Bessere Erinnerungen erzielen 67
Von der Anpassung zur Transformation 77
Ein neuer Akteur, der richtig Dampf macht:
das Mikrobiom 109

**Teil 2: Lebensstilentscheidungen für ein
grundlegendes Wohlbefinden** 141
Ernährung: Entzündung beseitigen 170
Stress: Der verborgene Feind 208
Körpertraining: Gute Vorsätze in
die Tat umsetzen 228
Meditation: Das Herzstück Ihres
Wohlbefindens 246
Schlaf: Immer noch ein Rätsel,
doch völlig unverzichtbar 267
Emotionen: Wie man größere Erfüllung findet 288

Teil 3: Die persönliche Evolution steuern 325
Die Weisheit des Körpers 326
Das Bewusstsein zum Bestandteil der
Evolution machen 357
Nachwort: Wer sind Sie wirklich? 395

Anhang 401
Genetische Ansatzpunkte bei komplexen
Erkrankungen 401
Das große Paradox der DNS 415
Epigenetik und Krebs 427
Anmerkungen des Übersetzers 440

Dank 442
Über die Autoren 445

GUTE GENE, SCHLECHTE GENE UND SUPER-GENE

Was würden Sie in der Absicht, ein besseres Leben zu führen, als Erstes verändern? Praktisch niemand gäbe zur Antwort: »Meine Gene.« Aus gutem Grund. Denn die Gene, so hat man uns beigebracht, sind ein Fixpunkt, eine feste, unveränderliche Größe: Sie sind mit ihnen auf die Welt gekommen und werden sie ein Leben lang behalten. Sollten Sie ein eineiiger Zwilling sein, werden Sie und Ihre Zwillingsschwester beziehungsweise Ihr Zwillingsbruder sich beide darauf einstellen müssen, die gleichen Gene zu haben, egal wie gut oder schlecht die sind. Auch in unsere Alltagssprache hat die gängige Vorstellung von den unveränderlichen Genen Eingang gefunden. Warum sind manche Menschen im Übermaß mit Schönheit gesegnet oder außergewöhnlich intelligent? Sie haben gute Gene. Warum lässt sich andererseits eine weltberühmte Hollywood-Leinwandikone ohne das geringste Anzeichen einer Erkrankung beide Brüste amputieren? Aus Angst vor einer von schlechten Genen drohenden Gefahr, vor einer starken, seit Generationen in ihrer Familie zu verzeichnenden erblichen Veranlagung zu Brustkrebs. Die gleichen Medien, die die Öffentlichkeit damit in Schrecken versetzen, klären diese keineswegs darüber auf, wie selten eine solchermaßen drohende Gefahr tatsächlich vorkommt.

Die Zeit ist reif, derartige Vorstellungen ad absurdum zu führen. Ihre Gene sind nichts fest Umrissenes, sondern dynamische Gebilde, die auf alles reagieren, was Sie denken und tun. Ihre Aktivität unterliegt in hohem Maß unserem Einfluss. Das sollten wir begreifen. Dieser bahnbrechende Gedanke, eine Schlussfolgerung aus der neuen Genetik, markiert zugleich den Ausgangspunkt des vorliegenden Buches.

Eine Musikbox, die in einem Café in der Ecke steht und sich nie vom Fleck bewegt, kann dennoch Hunderte Songs spielen. Mit der »Musik« Ihrer Gene verhält es sich ähnlich. Unablässig produzieren sie eine Reihe von chemischen Substanzen, bei denen es sich um verschlüsselte Botschaften handelt. Was sie alles bewirken können, entdecken wir gerade erst. Indem Sie durch bewusste Entscheidungen gezielt die eigene Genaktivität beeinflussen, können Sie

sich in eine bessere Stimmung versetzen; verhindern, dass Sie Angst haben und niedergeschlagen sind
gegen den alljährlichen Schnupfen und sonstige Erkältungskrankheiten Abwehrkräfte entwickeln
wieder ganz normal, also tief und fest, schlafen
zu mehr Energie gelangen und einem Dauerstress standhalten
hartnäckige Schmerzen loswerden
sich von allerlei körperlichen Beschwerden befreien
den Alterungsprozess verlangsamen, ihn unter Umständen sogar umkehren
Ihren Stoffwechsel normalisieren – die beste Möglichkeit, Ihr Körpergewicht zu verringern und anschließend das niedrigere Gewicht zu halten
Ihr Krebsrisiko senken

Schon lange wurde vermutet, die Gene könnten mit im Spiel sein, wenn diesbezüglich etwas schiefläuft. Nunmehr aber wissen wir, dass die Gene auf jeden Fall dazu beitragen, solche Dinge wieder in Ordnung zu bringen. Das gesamte Geist-Körper-System wird durch die Genaktivität reguliert, oft auf ganz erstaunliche Weise. Beispielsweise betreffen die von den Genen in Ihrem Darm versendeten Botschaften alle möglichen Dinge, die mit einer so alltäglichen Aufgabe wie der Verdauung offenkundig in keinem Zusammenhang stehen. Diese Botschaften haben Auswirkungen auf Ihre Stimmungen, die Leistungsfähigkeit Ihres Immunsystems und Ihre Anfälligkeit für Gesundheitsprobleme, die entweder eng (wie etwa Diabetes und das Reizdarmsyndrom) oder auch nur ganz weitläufig mit der Verdauung zusammenhängen (wie zum Beispiel Bluthochdruck, die Alzheimerkrankheit und Autoimmunstörungen, von Allergien bis hin zu chronischer Entzündung).

Über die genetischen Botschaften spricht jede Zelle Ihres Körpers mit jeder anderen Zelle. Und Sie nehmen an diesem Gespräch unweigerlich teil. Ihr Lebensstil führt zu einer heilsamen oder zu einer schädlichen genetischen Aktivität. Potenziell kann jede starke Erfahrung in Ihrem Leben die Genaktivität verändern. Eineiige Zwillinge sind bei der Geburt zwar mit denselben Genen ausgestattet, weisen als Erwachsene jedoch eine höchst unterschiedliche Genexpression auf. Der eine Zwilling ist vielleicht übergewichtig, die Zwillingsschwester oder der Zwillingsbruder hingegen schlank. Möglicherweise leidet der eine Zwilling an Schizophrenie, der andere jedoch nicht. Der eine stirbt möglicherweise lange vor dem anderen. All diese Unterschiede werden durch die Genaktivität reguliert.

Wir wollen, dass Sie an Ihre Genaktivität höher gesteckte Erwartungen richten. Nicht zuletzt deshalb haben wir diesem Buch den Titel *Super-Gene* gegeben. Allerdings sollte man sich die Geist-Körper-Verbindung nicht wie eine Fußgängerbrücke vorstellen, die beide Ufer eines Flusses miteinander verbindet. Eher gleicht sie einer Telefonleitung, eigentlich zahlreichen Telefonleitungen, über die unwahrscheinlich viele Informationen hin und her schwirren. Und jede noch so unscheinbar wirkende Information wird überall im gesamten System empfangen, ob es nun um den Orangensaft geht, den Sie am Morgen trinken, um den ungeschälten Apfel, den Sie essen, um eine Verringerung des Geräuschpegels am Arbeitsplatz oder um den Spaziergang, den Sie vor dem Schlafengehen unternehmen. Jede Zelle vernimmt, was Sie denken, sagen und tun.

Die Optimierung Ihrer Genaktivität wäre alleine schon Grund genug, die kontraproduktive Vorstellung von den guten im Unterschied zu den schlechten Genen, mit der Sie sich wahrhaft keinen Gefallen tun, über Bord zu werfen. Tatsächlich aber hat sich unser Verständnis des menschlichen Genoms, der Gesamtheit aller in Ihrem Erbgut enthaltenen Gene, im Verlauf der letzten beiden Jahrzehnte enorm erweitert. 2003 endete das Humangenomprojekt nach nahezu zwanzigjähriger Forschung und Entwicklung mit einer vollständigen Kartierung der drei Milliarden chemischen Basenpaare – dem Alphabet des Lebenscodes –, die sich als DNS-Doppelhelix in jeder Zelle spiralförmig umeinanderwickeln. Auf einmal befindet sich das menschliche Dasein auf dem Weg zu völlig neuen Zielen. Als hätte uns jemand die Landkarte eines noch unentdeckten Kontinents in die Hand gedrückt. In einer Welt, in der es vermeintlich kaum noch Neues zu erkunden gibt, erschließt uns das menschliche Genom ganz neue Territorien.

Wir möchten Ihnen klarmachen, was der Bereich der Genetik heute tatsächlich alles umfasst: Sie verfügen über ein Super-Genom, das die herkömmlichen schulbuchmäßigen Vorstellungen von guten und schlechten Genen weit in den Schatten stellt. Zu diesem Super-Genom gehören drei Bestandteile:

1. Die rund 23 000 Gene, die Sie von Ihren Eltern geerbt haben. Hinzu kommt die zu 97 Prozent auf den Strängen der Doppelhelix zwischen diesen Genen befindliche DNS.

2. Die in jedem DNS-Strang angesiedelte Umschaltfunktion, mit deren Hilfe die DNS an- und ausgeschaltet oder aber hochreguliert und runterreguliert werden kann, ähnlich wie man mit einem Dimmerschalter dafür sorgt, dass das Licht einer Lampe heller oder dunkler leuchtet. Gesteuert wird diese Funktion grundsätzlich durch Ihr *Epigenom*, einschließlich der Pufferproteine, welche die DNS wie ein Umschlag umhüllen. Das Epigenom mit seinen komplexen und faszinierenden Reaktionen auf Ihre Erfahrungen ist genauso dynamisch und lebendig wie Sie.
3. Die Gene, die in den Mikroben Ihrer Darm-, Mund- und Hautflora, insbesondere aber Ihrer Darmflora, enthalten sind. Die Anzahl dieser »Darmmikroben« ist ungleich größer als diejenige Ihrer Körperzellen. Wir beherbergen schätzungsweise einhundert Milliarden Darmmikroben in uns, zu denen zwischen 500 und 2000 Bakterienspezies zählen. Und diese Mikroben sind keineswegs »Fremdkörper« für uns. Wir und sie haben uns über Jahrmillionen hinweg gemeinsam entwickelt. Ohne sie wären Sie heutzutage zu einer gesunden Verdauung der Nahrung nicht in der Lage, wären außerstande, Krankheiten zu überstehen, und hätten vielen chronischen Störungen, von Diabetes bis hin zu Krebs, nichts entgegenzusetzen.

Das – alle drei Komponenten des Super-Genoms – sind *Sie*. Es sind sozusagen die Bausteine, aus denen Sie bestehen, und genau jetzt im Augenblick versenden die Bausteine überall in Ihrem Körper Instruktionen. Wer Sie sind, können Sie in der Tat nicht wirklich erfassen, ohne Ihr Super-Genom zu verstehen. Wie die Super-Gene zueinandergefunden haben, um das Geist-Körper-System zu formieren, diese Frage umreißt das spannendste Forschungsgebiet in der heutigen Genetik. In einer wahren Flut von Erkenntnissen, die uns alle betreffen, tauchen neue Forschungsergebnisse auf. Das verändert die Art und Weise, wie wir leben, lieben und unseren Platz in der Welt begreifen.

Vereinfachend lässt sich die neue Genetik so zusammenfassen: *Wir lernen, wie wir unsere Gene dazu bringen können, uns zu unterstützen.* Anstatt zuzulassen, dass Ihre schlechten Gene Ihnen schaden und Ihre guten Gene Ihnen eine Verschnaufpause im Leben verschaffen – so die früher vorherrschende Auffassung –, sollten Sie im Super-Genom einen bereitwilligen Diener sehen, der Ihnen helfen kann, das Leben zu führen, das Sie gern leben möchten. Sie sind geboren worden, damit Sie sich Ihrer Gene bedienen, nicht umgekehrt. Wir geben uns hier wahrhaftig nicht einem Wunschdenken und der Erfüllung von Wunschträumen hin. Vielmehr geht es in der neuen Genetik schlicht und einfach darum, die Genaktivität zum Vorteil zu verändern.

Super-Gene fasst die wichtigsten uns heute vorliegenden Forschungsergebnisse zusammen, um anschließend näher auf sie einzugehen. Bei uns persönlich, Rudolph Tanzi und Deepak Chopra, treffen jahrzehntelange Erfahrungen zusammen: diejenige eines der weltweit führenden Genetiker mit der eines in aller Welt überaus geschätzten Lehrmeisters in Sachen Geist-Körper-Medizin und Spiritualität. Sicher, wir kommen aus verschiedenen Welten. Und wir verbringen unsere Arbeitstage auf unterschiedliche Weise: Rudy arbeitet in vorderster Reihe an der Ursachenforschung zur Alzheimerkrankheit und an Therapiemöglichkeiten, während Deepak jedes Jahr Hunderte Male vor großem Publikum über den Geist, den Körper und die Seele spricht.

In unserem leidenschaftlichen Engagement für Transformation sind wir allerdings ein Herz und eine Seele, ganz gleich ob nun das Gehirn den Ausgangspunkt für den Wandel darstellt oder die Gene. In unserem vor drei Jahren veröffentlichten Buch *Super-Brain* haben wir, gestützt auf das Beste, was die Neurowissenschaft zu bieten hat, deutlich gemacht, wie man das Gehirn heilen beziehungsweise erneuern und seine Funktionen im Alltag optimieren kann, damit die Menschen in ihrem Leben deutlich bessere Resultate erzielen.

Unser neues Buch vertieft die dort angestellten Überlegungen. Man könnte sagen, es enthält die Vorgeschichte zu *Super-Brain*. Denn das Gehirn hängt, wenn es all die erstaunlichen Dinge leisten soll, die es Tag für Tag vollbringt, in jeder Nervenzelle von der DNS ab. Hier gehen wir von demselben Grundgedanken aus: Sie sind der Benutzer Ihres Gehirns, nicht umgekehrt. Nun beziehen wir allerdings das Genom mit ein. Der Bereich, in dem sich Transformation abspielt, ist unsere Lebensführung. Dabei spielt es keine Rolle, ob wir über das Super-Gehirn oder über die Super-Gene sprechen. Durch einfache Veränderungen in unserem Lebensstil können wir letztlich zu einem Menschen werden, der enorm viel Potenzial aktiviert, das zuvor unerschlossen blieb.

Und die aufregendste Neuigkeit überhaupt: Die Konversation zwischen dem Körper, dem Geist und den Genen lässt sich transformieren – was über Vorbeugung, auch über Wellness, weit hinausgeht, hin zu einem Zustand, den wir als grundlegendes Wohlbefinden bezeichnen. Dieses Buch erläutert jeden Aspekt solch eines grundlegenden Wohlbefindens und zeigt, dass die neuesten wissenschaftlichen Erkenntnisse entweder rundum zu diesem grundlegenden Wohlbefinden beitragen oder uns deutliche Hinweise darauf geben, was wir tun sollten, wenn wir von unseren Genen eine möglichst lebensförderliche Reaktion erhalten wollen.

»Gute Gene« und »schlechte Gene«, diese Bezeichnungen sind deshalb so irreführend, weil sie zu einem weiter reichenden Missverständnis beitragen: Biologie als Schicksal. Wie wir noch erläutern werden, gibt es keine guten im Unterschied zu schlechten Genen. Alle Gene sind gut. Erst durch *Mutationen* – Variationen in der DNS-Sequenz oder -Struktur – können sie zu schlechten Genen werden. Andere Mutationen können sie wiederum in »gute« Gene verwandeln. Jene krankheitsrelevanten Genmutationen, die einen Menschen tatsächlich prädestinieren, mit Sicherheit innerhalb einer normalen Lebensspanne ein bestimmtes Krankheitsbild zu entwickeln, machen lediglich 5 Prozent aller krankheitsrelevanten Mutationen aus. Das ist bloß ein verschwindend kleiner Teil der circa drei Millionen DNS-Variationen im Super-Genom eines jeden Menschen. Solange Sie weiter in Vorstellungen von guten und von schlechten Genen denken, machen Sie sich selbst zur Geisel von schädlich wirkenden, längst überholten Überzeugungen. Sie lassen zu, dass die Biologie darüber entscheidet, wer Sie sind. Es ist schon paradox, dass in der heutigen Gesellschaft, die den Menschen größeren Entscheidungsfreiraum lässt als je zuvor, die Genetik derart deterministisch geworden ist. »Das liegt an meinen Genen«, wurde zur Standardantwort auf die Frage, warum jemand übermäßig viel isst, unter Depressionen leidet, gegen das Gesetz verstößt, einen psychotischen Schub durchlebt oder sogar, weshalb sie oder er an Gott glaubt.

Wenn die neue Genetik uns etwas lehrt, dann Folgendes: Anlage und Umwelt wirken Hand in Hand zusammen. Aufgrund Ihrer Gene können Sie eine Prädisposition für Übergewicht oder für Typ-2-Diabetes haben. Eine solche Aussage läuft aber auf etwas Ähnliches hinaus, als würde man sagen, Ihr Klavier prädisponiere Sie, falsche Noten zu spielen. Die Möglichkeit dazu besteht, viel wichtiger aber ist all die gute Musik, die ein Klavier – und ein Gen – hervorbringen kann.

Wir legen Ihnen dieses Buch vor, damit es Ihnen zu gesteigertem Wohlbefinden verhelfen kann. Nicht weil es derart viele falsche Noten zu vermeiden gilt, sondern weil es noch so viel wunderschöne Musik zu komponieren gibt. In den Super-Genen liegt der Schlüssel zu persönlichem Wandel, der auf einen Schlag weitaus leichter erreichbar – und erstrebenswerter – geworden ist als je zuvor.

WESHALB SUPER-GENE? EINE DRINGEND BENÖTIGTE ANTWORT

In diesem Buch geht es darum, alltägliches Wohlbefinden auf die Stufe von grundlegendem Wohlbefinden zu heben. Das setzt eine – transformativ wirkende – Reise durch das Verständnis der eigenen Genetik voraus. Dieser faszinierende Forschungsbereich hat uns eine regelrechte Flut von aufregenden Erkenntnissen beschert. Und jeden Tag werden neue Erkenntnisse zutage gefördert. Die menschliche DNS wird noch viele weitere Geheimnisse preisgeben. Einen Wendepunkt haben wir auf jeden Fall schon erreicht: Der menschliche Körper ist nicht, was er zu sein scheint. Das liegt klar auf der Hand.

Stellen Sie sich vor, Sie stehen vor einem Spiegel. Was sehen Sie? Die offenkundige Antwort: ein Lebewesen, einen Bewegungsapparat aus Fleisch und Blut. Dieses Wesen ist Ihr Ausgangspunkt und Ihr Schutzraum. Treu und brav befördert es Sie, wohin Sie wollen, und es führt das aus, was Sie tun wollen. Ohne einen physischen Leib wäre dem Leben die Grundlage entzogen. Was aber, wenn alles, was Sie in Bezug auf Ihren Körper bisher angenommen haben, eine Illusion sein sollte? Was aber, wenn dieses *Ding*, das Sie da im Spiegel sehen, überhaupt kein Ding ist?

In Wahrheit gleicht Ihr Körper einem unablässig dahinströmenden und sich wandelnden Fluss.

Ihr Körper gleicht einer Wolke, einem Energiewirbel, der zu 99 Prozent leerer Raum ist.

Ihr Körper gleicht einer Idee im kosmischen Geist – einer Idee, die zu entwerfen die Evolution Milliarden Jahre benötigt hat.

Diese Vergleiche beinhalten nicht einfach nur Vorstellungen, sondern sind auf Transformation verweisende Realitäten. Der Körper als physisches Ding – momentan deckt sich das mit der Alltagserfahrung. Um Shakespeare in leichter Abwandlung zu zitieren: Wenn Sie sich schneiden, bluten Sie nicht? Ja, natürlich tun Sie das, weil die physische Seite des Daseins unbedingt notwendig ist. Trotzdem kommt die physische Seite erst an zweiter Stelle. Ohne jene anderen Möglichkeiten – der Körper als Idee, als Energiewolke und als unablässiger Wandel – würde Ihr Körper auf und davon fliegen. In einem dem Zufall überlassenen Wirbel von Atomen würde er verschwinden.

Erst wenn Sie hinter die Fassade jenes Abbilds im Spiegel blicken, beginnt die eigentliche Geschichte. Gewissermaßen hinter dem Spiegel hat die Genetik nach und nach die Geschichte des Lebens entfaltet. Der Durchbruch, den sie 1953 mit der Entdeckung der DNS-Doppelhelixstruktur erzielte, einer gewundenen Leiter mit Milliarden Sprossen, war ein besonderer Glanzpunkt. Auf einmal so richtig in Gang gekommen ist diese Geschichte allerdings, als man im Verlauf der letzten zehn Jahre herausfand, wie aktiv unsere Gene wirklich sind. Worin das Geheimnis des Lebens besteht, wird überall im Körper durch eine Zelle in die Tat umgesetzt:

Sie *weiß*, was gut für sie ist, und nutzt das Gute.
Sie *weiß*, was schlecht für sie ist, und vermeidet das Schlechte.
Sie ist jeden Augenblick voll und ganz darauf konzentriert, das eigene Überleben zu sicherzustellen.
Sie verfolgt genau mit, wie es um das Wohlergehen jeder anderen Zelle bestellt ist.

Sie passt sich der Realität an, ohne sich ihr zu widersetzen oder sie zu beurteilen.
Sie schöpft aus den tiefsten Quellen jener Intelligenz, die der Natur zu eigen ist.

Können wir, die Summe all dieser Zellen, von uns dasselbe sagen? Essen wir im Übermaß? Trinken wir zu viel Alkohol? Finden wir uns mit Stress ab, der uns fertigmacht? Bringen wir uns selbst um den Schlaf? Keine gesunde Zelle würde derartige Entscheidungen treffen.

Wie kommt es also zu solch einer Abkopplung? Von Natur aus bringen wir alle Voraussetzungen mit, genauso gesund zu sein wie unsere Zellen. Einen Grund, weniger gesund zu sein, gibt es nicht. Zellen treffen ihrer Natur nach in jedem Augenblick die richtigen Entscheidungen. Wie können wir es ihnen gleichtun?

Die Genaktivität, das ist das Interessante an den jüngsten Forschungsergebnissen, lässt sich in hohem Maß verbessern. Und wenn dies geschieht, wird ein Zustand grundlegenden Wohlbefindens möglich – *grundlegend* deshalb, weil er über herkömmliche Vorbeugung weit hinausreicht. Die neue Genetik enthüllt, worauf chronische Erkrankungen eigentlich beruhen. Wir sehen, dass vor Jahren getroffene Lebensstilentscheidungen tiefgreifende Auswirkungen darauf haben, wie der Körper heute funktioniert, zum Guten wie zum Schlechten. Ihre Gene belauschen jede Entscheidung, die Sie treffen. Aus unserer Sicht ist grundlegendes Wohlbefinden eine dringende Notwendigkeit. Und wir glauben fest, dass wir Sie davon überzeugen können. Im herkömmlichen Wohlbefinden findet sich, auch wenn das den allermeisten Menschen nicht bewusst ist, ein Schlupfloch – groß genug, um vorzeitiges Altern, chronische Erkrankungen, Übergewicht, Depression und Abhängigkeit durchschlüpfen zu lassen. Sämtliche Bemühungen, diesen

Gefahren entgegenzuwirken, waren günstigstenfalls halbwegs erfolgreich. Uns fehlt ein neues Modell. Im Folgenden können Sie nachlesen, wie Ruth Ann diesen Mangel empfunden hat.

RUTH ANNS GESCHICHTE

Als sich bei Ruth Ann in beiden Hüften Schmerzen bemerkbar machten, nahm sie es zunächst ganz gelassen. Wie sie mit ihrem Körper zurechtkam, darauf hielt sie sich mit ihren 59 Jahren viel zugute. Alle möglichen Nahrungsgelüste hatte sie bestens unter Kontrolle. Auf dem Speisezettel standen bei ihr genau die richtigen Sachen, ohne irgendwelche Snacks zwischendurch und ohne – ein besonders wirkungsvolles Rezept, wie man mit der Zeit zusätzliche Pfunde ansetzen kann – mitten in der Nacht mit schlechtem Gewissen zum Kühlschrank zu hasten, um sich über die Eiscreme herzumachen. Sie rauchte nicht und trank kaum jemals Alkohol. In ihrem Schrank beherbergte sie einen Vorrat an Vitaminpräparaten und Nahrungsergänzungsmitteln. Ihr Trainingsprogramm überstieg das empfohlene Minimum von vier oder fünf Phasen intensiver körperlicher Betätigung pro Woche: Zwei Stunden am Tag verbrachte sie im Fitnesscenter. So hatte Ruth Ann kurz vor ihrem sechzigsten Geburtstag eine perfekte Figur vorzuweisen. Das war ihr die ganze Zeit am wichtigsten gewesen.

Als vor zwei Jahren die Hüftschmerzen auftraten, empfand sie die zwar als lästig, ließ aber nicht zu, dass sie ihr Trainingsprogramm beeinträchtigten. Nach und nach wurde der Schmerz chronisch. Und immer wenn sie auf das Laufband stieg, nahm er schlagartig zu. Schließlich musste sie sich jeden Nachmittag eine Stunde lang hinlegen, um den Schmerz abklingen zu lassen. Ruth Ann suchte ihren Arzt auf. Der Doktor machte Röntgenaufnahmen und teilte ihr anschließend etwas Unerfreuliches mit: Sie litt unter

Arthrose (degenerativer Arthritis). Früher oder später, so erklärte er ihr, sei bei ihr eine künstliche Hüfte fällig.

Wodurch eine Arthritis, von der es viele Arten gibt, verursacht wird, weiß man nicht. Aber Ruth Ann hat ihre eigene Erklärung: »Ich hätte nicht wie eine Wahnsinnige trainieren sollen. Ich habe mir zu viel abverlangt und zahle jetzt den Preis dafür.« Sie hatte das Gefühl, eine Niederlage erlitten zu haben. Nach eigener Einschätzung hatte sie exakt das Richtige getan, um nicht unnötig früh »eine alte Frau zu werden«. Denn nichts anderes fürchtete sie mehr. Nun aber saßen ihr auf einmal die Symptome beschleunigter Alterungsprozesse im Nacken wie winzige Kobolde, die aus einer geheimen Kammer entwichen waren. Ihre Figur erinnert zwar an eine Dreißigjährige, doch der Schein trügt. Ohne Grund fühlt sie sich müde. Sie isst und schläft nur noch unregelmäßig, mit Nächten schwerer, mitunter wochenlang anhaltender Schlaflosigkeit. Schon bei geringem Stress tritt eine generalisierte Angststörung auf. Nie zuvor hat Ruth Ann sich hilflos gefühlt. Wann immer ihr die Vorstellung in den Sinn kommt, eine »alte Frau« zu sein, würde sie am liebsten schleunigst in Fitnesscenter zurückkehren und wieder auf dem Laufband trainieren.

Alles in allem fühlt Ruth Ann sich von ihrem Körper hintergangen. Aber nun versuchen Sie sich bitte zu vergegenwärtigen, wie die Situation sich aus der Perspektive einer Zelle darstellt. Eine Zelle verlangt sich nicht mehr ab, als sie zu leisten vermag. Sie achtet schon auf die geringsten Anzeichen eines Schadens und repariert ihn schleunigst. Eine Zelle folgt dem natürlichen Kreislauf von Ruhe und Aktivität und orientiert sich an dem tiefen Verständnis des Lebens, das in ihre DNS eingebettet ist. Nach herkömmlichen Maßstäben hat Ruth Ann zwar alles richtig gemacht, auf einer tiefer gehenden Ebene war sie hingegen von ihrer Körperintelligenz abgekoppelt.

Wir haben Ihnen so viel Positives mitzuteilen, dass wir auf die negative Seite nur dieses eine Mal zu sprechen kommen: Die beiden großen Gefahren, die unser Wohlbefinden bedrohen – Krankheit und Alterung –, sind ständig vorhanden. Im Verborgenen, ohne dass Sie es merken, wird Ihre derzeit gute Gesundheit lautlos untergraben. Auf einer mikroskopischen Ebene laufen im Körper eines jeden von uns fehlerhafte Prozesse ab. Abweichungen innerhalb einer Zelle, die lediglich eine Gruppe von Molekülen oder die Form eines Enzyms betreffen, sind praktisch nicht feststellbar. Das tut nicht weh, Sie verspüren keinen Schmerz, ja nicht einmal ein unbestimmtes Unwohlsein. Bis sich solche Abweichungen auch nur zu geringfügigen Symptomen entwickeln, können Jahre vergehen. Allerdings kommt der Tag, an dem unser Körper uns eine Geschichte erzählen wird, die wir nicht hören mögen, ganz so, wie es bei Ruth Anns Körper der Fall war.

In diesem Buch erfahren Sie, wie Sie über Jahre, oder gar Jahrzehnte, abwenden können, dass dieser Tag kommt. Die Möglichkeit, grundlegendes Wohlbefinden zu erleben, ist ganz real. Und die interessantesten Entwicklungen sind lediglich der Auftakt zu einer Revolution in puncto Selbsthilfe. Werden Sie zum Wegbereiter dieser Revolution. Das ist der bedeutsamste Schritt, den Sie gehen können, um diejenige Zukunft zu gestalten, die Sie sich für Körper, Geist und Seele wünschen. In all diesen Bereichen spielen die Gene eine Rolle, wie wir Ihnen gleich zeigen werden.

VON DEN GENEN ZUM SUPER-GEN

Die Gefahren, die Ihr Wohlbefinden untergraben, sind permanent vorhanden. Im Moment mögen Sie nach eigener Einschätzung sicher sein. Aber wie sicher ist Ihre Zukunft? Die Gene können helfen, diese Frage zu beantworten. Denn sie können Sie dazu bringen, lebensbejahende

Entscheidungen zu treffen und zugleich Fehlentscheidungen aus der Vergangenheit zu korrigieren. Im ersten Schritt sollten Sie Ihr Augenmerk auf die Zellen richten. Zu Ihrem Körper zählen ungefähr 50 Billionen bis 100 Billionen Zellen (die Schätzungen weichen stark voneinander ab). In ihm gibt es keinen einzigen Prozess – vom Denken eines Gedankens bis zur Geburt eines Babys, von der Abwehr eindringender Bakterien bis zur Verdauung eines Schinkenbrots –, der nicht mit einer spezialisierten Aktivität in Ihren Zellen verknüpft ist. Um perfekt zu funktionieren, muss eine Zelle auf ihre DNS achtgeben, da diese als das »Gehirn« der Zelle letztlich für sämtliche Prozesse zuständig ist. Diese Aktivität läuft bei einem gesunden Menschen in über 99 Prozent der Fälle vollkommen störungsfrei ab. Nur in einer verschwindend geringen Anzahl von Ausnahmen, bei diesen handelt es sich lediglich um den winzigen Bruchteil von 0,1 Prozent, kann sie Probleme bereiten.

Die fein säuberlich in jeder Zelle untergebrachte DNS ist etwas Grandioses, eine komplexe Kombination aus chemischen Substanzen und Proteinen. Sie trägt die gesamte Vergangenheit, Gegenwart und Zukunft allen Lebens auf unserem Planeten in sich. Bakterien sind ebenfalls lebensnotwendig für den Körper, Billionen Bakterien kleiden den Darm aus und bedecken die Oberfläche unserer Haut. Sie bilden Kolonien, das sogenannte Mikrobiom. Die Bakterien in den Eingeweiden ermöglichen die Verdauung. Das ist schon lange bekannt. In jüngerer Zeit hat das Mikrobiom freilich eine ungleich größere Bedeutung gewonnen, zum einen aufgrund der schieren Anzahl der hier beteiligten Bakterien: Immerhin handelt es sich mehr oder weniger um 90 Prozent aller Zellen im Körper. Noch entscheidender jedoch: Die bakterielle DNS wurde im Verlauf von Milliarden Jahren zum Bestandteil der menschlichen DNS. Schätzungsweise zu 90 Prozent ist die Erbinformation, die wir in uns tragen, bakteriellen Ursprungs. Unsere Ahnen waren Mikroben, und die sind in der Struktur unserer Zellen nach wie vor in vielfältiger Weise zugegen.

Tatsächlich beherbergt Ihr Körper (nach einer ganz groben Schätzung) mindestens hundert Milliarden Bakterien. Für sich genommen entspräche das einer Trockenmasse in der Größenordnung irgendwo zwischen drei und fünf Pfund. Zählt man die unterschiedlichen Gene zusammen, über die Sie verfügen, dann käme man ungefähr auf 23 000 Gene in Ihren Zellen und auf eine Million Gene für all die unterschiedlichen Mikroben. In gewissem Sinn sind wir ein hoch entwickelter Wirt für die Mikroorganismen, die uns besiedeln. Mit Blick auf die Medizin und unsere Gesundheit hat dies möglicherweise weitreichende Konsequenzen, die jetzt gerade ausgelotet werden. Jedenfalls führt kein Weg an der Schlussfolgerung vorbei, dass das menschliche Genom, indem es auf das Zehnfache anwuchs, zu einem Super-Genom wurde. Da die Mikroben nun also in die Geschichte mit einbezogen sind, ist das 2,8 Milliarden Jahre alte genetische Erbe der Erde in jedem von uns präsent, hier und jetzt. Vieles von diesem – genetisch gesprochen – Ausgangsmaterial pflanzt sich in den Zellen Ihres Körpers weiter fort.

Aufgrund des Umstands, dass die DNS die gesamte Geschichte des Lebens speichert, trägt sie eine enorme Verantwortung. Ein Ausrutscher, schon kann eine ganze Spezies ausgelöscht sein. In Anbetracht dieser Tatsache haben die Genetiker die DNS viele Jahrzehnte lang für eine stabile chemische Substanz gehalten. Diese sei dann am stärksten bedroht, wenn der körpereigenen Abwehr ein Fehler entgeht. Heute erkennen wir allerdings, dass die DNS auf alles reagiert, was sich in unserem Leben abspielt. Das eröffnet uns viele neue Möglichkeiten, die man in der Wissenschaft gerade erst zu erfassen beginnt.

SASKIAS GESCHICHTE

Manche Menschen halten sich offenbar für das Opfer ihrer Gene. Anderen erscheinen sie als die Rettung. Eine Frau hat beides erlebt. Saskia ist Ende vierzig, mit fortgeschrittenem Brustkrebs, der an weiteren Stellen des Körpers, so auch in den Knochen, Metastasen gebildet hat. In ihrem Kampf gegen die Erkrankung hat sie sich neulich nicht für eine Chemo-, sondern für eine Immuntherapie zur Stärkung der körpereigenen Immunreaktion entschieden. Außerdem beschloss sie, eine Woche damit zuzubringen, Selbsthilfemaßnahmen in Form von Meditation, Yoga, Massage und anderen Komplementärtherapien zu erlernen. (Das Seminar, an dem sie teilnahm, war eine Veranstaltung im Chopra Center. Ein Punkt, den wir nur im Sinn einer vollständigen Offenlegung der Fakten erwähnen, nicht um für das, was anschließend geschah, die Lorbeeren zu ernten.)

Saskia genoss diese eine Woche sehr und hatte anschließend das Gefühl, besser auf ihren Körper eingehen zu können. Sie schätzte es, so gut behandelt worden zu sein, insbesondere hob sie die liebevolle Einstellung der Massagetherapeuten hervor. Am Ende der Woche berichtete sie, der Schmerz in den Knochen sei verschwunden. Als sie nach Hause fuhr, fühlte sie sich, emotional und körperlich, viel besser. In einer weiteren E-Mail schilderte sie letztens, wie es ihr anschließend ergangen war:

Am Tag nach meiner Heimkehr wurde eine weitere CT/PET-Untersuchung (Computertomografie/Positronen-Emissionstomografie) vorgenommen. Die letzte Untersuchung dieser Art lag vier Monate zurück. In der darauf folgenden Woche habe ich meinen Onkologen aufgesucht. Obwohl ich auf das Schlimmste gefasst war, hatte ich beschlossen: Ganz gleich, wie schlecht mein Scan auch aussehen mag – ich fühle mich viel besser, und nur

das zählt für mich. Aber es gab keine schlechten Nachrichten. Stattdessen erklärte mir der Onkologe, noch nie habe er innerhalb von so kurzer Zeit eine derartige Reaktion gesehen, vor allem nicht bei Verzicht auf Chemotherapie. ... Er war sehr überrascht und ist nun viel stärker an dem interessiert, was ich mache!
Ich erzählte ihm, was ich (insbesondere in Bezug auf Meditation, Yoga und die Massagen) am Chopra Center gelernt, welche Veränderungen an meiner Ernährung ich vorgenommen und welch großen Rückhalt ich in den letzten paar Monaten von meinem Mann erhalten habe. Das Zusammenwirken all dieser Dinge hat, glaube ich, die Heilung ermöglicht.
Die zahlreichen Metastasen im Bereich meiner Lymphknoten sind praktisch alle verschwunden. Ebenso die Metastasen in der Leber. Und auch die Metastasen in den Knochen sind mehr als zur Hälfte fort. Alle noch verbliebenen Knochenmetastasen sind wesentlich kleiner geworden. Auf der linken Seite des Halses fand man eine neue Metastase. Der Doktor meinte aber, diese sei nicht weiter von Bedeutung angesichts der gewaltigen Fortschritte überall sonst. Er riet mir, einfach mit dem, was ich tue, fortzufahren.

Dieser Geschichte gegenüber kann man zweierlei Haltungen einnehmen. Zum einen die auf Nichtbeachtung hinauslaufende Reaktion, die Ärzte hier normalerweise an den Tag legen.
Die meisten Onkologen würden Saskias Erfahrung bloß als einen weiteren nicht sonderlich aussagekräftigen Einzelfall – als anekdotische Evidenz – ohne große Bedeutung für die allgemeinen Statistiken zu Krebs und zur Überlebenswahrscheinlichkeit betrachten. Krebs ist ein Zahlenspiel. Da kommt es nicht auf den Einzelfall an, sondern auf das, was bei Tausenden von Patienten geschieht. Die andere

Haltung zu Saskias Erfahrung läuft darauf hinaus, ausfindig zu machen, wie bestimmte Veränderungen an ihrer Situation solch bemerkenswerte Resultate erbracht haben. Führen wir also einfach mal all die Veränderungen auf, die sie erlebt hat und die möglicherweise auf ihre Genexpression Einfluss nehmen:

> Eine vorteilhafte Einstellung zu ihrer Erkrankung; größerer Optimismus; weniger Schmerzen in den Knochen; emotionaler Rückhalt vonseiten des Ehemanns; neues Wissen hinsichtlich der Geist-Körper-Verbindung; neue Lebensstilentscheidungen – Meditation, Yoga, Massage – in Ergänzung zur bisherigen Alltagsroutine; der heilsame Einfluss der therapeutischen Massage und weiterer im Center erhaltener Behandlungen.

Eine ziemlich bunte Sammlung, wie es scheint. Nur ein oder zwei Punkte würde man unter den derzeit üblichen Krebsbehandlungen finden. *Eine* Gemeinsamkeit verbindet freilich all diese Punkte: Ihr Gehirn und ihre Gene haben neue Botschaften erhalten und ausgesendet. Gelänge es der Medizin, diese Botschaften zu entschlüsseln, kämen wir dem Ziel, das Rätsel der Heilung zu lösen, wesentlich näher. Einzugestehen, dass der Körper selbst der einzig wahre Heiler ist, das kann einem Arzt, der sein Geld damit verdient, seine Patienten zu kurieren, richtig schwerfallen. Auf welche Weise aber der Körper, um Heilung zu bewirken, die Atome und Moleküle dazu bringt – oder auch nicht –, nach seiner Pfeife zu tanzen, bleibt ein großes Geheimnis.

Wie es Saskia in den kommenden Monaten und Jahren ergehen wird, lässt sich nicht absehen. Auf gar keinen Fall betreiben wir hier Werbung für Wunderheilungen, alles andere als das. Will man verstehen, wie der Körper funktioniert, ist der Ausdruck *Wunder* ungeeignet. Das wissen wir nur zu gut.

Könnte man den Nachrichtenstrom mithören, der im Lauf eines einzigen Tages auf der genetischen Ebene empfangen wird, bekäme man höchst wahrscheinlich Folgendes zu hören:

Mach weiter so.
Lass dich auf Veränderungen nicht ein, beachte sie nicht.
Verschone mich mit Problemen. Ich will nichts von ihnen wissen.
Bereite mir ein angenehmes Leben.
Vermeide Schwierigkeiten und Schmerz.
Kümmere du dich drum. Ich will damit nichts zu tun haben.

Ihnen ist nicht bewusst, dass Sie Ihren Genen ein ums andere Mal genau solche Botschaften übermitteln, weil Sie diese, im Unterschied etwa zu einem Telegramm oder einer E-Mail, nicht in Wort fassen. Aber Ihre *Intention* ist klar. Und Zellen reagieren auf das, was Sie wollen und tun, nicht auf das, was Sie sagen. Jede/r von uns kann sich unglaublich glücklich schätzen, dass die körperlichen Prozesse jahrzehntelang automatisch ablaufen, an einem Stück, mit nahezu hundertprozentiger Perfektion. Solange wir aber keinen Beitrag zum eigenen Wohlbefinden leisten, indem wir bewusst Botschaften an unsere Gene senden, reichen die automatischen Abläufe nicht aus. Grundlegendes Wohlbefinden erfordert bewusste Entscheidungen. Treffen Sie die richtigen Entscheidungen, dann werden die Gene Sie bei all Ihren Vorhaben unterstützen.

Das ist die neue Geschichte, an die Sie sich, wenn es nach uns geht, halten und die Sie zu Ihrer Geschichte machen sollten. Indem Sie Ihre Gene zur Transformation nutzen, werden sie zu Super-Genen. Um Sie zu diesem Ziel hingeleitet zu können, gliedert sich der Rest des Buches in drei Teile:

Die Wissenschaft von der Transformation: Darin bringen wir Sie auf den neuesten Stand des Wissens über die neue Genetik und jene Revolution, die zu einem Wandel in der Biologie, der Evolution, der Vererbung und im menschlichen Körper selbst führt.

Lebensstilentscheidungen für ein grundlegendes Wohlbefinden: Hier offerieren wir Ihnen einen praktischen und, soweit möglich, mühelosen Wandlungsweg.

Die persönliche Evolution steuern: Hier begeben wir uns zum Ausgangspunkt allen Wachsens und Wandelns – dem Bewusstsein. Etwas, dessen Sie nicht gewahr sind, können Sie nicht verändern. Und wenn Sie vollkommen gewahr sind, erfüllt sich die Verheißung einer selbst gesteuerten Transformation.

Die Landkarte liegt vor. Jetzt begeben wir uns auf den Weg. Auf der Landkarte ist das Territorium, um das es hier geht, eingezeichnet. Aber erst wenn Sie es betreten, wird es zur Realität für Sie werden. Jeder Schritt auf dieser Reise versetzt Sie in die Lage, Ihre persönliche Realität zu verändern. Das macht sie so einzigartig. Nichts könnte faszinierender oder lohnender sein.

Nahezu eintausend Jahre, bevor die DNS ihr erstes Geheimnis preisgab, unternahm der persische Mystiker und Dichter Rumi dieselbe Reise. Er hat sich umgeschaut, um uns mitzuteilen, wohin der Weg führt:

Staubkörnchen, die im Licht tanzen.
Das ist auch unser Tanz.
Wir lauschen nicht im Innern, um die Musik zu
vernehmen –
ganz gleich.
Der Tanz des Lebens geht weiter, und in der
Freude der Sonne verbirgt sich ein Gott.

Teil 1

DIE WISSENSCHAFT VON DER TRANSFORMATION

Dank der genetischen Revolution, die sich überall um uns herum vollzieht, ist ein starker neuer Verbündeter aufgetaucht, der dem menschlichen Glück auf die Sprünge helfen kann. Die Vorstellung, dass die DNS den Code des Lebens enthält, ist nicht neu – zu sagen, dass Sie sich Ihrer Gene bedienen können, hingegen etwas völlig Neues. Die DNS hat rein gar nichts mit einem gesperrten Bankkonto gemein, von dem Sie nichts abheben können. Früher führte an der alten Überzeugung von der »Biologie als Schicksal« kein Weg vorbei. Heute sieht das, wie schon erwähnt, anders aus. Die Wissenschaft von der Transformation erzählt eine neue Geschichte: die Geschichte von endlos vielen Möglichkeiten, die sich uns durch die DNS eröffnen. Um diese Geschichte zu verstehen, müssen wir uns allerdings zunächst die DNS in all ihrer fantastischen Komplexität ansehen.

In der Desoxyribonukleinsäure, um einmal anstelle des Kürzels DNS den vollständigen Namen zu verwenden, findet sich in verdichteter Form die Evolution jeglichen Lebens auf dem Planeten zusammengefasst. Ein einzelner DNS-Strang hat eine Länge von 3 Metern, trotzdem nimmt er im Zellkern nicht mehr Raum ein als 2 oder 3 Kubikmikron (1 Mikron = 1 Millionstelmeter). Ihre DNS besteht bloß zu circa 3 Prozent aus Genen, die die Blaupausen für Proteine und Ribonukleinsäuren (RNS), einer genauen Nachbildung der DNS, liefern. Die RNS enthält die Information für den Bau der Proteine, und sie kann die Genaktivität regulieren. Die Proteine bilden, zusammen mit Fett, Wasser und einer Heerschar freundlicher Mikroben, Ihren physischen Körper. Für einen Genetiker sind Sie eine hochkomplexe, durch die DNS aufgebaute Kolonie; und ständig durchlaufen Sie einen Neuaufbau.

Ihr Körperbau wird, abhängig davon, wie Sie Ihr Leben führen, unablässig überarbeitet. Die sogenannte Genexpression – chemische Substanzen, die zu Tausenden von den Genen produziert werden – ist hochgradig formbar. Das steht in Widerspruch zu dem, was die meisten Menschen wissen beziehungsweise glauben. Wie oft haben Sie beispielsweise schon solche gängigen Redensarten gehört wie: »Einer vom alten Schlag«; »der Apfel fällt nicht weit vom Stamm«; »ganz wie der Vater«? Wie wahr aber sind die alten Sprüche? Sind wir tatsächlich bloß der biologische Neuaufguss unserer Eltern, die Fortsetzung ihrer Persönlichkeit, ergänzt um ein paar hier und da eingestreute Variationen?

Nein, sagt die neue Genetik. Ebenso wie Ihr Gehirn auf jede von Ihnen getroffene Entscheidung anspricht, spricht auch Ihr Genom permanent auf alles an. Zwar werden die Gene, die Ihre Eltern Ihnen vererbt haben, sich nicht in neue Gene verwandeln – Ihre unverwechselbare genetische Blaupause bleibt ein Leben lang gleich –, die Genexpression indes verändert sich übergangslos und oft auch sehr schnell. Gene sind empfänglich für negative Veränderungen, die durch Ernährung, Krankheit, Stress und manch andere Faktoren herbeigeführt werden können. Darum ziehen Lebensstilentscheidungen im Alltag Rückwirkungen nach sich, die bis auf die genetische Ebene hinabreichen. Allein durch Genexpression nimmt die Intelligenz des Körpers eine physische Form an. Und noch erstaunlicher: In welcher Weise Sie heute auf Ihren Körper Einfluss nehmen, das wird sich, wie wir sehen werden, womöglich weit in der Zukunft im Wohlbefinden Ihrer Kinder und Enkelkinder bemerkbar machen.

Abgesehen von der DNS besteht Ihr Genom aus speziellen Proteinen, die es unterstützen und es gewissermaßen abfedern. Die DNS selbst setzt sich aus vier chemischen Basen zusammen. Diese bilden, paarweise gruppiert, die Sprossen der Doppelhelix.

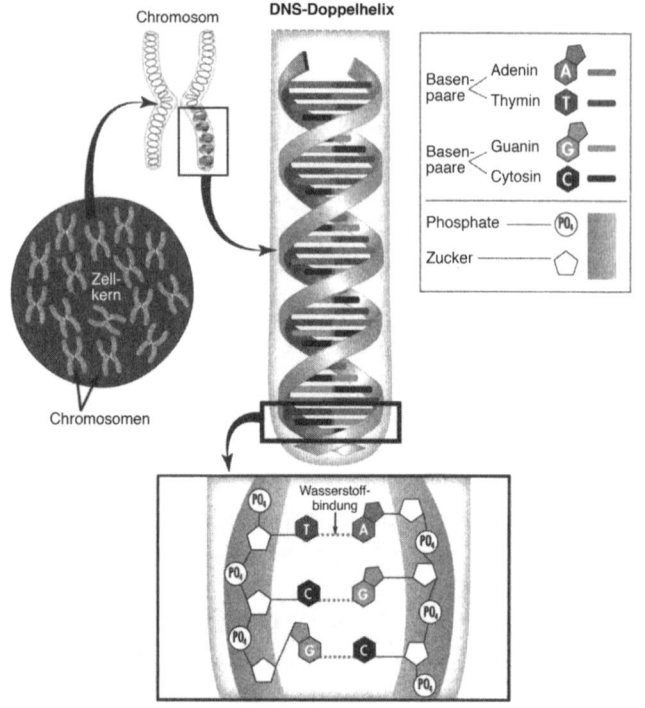

Die vier Basen heißen: Adenin (kurz: A), Thymin (T), Cytosin (C) und Guanin (G). Die Tatsache, dass ein aus nur vier Buchstaben bestehendes Alphabet für jede Lebensform auf Erden verantwortlich ist, versetzt einen immer wieder in Erstaunen. Und so geht aus Einfachem etwas Komplexes hervor: A bildet eine Zweiergruppe mit T; und C mit G. Von jedem Elternteil finden sich in Ihrem einzigartigen Genom drei Milliarden dieser Basen. Die drei Milliarden Basen sind auf 23 Chromosomen verteilt, die als Chromosom 1–22 bezeichnet werden, plus die Geschlechtschromosomen X und Y. Von der Mutter erhält das Baby immer ein X-Chromosom. Falls vom Vater das Y-Chromosom hinzukommt, wird das Baby männlich sein, bei einem X-Chromosom hingegen weiblich. Da Sie von jedem Elternteil 23 Chromosomen und drei Milliarden Basen erhalten haben, weisen Ihre Zellen insgesamt 46 Chromosomen und sechs Milliarden Basen auf. Hier wird bereits erkennbar, dass die Natur sich mit genügend Baumaterialien ausgestattet hat, um eine Motte, eine Maus oder einen Mozart hervorbringen zu können.

Das epochale, 2003 zum Abschluss gebrachte Humangenomprojekt einhergehend mit einigen darauf folgenden Studien förderte ein paar erstaunliche, ja verblüffende Ergebnisse zutage. Zum Beispiel enthält unser Genom circa 23 000 Gene, weit weniger, als irgendjemand angenommen hätte. Wir halten den *Homo sapiens* für die höchste Lebensform auf Erden – was allerdings nicht mit einem größeren Genbestand gleichzusetzen ist. Das Genom von Reis, das lediglich zwölf Chromosomenpaare umfasst, hat sage und schreibe 55 000 Gene! Wie aber kommen wir als Spezies mit weniger Genen, als sie in einem Reiskorn zu finden sind, über die Runden? Die Antwort: Das hat damit zu tun, wie effizient unsere Gene geworden sind, insbesondere mit der Vielzahl von unterschiedlichen Eiweißmolekülen, von Proteinen, die jedes unserer Gene bilden kann. Die Genexpression ist der Schlüssel.

Im Vergleich zu den Genen im Reis kann jedes unserer Gene viele verschiedene Versionen desselben Proteins hervorbringen. Und jedes von ihnen spielt wiederum im Körper eine etwas andere Rolle, je nachdem ob es eine Zelle aufbaut oder sie reguliert. Dank der Evolution der menschlichen DNS gewinnen wir weniger Genen mehr biologische Funktionalität ab. Rationalisierungseffekte gepaart mit Redundanz (die für »Sicherungskopien« sorgt, damit das Überleben nicht von einem einzigen genetischen System abhängt) sind *die* Regel in der Evolution. Unsere Gene entwickeln sich nach wie vor weiter, um uns gewissermaßen mehr fürs Geld zu bieten. Gesetzt den Fall, dass Gene, die fürs Überleben unserer Spezies eine besonders große Bedeutung haben, durch gefährliche Mutationen beeinträchtigt werden sollten, sind von diesen außerdem »Sicherungskopien« vorhanden. Sprechen wir nun über effizientes und vorwärtsgewandtes Denken!

EINZIGARTIG WERDEN

Allein schon aus diesen grundlegenden Fakten geht klar hervor, dass Ihr Erbgut in zweifacher Hinsicht einzigartig ist. Einzigartig machen Sie zunächst einmal die Gene, mit denen Sie geboren wurden. Niemand anderes hat ein Duplikat dieser Gene, es sei denn, Sie sind ein eineiiger Zwilling. Zweitens sind Sie einzigartig in Hinblick auf das, was Ihre Gene genau jetzt in diesem Augenblick tun. Denn diese Aktivität ist *Ihre* Geschichte – das Buch des Lebens, wie Sie es schreiben. Das Resultat gewöhnlicher Lebensstilentscheidungen (*Gehe ich ins Fitnesscenter oder bleibe ich zu Hause? Steuere ich zu den Klatschgeschichten am Arbeitsplatz meinen Teil bei oder halte ich mich aus fremden Angelegenheiten raus? Spende ich Geld für wohltätige Zwecke oder sorge ich lieber dafür, dass ich selbst über ein gut gefülltes Bankkonto verfüge?*) hängt von einer einzigen Frage ab: *Wozu fordere ich meine Gene auf?* Das Wechselspiel zwischen Ihnen und Ihren Genen ist der entscheidende Faktor in Ihrer Gegenwart und Ihrer Zukunft.

Zu Ihrer Einzigartigkeit braucht es jedoch gar nicht das gesamte Genom. Von der großen Mehrzahl aller menschlichen DNS auf dem Planeten unterscheiden sich die drei Milliarden DNS-Basen, die Sie von jedem Elternteil erhalten haben, etwa in jeder tausendsten Base. Mit anderen Worten: Jeder Elternteil hat ungefähr drei Millionen Basen an Sie weitergegeben, die als DNS-Varianten bezeichnet werden. Manchmal, wenn auch nur selten, kann eine

DNS-Variante gleichbedeutend damit sein, dass Sie innerhalb einer normalen Lebensspanne mit Sicherheit ein bestimmtes Krankheitsbild entwickeln werden. Zum Beispiel haben Sie vielleicht auf einer der drei Milliarden Doppelhelix-Stufen die Base A, während Ihre Zwillingsschwester beziehungsweise Ihr Zwillingsbruder dort ein T hat. Infolgedessen besteht bei Ihnen vielleicht, im Unterschied zu Ihrer Zwillingsschwester, eine Prädisposition für die Entwicklung einer Erkrankung wie Alzheimer oder einer bestimmten Form von Krebs.

Anders als gemeinhin angenommen gibt es so etwas wie ein »Krebs-Gen« nicht. Sämtliche Gene sind »gut« und gewährleisten eine bestimmte, vom Körper benötigte Funktion. Probleme bereiten unter Umständen die dort vorkommenden Varianten. Positiv schlägt zu Buche, dass manche Varianten die Widerstandsfähigkeit gegen bestimmte Erkrankungen erhöhen. In ein paar seltenen Familienlinien beispielsweise sind die Menschen fast vollständig immun gegen Herzerkrankungen. Ganz gleich wie viele fettreiche Nahrungsmittel sie zu sich nehmen, das Cholesterin wird nicht in Blutfette umgewandelt, die dann die Koronararterien mit Plaque überziehen. Genetiker haben diese isolierten Populationen aufgesucht, um herauszufinden, welcher Variante sie wohl die Gabe der Resistenz gegen Herzerkrankungen verdanken. Ebenso gibt es in seltenen Fällen kleine Bevölkerungsgruppen, bei denen fast der gesamte Familienzweig von einer frühzeitig einsetzenden (präsenilen) Alzheimerkrankheit betroffen ist. Um herauszufinden, ob die genetische Signatur für solch eine schlimme Konsequenz verantwortlich ist, sollten auch bei ihnen unbedingt Untersuchungen durchgeführt werden.

Rudy hatte das Glück, an wegweisenden Geschehnissen in der gegenwärtigen genetischen Revolution maßgeblich beteiligt zu sein. Als er und sein Kollege Dr. James

Gusella, beide damals noch Anfang zwanzig, am Massachusetts General Hospital die erste Kartierung des menschlichen Genoms vornahmen, gelang es ihnen erstmals in der Forschungsgeschichte, ein krank machendes Gen zu lokalisieren, indem sie natürliche DNS-Varianten im Genom nachverfolgten. Das für das Auftreten der Huntington-Krankheit verantwortliche Gen, so konnten sie in ihrer bahnbrechenden Studie zeigen, sitzt auf Chromosom 4. Die Huntington-Krankheit ist ein tödlich verlaufendes Leiden, bei dem es zuvor keine Hinweise auf die krankheitsauslösenden Ursachen gegeben hatte.

Einige Genvarianten sind nicht weiter ungewöhnlich und kommen bei über 10 Prozent der menschlichen Bevölkerung vor, während es sich bei anderen um seltene, nur vereinzelt anzutreffende Mutationen handelt. Eine genetische Variante kann gleichbedeutend sein mit einer Prädisposition für bestimmte Erkrankungen oder für ein bestimmtes Verhalten. Darum befasst sich die Forschung so intensiv mit der erblichen Komponente von Alzheimer oder von Depression. Andere Varianten bewirken rein gar nichts – zumindest in unserer bisherigen Evolution nicht. Ihr persönlicher DNS-»Fingerabdruck« basiert auf jenem Satz von Varianten, den Sie geerbt haben. Die sind ausschlaggebend für die Funktion wie auch für die Struktur der – in die Hunderttausende gehenden – unterschiedlichen Arten von Proteinen in Ihrem Körper.

Bei den Genvarianten, auf die ein bestimmtes Merkmal zurückzuführen ist, zum Beispiel blaue Augen oder blondes Haar, spricht man von einer vollständigen Ausprägung, oder vollständigen Penetranz, der Genvarianten; sie machen nur eine kleine Minderheit aus, lediglich 5 Prozent des Gesamtbestands. In der weit überwiegenden Zahl aller die Gesundheit und die Persönlichkeit betreffenden Fälle ist Ihr genetisches Schicksal jedoch keineswegs in Stein gemeißelt.

Die Gene sind bloß *eine* Komponente innerhalb der prinzipiell unendlich vielen Wechselwirkungen zwischen DNS, Verhalten und Umwelt.

Unterstrichen wurde dies durch eine unlängst in der Zeitschrift *Nature Medicine* veröffentlichte Autismusstudie. Autismus ist eine erstaunliche Erkrankung. Denn es gibt nicht eine einzige Art von Autismus, vielmehr ein breites Verhaltensspektrum. An dieser Thematik hat Rudy im Kontext seiner wissenschaftlichen Laufbahn ausgiebig gearbeitet. Die in den Massenmedien verbreitete Vorstellung von einem autistischen Kind legt einen völlig entrückten Zustand nahe, in dem das Kind auf äußere Reize kaum reagiert. Total in sich selbst versunken wird es vielleicht die ganze Zeit im immer gleichen Bewegungsablauf hin und her schaukeln, fingerschnippen oder mit den Fingern Drehbewegungen ausführen. Emotionen sind verkümmert oder nicht vorhanden. Die Eltern versuchen verzweifelt, einen Zugang zu dem Schneckengehäuse zu finden.

In manchen Familien aber gibt es zwei autistische Kinder, und meistens sagen die Eltern, dass die beiden sich völlig unterschiedlich verhalten. Die eben angesprochene neue Studie, die sich die Gene autistischer Zwillinge angeschaut hat, bekräftigt diesen Eindruck. Die Forscher sahen sich 85 Familien an, in denen jeweils bei zwei Kindern Autismus diagnostiziert worden war. Mittels solcher Techniken wie dem sogenannten genomweiten Assoziationsscreening und der Gesamtgenomsequenzierung kann man Millionen DNS-Varianten im Genom eines Menschen betrachten. Die Studie nahm hundert spezielle Varianten ins Visier, die genetisch mit einem erhöhten Autismusrisiko in Zusammenhang gebracht wurden. Zur allgemeinen Überraschung wiesen nur rund 30 Prozent der autistischen Zwillinge in ihrer DNS dieselbe Mutation auf, 70 Prozent hingegen nicht. In der erstgenannten Gruppe verhielten sich die beiden autistischen Kinder mehr oder weniger gleichartig. In der anderen Gruppe mit den 70 Prozent war das Verhalten hingegen so unterschiedlich wie bei x-beliebigen anderen Brüdern und Schwestern. Das legt den Gedanken nahe, dass Autismus deshalb so unverwechselbar ist, weil jeder Mensch unverwechselbar ist. Selbst wenn Wissenschaftler das Genom von Abertausenden autistischen Kindern untersuchen würden, bliebe die Bestimmung einer biologischen Basis der Erkrankung dennoch eine äußerst anspruchsvolle Aufgabe.

Die Tatsache, dass wir nicht in der Lage sind, Autismus zu prognostizieren, versetzt uns unglücklicherweise wieder in einen Zustand der Ungewissheit. Die Wahrscheinlichkeit, in einer Familie mit vier oder mehr Personen zwei autistische Kinder zu haben, ist außerordentlich niedrig und liegt bei etwa 1 zu 10 000. Laut einem Bericht der *New York Times* holte ein kanadisches Paar, das bereits ein schwer autistisches Kind und ein weiteres ohne Entwicklungsprobleme hatte, ärztlichen Rat ein, weil es sich wünschte, ein drittes Kind zu bekommen. Wie hoch war das Risiko, dass das Neugeborene autistisch sein würde?

In Krankenhäusern wird, um zu einer Prognose zu gelangen, das Genom des ältesten von Autismus betroffenen Kindes untersucht. Und in diesem Fall teilte man dem Paar mit, die Wahrscheinlichkeit, ein weiteres autistisches Kind zur Welt zu bringen, sei gering. Ohnehin würde es sich, selbst wenn das Kind autistisch sein sollte, nicht zwangsläufig um eine schwere Form von Autismus handeln.

Tatsächlich aber *hat* das Neugeborene, das zu bekommen die Eltern sich entschieden, hochgradigen Autismus entwickelt. Wie das Paar berichtet, legen die beiden autistischen Kinder allerdings keineswegs das gleiche Verhalten an den Tag. Das eine geht weit genug aus sich heraus, um auf Fremde zuzulaufen, während das andere zögert. Das eine spielt gern mit Computern, das andere zeigt daran kein Interesse. Das eine rennt umher, während das andere sich lieber nicht vom Fleck rührt.

Das ist die Folge von Diversität. Ganz gleich, wie viele genetische Proben man von einem Familienzweig nimmt, über das nächste Baby, das zur Welt kommen wird, lässt sich im Grunde nichts vorhersagen; und zwar nicht nur auf das Autismusrisiko bezogen, sondern ganz generell.

Für einige Dinge, etwa das Auftreten bestimmter seltener Erkrankungen, sind die Gene zwar eindeutig der entscheidende Faktor, meist aber werden wir durch die ererbten Genvarianten nur *anfällig* für eine Erkrankung. Gleiches lässt sich im Hinblick auf die genetische Prädisposition für ein bestimmtes Verhalten oder einen bestimmten Persönlichkeitstyp sagen. Wie wir handeln, welche Erfahrungen wir machen und wie wir die Welt betrachten, wirkt sich im Endeffekt hochgradig darauf aus, zu welchem Resultat die Gene, die wir geerbt haben, faktisch führen. Gleiches gilt für die Umwelteinflüsse, denen wir ausgesetzt sind. Inwieweit Sie auf Ihre Genexpression Einfluss nehmen können, vermag niemand genau zu beziffern. Allerdings besteht kein Zweifel mehr, dass Sie einen bedeutenden Einfluss haben, denn dieser Einfluss ist die ganze Zeit im Spiel.

Heutzutage lässt sich zwar das Genom von Neandertalern anhand der in ihren Gebeinen enthaltenen DNS rekonstruieren, doch auf die Zukunft bezogen kann man über die Evolution von Menschen, ganz gleich wie minutiös man ihre Gene untersucht, nichts aussagen. Ein Mathematik- oder Wissenschaftsgen gibt es nicht. Würde man Mozarts Gene mit denen eines Amateurviolinisten vergleichen, könnte man nicht feststellen, welches von beiden das Gen des Musikgenies ist. Selbst die elementarsten Prognosen, so zeigt sich, sind alles andere als einfach. Eine Schwangere wird vielleicht wissen wollen, welche Körpergröße ihr Baby erreichen wird, wenn es ausgewachsen ist. Aber ein einzelnes Gen, das über die Körpergröße entscheidet, gibt es nicht. Nach heutigem Kenntnisstand sind daran wahrscheinlich über zwanzig Gene beteiligt. Und selbst wenn man voraussagen könnte, wie sich diese Gene ausprägen (exprimieren) werden, würden Sie bestenfalls die halbe Antwort erhalten. Umweltfaktoren wie etwa die Ernährung, diejenige der Mutter ebenso wie die des Kindes, werden die andere Hälfte beisteuern.

Seien wir mal ganz großzügig: Gehen wir davon aus, dass die Genetik unter Einsatz irgendeines Supercomputers eines Tages in der Lage sein wird, all die ineinandergreifenden physischen Faktoren zu verarbeiten. Doch selbst auf der Grundlage all dieses Datenmaterials würde eine Prognose in Bezug auf die Größe, die ein Kind eines Tages erreichen wird, nach wie vor im Ungewissen tappen, da jederzeit unerwartete Ereignisse eintreten können. Zum Beispiel gibt es ein als psychisch bedingter Kleinwuchs bezeichnetes Leiden, bei dem kleine Kinder, die in einer durch Misshandlung beziehungsweise Missbrauch gekennzeichneten familiären Situation aufwachsen, im Wachstum gehemmt sind. Die Geist-Körper-Verbindung hat einen psychischen Faktor – die Belastung durch schwere psychische Schäden – in ein physisches Erscheinungsbild umgewandelt. Kurzum: Mit dem DNS-Alphabet lassen sich unermesslich viele »Wörter« schreiben. Welche Wörter es im Einzelnen sein werden, weiß man allerdings nicht.

Gelegentlich kann man quasi als Augenzeuge miterleben, wie die DNS eines Menschen durch Lebenserfahrungen verändert wird. Am Ende jedes Chromosoms befindet sich ein DNS-Abschnitt, den man *Telomer* nennt. Das Telomer schützt, ähnlich wie die Schutzkappe an den Enden eines Schnürsenkels, das Chromosom vor dem Ausfransen. Kommen wir in die Jahre, dann werden die Telomere bei jeder neuen Zellteilung kürzer. Nach vieldutzendfacher Teilung sind die Telomere schließlich so kurz, dass die Zelle senescent wird, das heißt, sie kann sich nicht weiter teilen. Infolgedessen stirbt die Zelle. Und eine neue Zelle, die an ihre Stelle treten könnte, ist nicht vorhanden.

Die Erfahrungen eines Menschen wirken sich, so hat sich herausgestellt, auch auf die Telomere aus. An der Duke University haben Wissenschaftler DNS-Proben analysiert: von Fünfjährigen zunächst und dann ein weiteres Mal, wenn die Kinder zehn Jahre alt waren. Die Forscher wussten, dass manche dieser Kinder körperlich misshandelt und drangsaliert worden waren oder daheim handgreifliche Auseinandersetzungen miterlebt hatten. Wer von ihnen die negativsten und am stärksten stressbelastenden Erfahrungen gemacht hatte, bei dem verlief die Erosion der Telomere am schnellsten. Demgegenüber lässt sich anderen Forschungsergebnissen entnehmen, dass die Länge der Telomere zunimmt, wenn man sich körperlich fit hält und/oder meditiert.

Das hat weitreichende Konsequenzen. Langlebigkeit wird nicht nur durch die DNS-Varianten beeinflusst, die Sie in einigen Genen von Ihren Eltern geerbt haben. Was Ihnen heute widerfährt, wird sich möglicherweise morgen in der Struktur Ihrer Chromosomen zeigen.

Bei einer der faszinierendsten Erkundungsreisen im Bereich der neuen Genetik stehen die Lebenserfahrungen und unsere Gene im Mittelpunkt. Das menschliche Dasein ist unendlich komplex. Das macht den Versuch, zu verstehen, wie die Gene auf die Erfahrungen des Alltags reagieren, zu einem verwirrenden Unterfangen. Auf irgendeine Weise reagieren sie jedenfalls; und in ersten Ansätzen haben wir bereits enthüllt, wie sie das tun. Damit sind wir beim Thema des nächsten Kapitels angelangt, das viele neue Möglichkeiten aufzeigt, zugleich aber auch zahlreiche Rätsel aufgibt.

WIE SIE IHRE ZUKUNFT VERÄNDERN KÖNNEN: DIE EPIGENETIK ERSCHEINT AUF DER BILDFLÄCHE

Was Ihre Gene in die Lage versetzt, genau das Gegenteil einer festen Größe – also veränderlich, formbar und in wechselseitiger Beziehung zueinander stehend – zu sein, all das zählt zu einem neuen Bereich, der *Epigenetik* genannt wird. Das griechische Wort *epi* bedeutet »bei, auf, darüber, außerdem«. *Epigenetik* bezeichnet also das Studium dessen, was zur Genetik noch hinzukommt. Physisch bezieht sich *epi* auf die Umhüllung aus Proteinen und chemischen Substanzen, die jeden DNS-Strang schützt und modifiziert. In ihrer Gesamtheit nennt man die epigenetische DNS-Modifikation in Ihrem Körper *Epigenom*. Die Forschung zum Epigenom ist derzeit wohl der spannendste Teil der Genetik. Denn hier werden die Gene an- und abgeschaltet (wie bei einem Lichtschalter) und hoch- oder runterreguliert (wie bei einem Thermostat). Was wäre, wenn wir diese Schalter willentlich steuern könnten? Eine Aussicht, bei der angesichts all der sich hier eröffnenden Möglichkeiten einem experimentierfreudigen Genetiker regelrecht schwindelig wird.

In den Fünfzigerjahren, bevor überhaupt jemand die Existenz von so etwas wie dem Epigenom in Erwägung zog, brachte ein englischer Biologe namens Conrad Waddington als Erster den Gedanken auf, die menschliche Entwicklung vom Embryo zum Senior sei keineswegs in der DNS »fest verdrahtet«, mit anderen Worten: nicht komplett vorgezeichnet, keine starre Vorgabe. Bis die Vorstellung von »weichen« Vorgaben, von genetischen Modifikations- und Umgestaltungsmöglichkeiten also, Anklang fand und sich schließlich durchzusetzen vermochte, hat es Jahrzehnte gebraucht. Letzten Endes konnte man über gewisse Anomalien allerdings nicht länger hinwegsehen. Eineiige Zwillinge sind, da sie mit identischen Genen zur Welt kommen, das klassische Beispiel. Würde die DNS feste Vorgaben beinhalten, dann wären eineiige Zwillinge biologisch prädestiniert, ihr Leben lang völlig gleich zu sein.

Doch sie sind nicht völlig gleich. Eineiige Zwillinge mit praktisch derselben DNS können sehr unterschiedlich sein, je nachdem, wie sie die Welt erleben und sich das in Genaktivität umsetzt. Falls Sie ein Zwillingspaar kennen, konnten Sie sicher ihren Äußerungen entnehmen, wie verschieden die beiden ihrer Selbstwahrnehmung zufolge sind. Für die Entstehung einer Person braucht es mehr als nur dasselbe Genom. Zwei gleiche Gebäude können nach denselben Bauplänen errichtet werden und dennoch grundverschiedene Orte sein, je nachdem, welchen Aktivitäten man im Innern nachgeht. Schizophrenie zum Beispiel hat bekanntlich eine erbliche Komponente. Ist aber ein Zwilling schizophren, dann besteht lediglich eine fünfzigprozentige Wahrscheinlichkeit, dass dies für den anderen Zwilling ebenfalls gilt. Auf dieses Rätsel werden wir noch eingehender zu sprechen kommen, immerhin aber können Sie hier schon erkennen, welches Dilemma sich daraus für die Auffassung von »Biologie als Schicksal« ergibt. Die Epigenetik erlebte ihre Geburtsstunde, als die Genetiker ihr Augenmerk auf die hinter der Genexpression stehenden Steuerungen richteten. Und die Flexibilität dieser Steuerungen gehört, so stellt sich nun heraus, zu den kostbarsten Dingen, die das Leben uns schenkt.

Während sämtliche Zellen in Ihrem Körper weitgehend identische DNS-Sequenzen und genetische Blaupausen haben, weist jeder der circa zweihundert verschiedenen Zelltypen eine andere Struktur auf und spielt im Organismus eine andere Rolle. Unterm Mikroskop sieht ein Neuron wirklich ganz anders aus als eine Herzzelle – man würde eigentlich kaum erwarten, dass beide über dieselbe DNS gesteuert werden. Die Gene sind darauf programmiert, aus Stammzellen, den »Baby«-Vorläufern der reifen Zellen, eine Vielzahl verschiedenartiger Zellen zu produzieren. In Ihrem Knochenmark gespeicherte Stammzellen beispielsweise ersetzen Ihre Blutzellen, wenn diese absterben, was alle paar Monate der Fall ist. Auch das Gehirn verfügt über einen lebenslangen Vorrat an Stammzellen. Daher kann es in jeder Lebensphase neue Neuronen hervorbringen – für eine alternde Bevölkerung, die so vital und geistig rege wie möglich bleiben will, eine sehr gute Nachricht.

Ein umfassendes Verständnis von »weicher« Vererbung beginnt sich gerade erst zu entfalten. Jeder Schritt bringt uns dabei neue Überraschungen. 2005 hat Dr. Michael Skinner in einer Studie gezeigt: Wurde eine schwangere Ratte mit chemischen Substanzen, die ihre Sexualfunktion beeinträchtigen, in Berührung gebracht, traten in der Folge bei den Nachkommen bis hin zu ihren Urenkeln Fruchtbarkeitsprobleme auf. Erstaunlicherweise wurden diese Fruchtbarkeitsprobleme von den *männlichen* Ratten, zusammen mit der DNS-Sequenz der Eltern, als »weiche« Vererbung – mittels chemischer Markierungen (durch sogenannte Methylgruppen) auf der DNS – an die nächste Generation weitergegeben. Da die eigentliche DNS-Sequenz der vererbten Gene gleich blieb, wissen wir, dass es sich bei der Weitergabe nicht um »harte« Vererbung gehandelt hat.

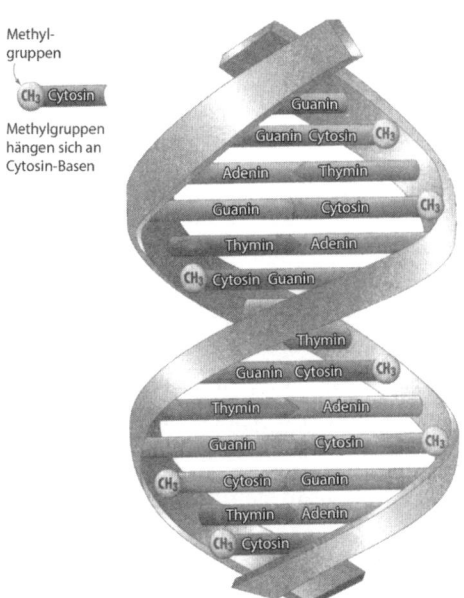

Dient die DNS als Speicher für Milliarden Jahre der Evolution, dann ist das Epigenom der Speicher für kurzfristige genetische Aktivitäten – für solche aus der jüngeren und jüngsten Vergangenheit wie auch für diejenigen, die eine, zwei oder mehr Generationen zurückliegen. Die Tatsache, dass Erinnerung vererbt werden kann, ist in der Biologie nichts Neues. Zwischen den Knochen in den Flossen eines urzeitlichen Fisches und denen in den Pfoten von Säugetieren oder in unseren Händen besteht eine strukturelle Übereinstimmung. Erinnerungen dieser Art sind ohne Frage »fest verdrahtet«, da es Millionen Jahre gebraucht hat, bis die Evolution der Spezies von Fischen, Bären, Waschbären und *Homo sapiens* ihre feste Ausprägung fand. Das Neue an der Epigenetik ist die Einsicht, dass die Erinnerung an *persönliche* Erfahrung – Ihre, diejenige Ihres Vaters oder Ihrer Urgroßmutter – unmittelbar vererbt werden kann.

Das führt uns zur wohl allerwichtigsten Vorstellung in der neuen genetischen Revolution: Dank des Epigenoms können die Gene auf Erfahrung reagieren; sie führen kein isoliertes Dasein, sondern sind ebenso offen für die Welt, wie Sie es sind. Dadurch bietet sich die Möglichkeit, die Art und Weise, wie Sie – körperlich und seelisch – auf Ihren Alltag reagieren, durch weiche Vererbung weiterzugeben. Ganz einfach ausgedrückt: Wenn Sie Ihre Gene für einen gesunden Lebensstil empfänglich machen, lassen Sie dadurch Super-Gene entstehen. Für frühere Generationen, für die noch in Stein gemeißelt war, dass von den Eltern nur die DNS an die Nachkommen vererbt wird, hätte solch eine Möglichkeit wie Science Fiction geklungen. Aber in einer wegweisenden Studie aus dem Jahr 2003 untersuchten Wissenschaftler zwei Gruppen von Mäusen. Beide Gruppen waren mit einem mutierten Gen ausgestattet, durch das die Tiere mit gelbem Fell und unersättlichem Appetit geboren wurden. Genetisch waren sie also darauf programmiert, übermäßig viel zu fressen, bis sie fettleibig waren.

Anschließend gaben die Forscher dann der einen Mäusegruppe ganz gewöhnliches Mäusefutter, während für die andere Gruppe demselben Futter Nahrungsergänzungsmittel (Folsäure, Vitamin B12, Cholin und das Zuckerrübenprodukt Betain) zugesetzt wurden. Wie sich herausstellte, wuchsen die Nachkommen der Mäuse, denen man das mit Nahrungsergänzungsmitteln angereicherte Futter zu fressen gegeben hatte, ungeachtet des mutierten Gens mit braunem Fell und Normalgewicht heran. Erstaunlicherweise fiel die Ernährung der Mutter stärker ins Gewicht als das für gelbes Fell und unersättlichen Appetit sorgende mutierte Gen. Untermauert wurde dieses Forschungsergebnis durch eine weitere Studie, in der man herausfand, dass Mäuse, deren Mütter weniger Vitamine erhielten, eine stärkere Prädisposition zu Fettleibigkeit und anderen Erkrankungen zeigten.

Also hat die Ernährung der Mutter möglicherweise tiefgreifendere Auswirkungen auf ihr Baby, als man bis dahin geglaubt hatte.

Die Schlussfolgerungen aus diesen Studien waren, gleich an mehreren Fronten, revolutionär. Vor allem: Das Epigenom reagiert immer auf den Alltag. Was Ihnen heute widerfährt, wird auf der epigenetischen Ebene aufgezeichnet und – sofern Menschen auf die gleiche Weise reagieren wie Mäuse – möglicherweise an künftige Generationen vererbt. Ihre Prädispositionen sind demnach nicht unbedingt allein Ihre Privatsache, sondern existieren auf einer Art genetischem Förderband, auf das jede Generation einen eigenen Beitrag draufpackt.

Eine weitere, 2005 veröffentlichte Studie hat gezeigt, dass schwangere Frauen, die am 11. September die Angriffe auf das World Trade Center miterlebt hatten, danach ihren Babys das Stresshormon Cortisol in erhöhter Menge vererbten. Die traumatische Kindheit Ihrer Mutter oder Großmutter hat unter Umständen, was Angst und Niedergeschlagenheit angeht, *Ihre* Persönlichkeit verändert. Entspricht das Genom gewissermaßen der Blaupause des Lebens in der Hand eines Architekten, dann das Epigenom dem Ingenieur, dem Konstruktionsteam und dem Objektmanager in einer Person.

EIN NIEDERLÄNDISCHES RÄTSEL

Wir haben festgestellt, dass die Epigenetik durch unsere Lebenserfahrungen herbeigeführte Veränderungen in der Genaktivität ermittelt. Derartige Veränderungen erfordern keinen Umbau innerhalb der DNS-Sequenz selbst – keine Mutationen, mit anderen Worten. Vielmehr spielt hier eine Art Umschaltfunktion eine Rolle. Allerdings geht es dabei keineswegs um ein schlichtes Ein- und Ausschalten. Der DNS-Schaltprozess, so zeigt sich, ist nicht weniger komplex als das menschliche Verhalten. Denken Sie an ein gewöhnliches Verhalten. Man verliert zum Beispiel die Beherrschung und wird wütend. Wut kann schlagartig auftreten und im Nu wieder verfliegen, ähnlich wie man eine Lampe an- und ausschaltet, oder sie kann eine Weile vor sich hin köcheln. Wut kann dem Blick verborgen bleiben, weil man vermeintlich die Emotionen unter Kontrolle hat. Sobald sie aufflackert, kann sie unterschiedlich stark sein, von leicht bis hoch explosiv. Jeder akzeptiert diese Unterscheidungen, denn Hitzköpfe und coole Typen kennt jede/r von uns aus eigener Erfahrung. Wir wissen, wie wir unseren Ärger runterschlucken können, kämpfen aber zugleich gegen ihn an.

Übertragen Sie diese Situation nun auf die genetische Aktivität, dann gelten genau die gleichen Variablen. Jede Genaktivität kann im Verborgenen ablaufen oder abgeschaltet werden. Sie kann teilweise oder vollständig exprimiert werden, kann zu- oder abnehmen, als würde sie durch einen Thermostat gesteuert. Und genau wie Wut mit jeder anderen Emotion verknüpft sein kann, ist auch jedes Gen mit allen anderen Genen verknüpft. Mehr und mehr erweist sich als zutreffend, dass jede komplexe subjektive Erfahrung ihre Komplexität einer entsprechenden Komplexität auf der mikroskopischen Ebene verdankt.

Inwieweit wird uns dadurch eine Aussage über das, was wir nicht wissen, ermöglicht? Wenn die Emotionen mit den Genen zu tun haben und die Gene mit den Emotionen, drehen wir uns logisch gesehen womöglich die ganze Zeit im Kreis. Bis ins Steuerungszentrum, von dem aus sämtliche Schaltprozesse veranlasst werden, hat die Epigenetik uns zwar gebracht, die Schalter aber hat sie uns noch nicht in die Hand gegeben. Die Steuerung geregelt zu bekommen, dafür ist jede/r Einzelne persönlich zuständig. Ansonsten, wenn niemand die Fäden in der Hand hält, können genetische Veränderungen etwas ziemlich Bedrohliches an sich haben. Gehen wir nun auf ein sehr bekanntes und rätselhaft anmutendes Beispiel ein.

Weiter unten zeigt Ihnen eine Grafik die durchschnittliche Körpergröße europäischer Männer über einen vom Jahr 1820 bis zum Jahr 2013 reichenden Zeitraum. Angelegt wurde die Datensammlung von dem Informatikforscher Randy Olson. (Andere Berechnungen weichen von der hier wiedergegebenen ab, im Großen und Ganzen weisen sie indes das gleiche Muster auf.) Achten Sie besonders auf den Verlauf der Zeitachse für die Niederlande, hier durch die nach ganz oben rechts verlaufende gepunktete Linie wiedergegeben.

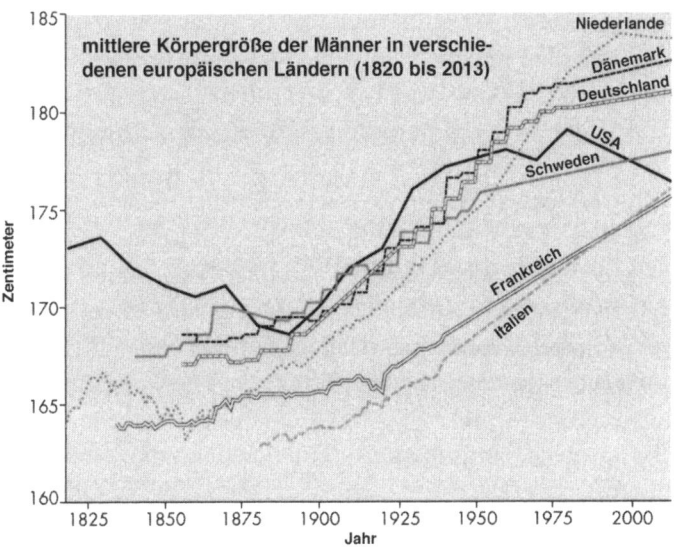

Erstaunlicherweise sind Niederländer mit einer durchschnittlichen Körpergröße von 185 cm die größten Männer der Welt. Berichten zufolge existiert in Amsterdam ein Club für Männer mit einer – dort keineswegs so ungewöhnlichen – Mindestgröße von 2,10 m. Um aufsehenerregend große Männer und Frauen zu sehen, braucht man nur einen kurzen Spaziergang durch Amsterdams Straßen zu unternehmen.

Dieser Größenzuwachs steht für eine Entwicklung aus neuerer Zeit. Auch das zeigt die Grafik. Einen permanenten Größenzuwachs gab es seit 1820 in vielen Ländern zu verzeichnen. Freilich sind die Niederländer insofern ein hervorstechendes Beispiel, weil sie seinerzeit zu den kleinsten Europäern zählten. Untersuchungen an Skeletten aus Gräbern von 1850 lassen darauf schließen, dass niederländische Männer damals durchschnittlich circa 1,68 m und die Frauen circa 1,55 m groß waren. (Die zweitgrößten Männer im Jahr 2013, die Dänen, waren 1829 durchschnittlich ungefähr sechs Zentimeter größer als die Niederländer, denen gegenüber sie mittlerweile leicht zurückgefallen sind.) Was aber hat innerhalb so kurzer Zeit einen derart dramatischen Wachstumsschub hervorgerufen?

Auf der Suche nach einer Erklärung zog Olson weitere Statistiken zurate. Ihnen war zu entnehmen, dass sich damals, einhergehend mit dem wirtschaftlichen Aufschwung und dem steigenden Einkommen, der Wohlstand unter den Niederländern gleichmäßiger verteilte. Nicht einige wenige Privilegierte steckten all das Geld ein, vielmehr profitierte fast jeder davon. Diese gleichmäßigere Wohlstandsverteilung führte zu einer besseren Ernährung, die wiederum mit verstärktem Größenwachstum in Zusammenhang steht. Eine ähnliche wirtschaftliche Entwicklung war zu der Zeit allerdings fast überall in Europa zu beobachten. Damit lässt sich folglich nicht erklären, warum ausgerechnet die Niederländer so groß geworden sind. Als sei das alles bis zu dem Punkt nicht schon rätselhaft genug, verringerte sich im Lauf des 19. Jahrhunderts die Durchschnittsgröße von Hollands Stadtbewohnern im Vergleich zur Landbevölkerung: Das Stadtleben mit seiner hohen Kindersterblichkeit, ansteckenden Erkrankungen, einer verarmten Unterschicht, der Verschmutzung von Luft und Wasser führte bei den Männern zu einer um zweieinhalb Zentimeter geringeren Durchschnittsgröße. Gleichzeitig wurden die Stadtbewohner aber zunehmend wohlhabender. Wohlstand ist also keineswegs der ideale Indikator für die Körpergröße.

Also richten wir den Blick direkt auf die Gene und finden einen pfiffigen Lösungsansatz. Die DNS-Sequenz in den niederländischen Genen stimmt mit derjenigen von vor zweihundert Jahren mehr oder weniger überein. Starke Einwanderungswellen fanden erst in jüngster Zeit statt. Außerdem würden diese die niederländischen Gene nur dann verändern, wenn es Mischehen mit den Neuankömmlingen gäbe.

Was aber, wenn die Ausgangssituation eine völlig andere wäre? Allgemein wird anerkannt, darauf macht Olson aufmerksam, dass unsere menschlichen Vorfahren groß gewachsen waren. Vielleicht waren die Niederländer vor Hunderten Generationen groß, wurden später jedoch aufgrund schlechter Ernährung kleiner. In dem Fall könnte eine bessere Ernährung die von den Ahnen überkommenen Gene aktiviert und einen Wachstumsschub ausgelöst haben.

Zwar besteht dafür nur eine geringe Wahrscheinlichkeit, allerdings sollte jede Erklärung die Gene mit einbeziehen, insbesondere das Epigenom. Wenn nun aber das Epigenom in Entsprechung zu den Erfahrungen, die man zuvor persönlich gemacht hat, modifiziert wird, was könnte dann einen plötzlichen Wachstumsschub bewirkt haben? Wie es sich so trifft, kommt einer der besten Belege für die Möglichkeit, dass durch die Epigenetik in einem gewissen Sinn *Erinnerungen aufgezeichnet werden* können (Erinnerungen an persönliche Erfahrungen der Vergangenheit), ebenfalls aus den Niederlanden.

Aus der auch als *Hongerwinter* bekannten niederländischen Hungersnot haben wir über die Auswirkungen der Epigenetik auf den Menschen vermutlich mehr gelernt als aus irgendeinem anderen Geschehnis. Als sich für die Deutschen im außerordentlich strengen Winter 1944 die Niederlage im Zweiten Weltkrieg abzeichnete, setzten die deutschen Besatzer gegen die Niederländer ein Lebensmittelembargo in Kraft und begannen, die Transportsysteme und die Bauernhöfe des Landes systematisch zu zerstören. Das hatte einen dramatischen Nahrungsmangel zur Folge. Im Winter 1944/1945 kam es daraufhin zu einer Hungersnot. Die Vorräte an Nahrungsmitteln in den westholländischen Städten schmolzen rasch dahin. Bis Ende November 1944 enthielten die täglichen Nahrungsmittelrationen in Amsterdam weniger als 1000 Kalorien – und bis Ende Februar 1945 nur noch 580 Kalorien, lediglich ein Fünftel der für das Überleben und die Gesundheit eines Erwachsenen notwendigen Kalorienzahl. Hauptsächlich ernährte die Bevölkerung sich von hartem Brot, kleinen Kartoffeln und, sofern überhaupt vorhanden, ganz geringen Mengen eiweißhaltiger Nahrung.

Millionen Jahre der Evolution haben uns die Fähigkeit verschafft, lange Zeitspannen der Mangelernährung zu überstehen. Der Körper arbeitet dann gewissermaßen auf Sparflamme, um Energie zu sparen und Ressourcen zu schonen. Der Blutdruck sinkt, das Herz schlägt langsamer, und wir beginnen, vom körpereigenen Fett zu leben. Vieles davon wird durch Veränderungen in unserer Genaktivität ermöglicht. In manchen Fällen wird die Genaktivität durch die Epigenetik hoch- oder runterreguliert. Die Erfahrung der Menschen in den Niederlanden ging allerdings noch tiefer, denn sie hat gezeigt, dass im Erwachsenenalter herbeigeführte Veränderungen der DNS von den nächsten Generationen geerbt werden können. Genau das haben Untersuchungen an Kindern von Überlebenden der niederländischen Hungersnot deutlich gemacht.

Forscher der Harvard University erhielten die sorgfältig erhobenen Krankenakten und Geburtseinträge aus jener

Zeit. Erwartungsgemäß hatten während der Hungersnot geborene Babys vielfach schwere Gesundheitsstörungen. Kleine Kinder, deren Mütter während der Hungersnot im dritten bis neunten Schwangerschaftsmonat waren, kamen untergewichtig zur Welt. Diejenigen hingegen, die gegen Ende des *Hongerwinter* – das heißt, am Scheitelpunkt der Hungersnot, vor dem Wiedereinsetzen der Nahrungsmittelversorgung – ihre ersten drei Monate im Mutterleib verbrachten, waren größer als der Durchschnitt. Das brachte die unterschiedliche Ernährung ihrer Mütter mit sich.

Die Überraschung kam allerdings erst ans Licht, als man diese Nachkommen untersuchte, nachdem sie erwachsen geworden waren. Im Vergleich zu all denen, die nicht zur Zeit der Hungersnot zur Welt kamen, waren die während der Hungersnot gezeugten und geborenen Erwachsenen sehr stark durch Übergewicht gefährdet. Tatsächlich verdoppelte sich die Anzahl der Übergewichtigen unter denen, die während des *Hongerwinter* im Mutterleib weilten – insbesondere wenn die Zeit der Hungersnot ins zweite und dritte Schwangerschaftstrimester fiel. Hier scheint eine Art epigenetisches Gedächtnis am Werk zu sein. Auf den genauen Wirkungszusammenhang werden wir gleich im Anschluss zu sprechen kommen.

Die Untersuchungen zur niederländischen Hungersnot sind deshalb so wichtig, weil sie jedermann die Augen dafür geöffnet haben, dass vorgeburtliche Erfahrungen, die zu Veränderungen im Genom führen, sich ein Leben lang auswirken. Die wunderschöne und sehr beliebte Filmschauspielerin Audrey Hepburn hat als Kind zur Zcit der Hungersnot in den Niederlanden gelebt. Als Erwachsene litt sie unter Anämie und einer – in Schüben auftretenden – klinischen Depression. Damit war sie kein Einzelfall. Babys, die während der Hungersnot im Mutterleib weilten, waren auch anfälliger für Schizophrenie und andere psychische Erkrankungen. Manche Daten legen, wenngleich nicht zwingend, folgenden Schluss nahe: Hatten von der Hungersnot betroffene Babys später selbst Kinder, dann war die Kindergeneration untergewichtig. Wie ein Förderband gab das Genom die Information über den Nahrungsmangel von einer Generation an die nächste weiter.

DAS FÖRDERBAND DER ERFAHRUNG

Diese neue Erkenntnis in Bezug auf ererbte Merkmale ist aus schrecklichem Leid hervorgegangen, führt uns aber vor Augen, warum es ganz entscheidend auf eine verbesserte Versorgung der Mütter in der Schwangerschaft ankommt. Dennoch gab es über die Untersuchungsergebnisse manche Kontroverse. Kann dem Förderband tatsächlich der Brückenschlag von der einen Generation zur anderen gelingen? Im Jahr 2014 lieferten Daten, die man aus qualitativ hochwertigen Untersuchungen an Mäusen gewonnen hatte, den ersten überzeugenden Nachweis, dass es bei Säugetieren solch eine transgenerationale Vererbung geben kann. In England veröffentlichte Ann Ferguson-Smith, Genetikerin an der Cambridge University, nachdem sie die epigenetischen Konsequenzen der niederländischen Hungersnot an Mäusen untersucht hatte, ihre Forschungsergebnisse im angesehenen Wissenschaftsmagazin *Science*. »Ich hielt es für angebracht«, so wurde sie zitiert, »diesbezüglich jetzt selbst ein paar Experimente durchzuführen, anstatt andere Leute zu kritisieren.«

Heftige Kritik hatte sich an der zentralen Feststellung entzündet, dass die Ernährung einer Schwangeren auf ihre Nachkommen langfristige, bis in die späten Lebensabschnitte reichende Auswirkungen hat. Für einen strikten Darwinisten ist bei einem Baby das Schicksal der Gene von dem Moment an, in dem das Sperma des Vaters die Eizelle der Mutter befruchtet, eine feste Größe. Ferguson-Smith und ihre Kollegen verwendeten bei der Suche nach einem unmittelbaren Nachweis einen Mäusestamm, der eine äußerst kalorienarme Ernährung überleben kann. Erwartungsgemäß hatten die Mäuse extrem untergewichtige, später für Diabetes anfällige Nachkommen. Die männlichen Mäuse in diesem Wurf zeugten eine weitere Generation. Auch die zweite Generation entwickelte dann Diabetes, obgleich die Tiere normale Nahrung erhielten. Diese verblüffenden Ergebnisse erbrachten den Nachweis, dass es das Förderband tatsächlich gibt.

Das neue Paradigma eröffnet ungeahnte Perspektiven. Schwangeren wird ja ohnehin bereits nahegelegt, während der Schwangerschaft weder zu rauchen, noch Alkohol zu trinken. Wer den Fötus toxisch wirkenden Substanzen aussetzt, erhöht dadurch das Risiko des Auftretens von Geburtsfehlern, von Missbildungen. Man tut gut daran, die Risikostatistiken zu beherzigen. Wie aber steht es um die Möglichkeit, die Entwicklung des Babys im Mutterleib vorteilhaft zu beeinflussen? Vermutlich haben Sie schon davon gelesen, dass Schwangere ihrem Baby bereits im Mutterleib Mozart vorspielen. Oder Berichte darüber, dass Situationen, die von der Mutter als Stressbelastung empfunden werden, Auswirkungen auf den Fötus in der Gebärmutter haben können. Wie Sie den Genen durch Ihren Lebensstil ein optimales Funktionieren ermöglichen, ist ein zentrales Thema dieses Buches. Und sollten Sie durch Ihre Lebensführung sogar über das genetische Erbe von einer, zwei oder mehr Generationen in der Zukunft entscheiden, gewänne dieses Thema umso mehr an Bedeutung.

Und wie sähe es aus, wenn das Förderband mit derart optimalen Erfahrungen beladen wäre, dass Ihre Kinder und Enkelkinder durch eine »weiche« Vererbung den bestmöglichen Start ins Leben erhielten? Für uns ist das weitaus faszinierender als Projekte, die mit dem Ziel, ein genetisch

»perfektes« Baby zustande zu bringen, das Genom eines Embryos manipulieren wollen. Die Wissenschaft von der Transformation zu betreiben muss nicht immer bedeuten, dass man mit Implantaten und Spritzen hantiert.

Um zu erreichen, dass eine Generation von Kindern mit den besten Merkmalen, die sich durch weiche Vererbung weitergeben lassen, entstehen kann, benötigen wir einen tieferen Einblick in den wissenschaftlichen Verständnishintergrund. Wollen wir erklären, wie eine Erfahrung zu genetischen Veränderungen führt, brauchen wir einen neuen Begriff: *epigenetische Markierungen*. Solche Markierungen sind gleichsam die Fingerabdrücke der Veränderung – und der Schlüssel für die Lösung des Rätsels, wie *jede* Veränderung unserer Lebensführung die Gene beeinflusst, nicht nur derart dramatische Veränderungen wie der »Hungerwinter«. Epigenetische Vorgänge können die DNS auch durch chemische Modifikationen der kissenartigen, die DNS schützend umgebenden Proteine (die als Histone bezeichnet werden) verändern. Diese sind zugleich ausschlaggebend dafür, welcher Abschnitt der das Gen bildenden DNS anderen Proteinen ausgesetzt ist, sie schalten die DNS ein und aus beziehungsweise fahren deren Aktivität herauf und herunter. Und sie entscheiden auch darüber, welche Art von Protein oder RNS das Gen hervorbringen wird.

Stellen Sie sich vor, der Körper bekäme nicht mehr genug zu essen und begänne schließlich zu hungern. Wie reagiert der Körper einer Schwangeren darauf? Wir können sehen, wie er immer mehr abmagert. Aber jenseits von allem Sichtbaren setzt ihr Epigenom genetische Veränderungen in Gang. Die kissenartigen Histone beginnen mit der DNS anders zu interagieren, indem sie epigenetische Markierungen hinterlassen. Die Markierungen können unterschiedlich beschaffen sein, unter anderem kann es sich um spezielle En-

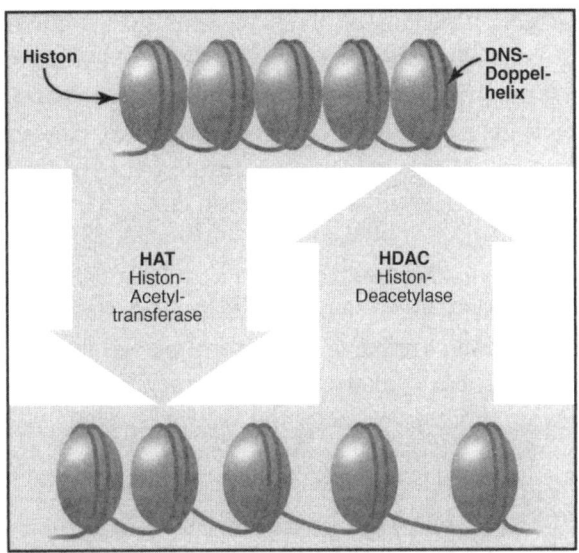

zyme mit Namen wie Methylase und Histon-Deacetylase (HDAC) handeln. Ebenso können kleine Stückchen RNS (Mikro-RNS) diese Aufgabe übernehmen. Wie die Chemie der epigenetischen Programmierung funktioniert, brauchen Sie sich nicht zu merken. Jedenfalls gibt es immer mehr Hinweise darauf, dass sich Faktoren wie die Ernährung, das Verhalten, das jeweilige Niveau der Stressbelastung oder chemische Schadstoffe auf die Genaktivität, mithin auf unser Überleben und unser Wohlbefinden auswirken können.*

---

* Beachten Sie bitte: Um das sehr komplexe Thema der genetischen Schalter zu vereinfachen, haben wir das Augenmerk auf die Methylmarkierungen gerichtet. Das Umschalten umfasst allerdings weitere chemische Prozesse wie etwa die Acetylierung, die wir hier übergehen. Die Histon-»Kissen« sind zugleich daran beteiligt, die Gene aus- oder anzuschalten, ja sie können sogar verändernd darauf Einfluss nehmen, wie eng die DNS-Helix gewickelt beziehungsweise gefaltet ist. Die Methylierung kann ebenso wie die Acetylierung die Histone und die Art ihrer Bindung an die DNS modifizieren und dadurch die Genaktivität in der betreffenden Region beeinflussen.

Die wohl bestuntersuchten epigenetischen Markierungen sind diejenigen, bei denen es um »DNS-Methylierung« geht. Wo immer sich in der DNS-Sequenz eines Chromosoms mehrere C-Basen unweit von G-Basen befinden, erhöht sich die Wahrscheinlichkeit einer Methylierung. Werden diese Bereiche übermäßig stark durch Methylierung markiert, kann die Genaktivität abgeschaltet werden.

Die Methylmarkierungen liefern eine Reihe von Anhaltspunkten. Zum Beispiel nehmen zahlreiche Allergien bereits zu einem frühen Zeitpunkt der Fötalentwicklung ihren Anfang. Sind in der Ernährung einer werdenden Mutter viele Nahrungsmittel vertreten, die in der DNS zu Methylmarkierungen führen, dann können unter Umständen bei dem Kind leichter Allergien auftreten. Das heißt, dass derselbe Embryo, von zwei verschiedenen Müttern ausgetragen, obgleich er in beiden Fällen ein und dieselbe DNS hat, zu zwei unterschiedlichen Babys heranwachsen kann. Indem Forscher einfach die Methylierungsmarkierungen auf dem Genom von Speichel-DNS zusammenzählen, können sie daraus das Alter eines Menschen bis auf fünf Jahre genau ablesen. Je mehr Markierungen vorhanden sind, umso älter ist die oder der Betreffende, ähnlich als würde man anhand des Laufflächenverschleißes von Gummireifen deren Zustand einschätzen. Dies legt den Gedanken nahe, dass eine hochgradige Methylierung die Ursache von vorzeitiger Alterung und von degenerativen Erkrankungen bei älteren Menschen sein könnte.

Man konnte zeigen, dass es bei Mäusen, die man gleich nach der Geburt überfüttert, auf speziellen Genen zu einem Überschuss an Methylmarkierungen kommt, durch die sie anschließend für Übergewichtigkeit prädestiniert sind. Daraus lässt sich nur schwer ableiten, wie sich diese bei Mäusen festgestellten Effekte beim Menschen auswirken würden. Die niederländische Hungersnot und die Erfahrungen, zu denen sie führte, legen allerdings eindringlich Zeugnis davon ab.

EINE WOLKIGE ANTWORT

Was hat es aber damit auf sich, dass die Niederländer zu den größten Menschen der Welt geworden sind? Für die Beantwortung einer Frage ist es manchmal nötig, erst die falschen Antworten auszusieben. Ein einzelnes Gen, das wissen wir in diesem Fall, spielt hier für die Körpergröße keine Rolle. Denn ein derartiges Gen existiert nicht. Hätte eine schwangere Frau gern eine Prognose, wie groß ihr ausgewachsenes Baby eines Tages sein wird, dann kann man ihr auf der Grundlage unseres heutigen Genetikverständnisses diesen Wunsch nicht erfüllen. Mehr als zwanzig Gene, die etwas zur Größe eines Kindes beitragen, hat man ermitteln können. Ihre Wechselwirkungen sind zu komplex und zu wenig greifbar, um diesbezüglich genaue Vorhersagen machen zu können.

Und selbst wenn man mit diesem Teil der Geschichte klarkäme, bleiben da noch Umweltfaktoren, die den meisten Schätzungen zufolge mindestens zu 50 Prozent für das Endresultat verantwortlich sind. Zu diesen Faktoren zählen unter anderem die Ernährung der Mutter, ebenso die des Babys, aber auch solche schwer zu erfassenden Dinge wie die Lebensführung der Mutter und das familiäre Umfeld, in dem das Kind aufwächst. In Nordkorea und Guatemala beispielsweise herrscht chronische Unterernährung. Infolgedessen sind die Kinder dort in ihrem Wachstum gehemmt. Eine schlechte medizinische Versorgung kann zum gleichen Resultat führen, während ein besserer allgemeiner Gesundheitszustand bewirkt, dass die Bevölkerung im Durchschnitt größer wird. Zwischen den Niederlanden und dem übrigen Europa bestehen in diesen Belangen freilich keine deutlichen Unterschiede. Wie bereits erwähnt, haben im Verlauf der letzten zweihundert Jahre – trotz Zeitspannen, in denen sich, wie zum Beispiel in Deutschland nach dem Ersten Weltkrieg, die Ernährungslage verschlechterte – eine bessere Ernährung und höherer Wohlstand in allen europäischen Ländern dazu geführt, dass die Menschen größer geworden sind.

Welche Antworten können darüber hinaus noch ausgeschlossen werden? Neue Gene sind nicht in ausreichend großer Zahl in den niederländischen Genpool hineingelangt. Das kann also nicht die Antwort sein. Und selbst wenn sich neue Gene unter die alten gemischt haben, gibt es keinen Beleg dafür, dass die Niederländer auf einmal besonders groß gewachsene Neuankömmlinge geheiratet haben.

Ebenso wenig kann die Vorstellung vom »Survival of the fittest« den Größenzuwachs erklären. Denn die kleineren holländischen Männer sind ja nicht etwa ausgestorben, nachdem im Ringen um Nahrung und Wasser die größeren ihnen gegenüber die Oberhand behalten hatten.

Allerdings könnten Gewohnheiten bei der Partnerwahl eine Rolle spielen. Als man am kaiserlichen Hof in China eine Vorliebe für Schoßhunde an den Tag zu legen begann, ist absichtsvoll eine neue Hunderasse, die der Pekinesen, entwickelt worden. Ausgangspunkt waren vor über 2000 Jahren Hunde, die ursprünglich in Westchina lebten. Alte höfische Dokumente benennen genau, wie ein Pekinese idealerweise aussehen sollte: mehr oder weniger wie ein Löwe im Kleinformat. Die Hundezüchter erhielten Anweisung, einen ganz kleinen Hund mit flachem Gesicht, großen glitzernden Augen, einer Mähne, kurzen Beinen und einem winzigen Körperbau zu entwickeln. Nach den Vorstellungen einer chinesischen Hofdame erinnerten diese Attribute an einen Löwen. In dem Bestreben, sich dem Ideal immer weiter anzunähern, nahmen die Hundezüchter ein ums andere Mal die kleinsten Welpen aus einem Wurf und paarten sie miteinander, um zu möglichst kleinen Hunden zu gelangen. Auf die gleiche Weise konnten bei der Zucht auch andere erwünschte Aspekte bevorzugt werden.

Menschen halten sich bei der Partnerwahl allerdings nicht an den Plan eines Züchters. Und in der Vergangenheit ist so gut wie jede/r unter die Haube gekommen, spezielle Merkmale wurden also nicht ausgesondert, jedenfalls nicht absichtlich. Allerdings treffen wir eine persönliche Partnerwahl, indem wir unseren Neigungen folgen. Würden die Niederländer Größe bewundern und große Menschen sich zu anderen großen Menschen hingezogen fühlen, dann entstünden daraufhin mit der Zeit größere Nachkommen. Generell erhalten bei den erblichen Merkmalen jedoch nicht die Extreme Vorrang, sondern der Mittelwert. Es gab schon Menschen mit einer Körpergröße von nur sechzig Zentimetern und andere, die es auf 2,40 Meter brachten. Aller Wahrscheinlichkeit nach aber wird ein zur Welt kommendes Baby letzten Endes eine Körpergröße erreichen, die – viel näher am Mittelwert – irgendwo zwischen 1,50 m und 1,85 m liegt.

Die Regression zur Mitte, wie die Statistiker dies nennen, erklärt auch, warum bei zwei Eltern mit hohem IQ keineswegs gewährleistet ist, dass sie ein Kind zur Welt bringen, das ebenfalls über einen hohen IQ verfügt. Die erbliche Komponente der Intelligenz (nach wie vor ein umstrittenes Thema) gibt durchschnittlicher Intelligenz den Vorzug: einer Durchschnittsgröße, einem Durchschnittsgewicht und so weiter.

Generationen von Niederländern – eine große Mehrheit, die mit Blick auf die Körpergröße heiratet – wären also erforderlich, um in der Bevölkerung einen entsprechenden Trend in Gang zu setzen. Einmal mehr erweist Vererbung sich als eine viel zu komplexe Angelegenheit, um sie durch einen Einzelfaktor hinlänglich erklären zu können.

Was also nun? Sobald Sie die falschen Antworten aussortiert haben, beginnt sich eine neue Art von Denken zu entwickeln. Größer geworden sind die niederländischen Männer nicht aufgrund eines einfachen Zusammenhangs von Ursache und Wirkung, sondern aufgrund einer Ursachenwolke, oder eines Ursachennebels. Die Gene, die Epigenetik, das Verhalten, die Ernährung und diverse äußere Einflüsse, all das spielte eine Rolle. Das trifft für sämtliche Babys zu, daher muss es auch für die niederländischen Babys gelten, die innerhalb einer Zeitspanne von zweihundert Jahren geboren wurden. Aus dieser Wolke von positiven Ursachen können wir einige positive Schlüsse ziehen:

Zahlreiche Faktoren in der Ursachenwolke unterliegen unserer Kontrolle.
Nur ganz wenige Ursachen haben deterministischen Charakter. In kaum einem Fall werden wir von unseren Genen wie Marionetten gesteuert.
Die Ursachenwolke kann sich in hohem Maß an Veränderungen anpassen.

Das sind sehr wichtige Schlussfolgerungen. Eine Wolke ändert ihre Erscheinungsform, sobald ein anderer Wind weht, die Temperatur steigt oder fällt, Wetterfronten in Bewegung geraten, die Luftfeuchtigkeit zu- oder abnimmt. Zu jedem beliebigen Zeitpunkt reagieren die Wolken, die Sie über Ihren Kopf hinwegziehen sehen, nicht nur auf *einen* dieser Einflüsse, sondern auf mehrere von ihnen oder auf alle zusammen. Versucht man, jeweils nur einen einzigen Einfluss zu analysieren, ist das nicht sinnvoll, manchmal auch gar nicht durchführbar – ungefähr so, als würde man herauszufinden versuchen, wie warm es in Ihrem Wohnzimmer sein wird, wenn dort fünf unabhängig voneinander arbeitende

Thermostate installiert sind, jeder mit einer eigenen Einstellung für einen einzelnen Bereich des Zimmers.

Selbst den widrigsten Umständen, etwa den entsetzlichen Stressbelastungen eines Krieges, kann das menschliche Genom etwas Positives abgewinnen. In den Niederlanden verzeichnete man zu Zeiten der Nahrungsmittelengpässe während des Zweiten Weltkriegs bei Kindern, die mit der seltenen Darmerkrankung Zöliakie ins Krankenhaus eingeliefert worden waren, eine Besserung. Die Erkrankungsursache war damals noch unbekannt, freilich gab es die Hypothese, der zufolge die Ernährung, insbesondere Weizen, dabei eine Rolle spielte. Ein niederländischer Kinderarzt, Dr. Willem Dicke, war diesem Zusammenhang nachgegangen. Sobald es für die an Zöliakie erkrankten Kinder praktisch kein Brot mehr zu essen gab, erholten sie sich. Als später die ersten Brotlieferungen zuvorderst den kranken Kindern in den Kliniken zugeteilt wurden, erlebten die kleinen Zöliakiepatienten einen Rückfall. Damit gab es für den Zusammenhang zwischen Zöliakie und Weizen erstmals einen Nachweis. Heutzutage weiß man, dass es sich bei der Zöliakie um eine Autoimmunerkrankung mit genetischer Prädisposition handelt, die eine allergische Reaktion auf ein im Weizen zu findendes Glutenprotein (Gliadin) bewirkt. Ähnliche Glutenproteine, die in anderen Getreidesorten vorkommen, rufen die Reaktion ebenfalls hervor.

Ferner kam es in Ländern wie Holland und Belgien, in denen viel Butter und Käse auf dem Speisezettel gestanden hatten, durch den Krieg zu einer deutlichen Verringerung der Herzerkrankungsfälle. Zurückgeführt hat man sie auf eine plötzlich gedrosselte Kalorienzufuhr und eine drastische Verknappung von Butter, Milch und Käse während der Besetzung dieser Länder durch Nazi-Deutschland. Gewichtsabnahme und eine radikale Reduzierung der täglichen Fettzufuhr wurden dann Jahrzehnte später zum festen

Bestandteil von Herzgesundheitsprogrammen für eine tatsächliche Revision von Herzerkrankungen.

Für jemanden, der Wissenschaft betreibt, ist eine Wolke kein sonderlich zufriedenstellendes Modell – und ein gänzlich ungeeignetes, wenn man in der Medizin zu Resultaten gelangen will. Ärzte sind auf das lineare Modell von Ursache und Wirkung eingeschworen: Ursache A führt zu Erkrankung B, für die der Arzt Medikament C verschreibt. Was aber, wenn das Wolkenmodell tatsächlich korrekt ist und kein Weg an ihm vorbeiführt? Niemand hat bei sich zu Hause im Wohnzimmer fünf unabhängig voneinander funktionierende Thermostate anbringen lassen. Jede/r von uns aber hat einen Körper mit diversen Taktgebern, Biorhythmen und genetischen Terminplänen. Zwei Menschen, die beide genau am gleichen Tag den ersten Milchzahn verloren haben, in die Pubertät gekommen sind, den ersten altersbedingten Gelenkschmerz verspürt oder zahllose andere Dinge, die jeweils zu *ihrer* Zeit geschehen, am gleichen Tag erlebt haben, gibt es daher nicht. Alles was uns betrifft, spielt sich auf einer variablen Skala ab.

Das wirft die Frage auf: Wie bewerkstelligt der menschliche Körper eine derart präzise Regulation, dass er all seine Taktgeber, seine »Uhren«, synchronisieren kann – bis hin zu den letzten Molekülen der Hormone, Peptide, Enzyme, Proteine und so weiter? Wie bei einer Wolke wirken auch auf uns aus allen Richtungen Einflüsse ein. Aber im Unterschied zu einer Wolke ist unser Körper ein wahres Wunderwerk an Komplexität und behält in erstaunlichem Umfang die Kontrolle.

Da uns mittlerweile die vollständige DNS-Sequenz des menschlichen Genoms vorliegt, fällt es viel leichter, Gene und Mutationen aufzufinden, die mit einem Erkrankungsrisiko in Zusammenhang gebracht werden. Tausende krankheitsrelevante Gene und Mutationen konnte man schon ausfindig machen – für Erkrankungen, die von Krebs bis Diabetes, von einer Herzerkrankung bis hin zu altersbedingt auftretenden degenerativen Gehirnerkrankungen reichen. Rudy hat verschiedene Gene und Mutationen ermittelt, die beispielsweise die Alzheimerkrankheit verursachen oder sich auf das Erkrankungsrisiko auswirken (darunter das allererste »Alzheimer-Gen«), aber auch Gene, die andere neurologische Störungen betreffen wie etwa Morbus Wilson (die sogenannte Kupferspeicherkrankheit), eine seltene Erkrankung, bei der sich in den Zellen Kupfer ansammelt, wodurch bei den Betroffenen schwerwiegende neurologische, psychische und anderweitige Gesundheitsprobleme auftreten können. Da bei einer immer größeren Zahl von Genen geklärt wurde, ob sie krankheitsrelevant sind, konnte man feststellen, dass rund 5 Prozent der Krankheitsmutationen garantiert das Eintreten einer Erkrankung nach sich ziehen. In der weit überwiegenden Mehrheit aller Fälle erhöht sich jedoch – im Zusammenspiel mit der Umwelt und bestimmten Aspekten der persönlichen Lebensführung – bei der oder dem Betreffenden lediglich die Krankheits*anfälligkeit*.

Fazit: Der Mensch erweist sich als ein Bündel komplexer Eigenschaften, für die man eine genetische Ursache noch nicht gefunden hat und wahrscheinlich nie finden wird. In einer realistischeren Sicht der Vererbung weitverbreiteter Erkrankungen würde die DNS gewissermaßen als anfängliche Blaupause für ein Bauwerk dienen, das dann je nach Bedarf immer wieder umgestaltet wird und andere Funktionen übernimmt.

Manche Menschen meinen nach wie vor: Um alle Krankheiten begreifen zu können, müsse man nur wissen, was jedes Gen bewirkt; und wenn solche Zusammenhänge sich bestätigen, liege darin das Versprechen, dass man zur Heilung von Erkrankungen, die mit der Genetik zusammenhängen, früher oder später über medizinische Therapien verfügen wird. Solch einen Schritt hat man aber aus gutem Grund nur bei einem verschwindend kleinen Bruchteil der Erkrankungen vollziehen können. Denn was ein Gen eigentlich bewirkt, kann man sich nicht wirklich vorstellen, solange man nicht weiß, wie es an- und ausgeschaltet, hoch- oder runterreguliert und so optimiert wird, dass es bestimmte Arten von Proteinen produziert. Ganz gleich, wie perfekt bei einem Computer die Schaltungen angelegt sind, solange man das Gerät nicht einschaltet, rührt sich nichts. Das Gleiche gilt für die DNS. Der Auslösemechanismus für Gene war ein Rätsel, dessen Lösung der gegenwärtigen genetischen Revolution den Weg geebnet hat.

BESSERE ERINNERUNGEN ERZIELEN

Die größte Errungenschaft in den 2,8 Milliarden Jahren irdischer Evolution ist keineswegs die menschliche DNS. Ja nicht einmal die Entstehung von Leben aus leblosen Molekülen, die in dampfenden, mit chemikalienreichem Wasser gefüllten Tümpeln in den Erdspalten von Geysiren umherwirbelten. Der größte Triumph der Evolution ist die Erinnerung. Durch die Erinnerung wurde das Leben ermöglicht. Das liegt auf der Hand. Die Antikörper in Ihrem Immunsystem enthalten die Erinnerung an all die Erkrankungen, mit denen die menschliche Rasse konfrontiert worden ist. Ein Neugeborenes wehrt Erkrankungen ab, indem es sich auf das, einstweilen entliehene, Immunsystem der Mutter stützt. Bald schon, sobald die Thymusdrüse – zentrale Sammelstelle für sämtliche Informationen über all die Auseinandersetzungen mit eindringenden Bakterien und Viren, die in der Vergangenheit ausgetragen wurden – Antikörper zu produzieren beginnt, kommen die eigenen Immunreaktionen in Gang. Wenn die Thymusdrüse während der Adoleszenz ihre volle Funktionstüchtigkeit erreicht, legt sie an Größe zu. Und hat sie später, im Alter von circa 21 Jahren, ihre Aufgabe erledigt, dann schrumpft sie.

Wenn wir uns allein auf diesen einen Prozess konzentrieren, spielt die Erinnerung eine außerordentlich wichtige Rolle. Welche Gene in Ihrem Zweig der Familie vorkommen, ist entscheidend für die Antikörper, die bei Ihnen vorhanden sein werden. Und hier handelt es sich lediglich um einen Zweig am Ast der menschlichen Evolution; der Ast geht seinerseits auf den Stamm des Baumes zurück, dem in erster Linie die Erinnerung daran innewohnt, wie man Antikörper hervorbringt. Die Wurzeln des Baumes entsprechen dem Vermögen der DNS, sich an Erfahrungen zu erinnern und sie für künftige Generationen zu kodieren. Wenn Sie sich nächstes Mal die gerade kursierende Erkältung *nicht* einfangen, verdanken Sie Ihre Immunität mithin dem ersten DNS-Molekül.

Die Epigenetik gibt Anlass zu der Vermutung, dass unsere Zellen sich in gewissem Sinn an alles, was wir erfahren haben, »erinnern« können. Eine Vermutung ist indes kein Beweis. Zwischen Ihrer Erinnerung an die Feier Ihres zehnten Geburtstags und einem Genetiker bei der Untersuchung von genetischen Modifikationen, die Erinnerung kodieren, besteht ein großer Unterschied. Stellen Sie sich vor, Sie wären ein Telegrafist – ein Beruf, den es noch vor wenigen Jahrzehnten gab –, bei dem über die Telegrafenleitung eine Flut von Punkten und Strichen ankommt. Sie könnten den Code in der Hand halten und sämtliche auf dem Lochstreifen vorhandenen Prägungen abzählen. Aber wenn Sie kein Deutsch können, bleiben die Botschaften unlesbar. In der Genetik halten wir heutzutage den Code in der Hand, allerdings in einer Sprache, die ungleich schwieriger ist als Deutsch, in der Sprache aller menschlichen Erfahrungen.

Den eigenen Erinnerungen ausgeliefert zu sein ist ein grässliches Los. Praktisch jede/r von uns befindet sich jedoch in dieser Lage. Der Geist ist angefüllt mit alten Befürchtungen, Verletzungen, traumatischen Ereignissen oder Missgeschicken, die ihr Eigendasein führen, nach Belieben herumvagabundieren und unsere Wahrnehmung der Gegenwart beeinträchtigen. Ist man agoraphob – hat also Angst davor, offene beziehungsweise öffentliche Plätze zu betreten –, dann kann man nicht aus dem Haus gehen, ohne es mit der Angst zu tun zu bekommen. Die Angst hat einen zum Sklaven der Erinnerung gemacht. Wir alle aber leben, mehr oder weniger, in einer sklavischen Abhängigkeit von Geschehnissen, die längst tot und begraben sind. Um voll und ganz lebendig zu sein, müssen Sie lernen, sich Ihrer Erinnerungen zu bedienen – nicht umgekehrt.

ANGST UND KÜHE, DIE EINEN LEICHTEN ELEKTRISCHEN SCHLAG ERHALTEN HABEN

Die folgende Übung ist ein klein wenig unangenehm. Aber setzen Sie sich bitte einen Moment lang hin und lassen Sie zu, dass Ihnen eine unliebsame Erinnerung wieder in den Sinn kommt. Irgendeine Erinnerung. Der Erinnerungsgehalt spielt keine Rolle. Versuchen Sie nicht, eine – noch wie eine offene Wunde schmerzende – Erinnerung aus jüngerer Zeit wachzurufen. Gehen Sie stattdessen zu einer Kindheitserinnerung zurück. Das könnte die Situation sein, als Sie damals von der Schaukel gefallen oder im Lebensmittelladen beim Einkauf mit Ihrer Mutter verloren gegangen sind. Was stellen Sie fest? Erstens, dass die Erinnerung vorhanden ist. Zweitens, dass Sie sie abrufen können. Je nachdem, wie tief die Erinnerung geht, werden Sie darüber hinaus bemerken, dass sich alles so anfühlt, als wiederhole es sich ganz real. Derselbe Teil der Sehrinde (des visuellen Kortex), der ein Zugunglück oder eine Kampfszene erblickt, kommt ins Spiel, wenn man das Unglück oder die Kampfszene, indem man sich daran erinnert, vor dem inneren Auge neu erstehen lässt.

Was immer Sie zur Kenntnis nehmen, spiegelt sich in Ihrem Epigenom wider. Gehen wir noch einen Schritt weiter. Als nach der niederländischen Hungersnot die Kindergeneration für Übergewicht, Diabetes und Herzerkrankungen anfällig wurde, ließen sich die entsprechenden Erinnerungen auf die Erfahrungen ihrer Mutter zurückführen, die dem Hungertod nahe gewesen war. Zwar hatten die Kinder diese Erfahrung nicht vor Augen, dessen ungeachtet aber eine molekulare Erinnerung geerbt. Eine bemerkenswerte, 2014 in dem einflussreichen Wissenschaftsmagazin *Nature Neuroscience* veröffentlichte Studie lieferte weiteres Beweismaterial für die Auswirkung der Erinnerung auf die DNS. Bloß war in dem Fall Angst der Dreh- und Angelpunkt, nicht die Ernährung. Im Rahmen der Studie brachten die Wissenschaftler Mäusen bei, auf den Geruch der chemischen Verbindung Acetophenon (ein angenehmer Geruch, ähnlich dem von Orangenblüten und Kirschen) mit Angst zu reagieren. Zu diesem Zweck erhielten die Mäuse jedes Mal, wenn sie dem Geruch ausgesetzt wurden, einen schwachen elektrischen Schlag.

Der leichte Stromstoß rief bei den Mäusen eine Stressreaktion hervor. Das konnte man an ihrem nervösen, zittrigen Verhalten ablesen. Nach einer Weile war es freilich nicht länger nötig, dass sie Stromstöße erhielten. Allein der Geruch von Acetophenon reichte schon, um die Stressreaktion auszulösen. Ein Horrorfilmregisseur kann mehr oder weniger nach dem gleichen Prinzip verfahren, indem er einen finsteren Raum in Verbindung mit einer quietschenden Tür zeigt, während der verängstigte Blick der Filmheldin unruhig hin und her huscht. Und was geht daraufhin im Publikum vor? Diese harmlosen Bilder und Geräusche wecken die Erwartung, dass im nächsten Moment etwas Grässliches geschehen wird. Bei den meisten Zuschauern werden sich jetzt Anzeichen einer Stressreaktion zeigen.

Aber die Mäusestudie, bei der ein harmloser Geruch mit einem leichten Stromschlag verknüpft wurde, ging weiter. Diese von den ausgewachsenen Mäusen erworbene Angst wurde an deren Nachkommen vererbt. Sogar noch an die übernächste Generation. Die Kinder und Enkelkinder der angstkonditionierten Mäuse hatten mit dem Geruch von

Acetophenon keinerlei eigene Vorerfahrung. Trotzdem begannen sie zu zittern, sobald sie den Geruch wahrnahmen, einfach weil ihre Eltern beziehungsweise Großeltern darauf konditioniert worden waren, den Geruch mit Schmerz zu assoziieren. Die Forscher sahen sich nun das Gen an, das den Aufbau des für die Geruchswahrnehmung von Acetophenon benötigten Proteinrezeptors in Gang bringt, und stellten fest, dass es durch Methylierung epigenetisch modifiziert worden war.

Dem volkstümlichen Wissen ist dieses Phänomen seit eh und je vertraut. Mit einer Art Stammtischweisheit bringt Mark Twain den Sachverhalt sehr schön auf den Punkt: »Hat eine Katze sich auf eine heiße Herdplatte gesetzt, wird sie sich nie wieder auf eine heiße Herdplatte setzen. Ebenso wenig wird sie sich allerdings auf eine kalte Herdplatte setzen.« Und hinter der Aussage: »Wer vom Pferd gefallen ist, sollte besser gleich wieder aufsteigen« steht das instinktive Wissen, dass die Angst, wenn man ihr nicht möglichst schnell und wirkungsvoll begegnet, eine bleibende Prägung hinterlassen kann. Eine derartige Konditionierung wird selbstverständlich durch Erinnerungen übermittelt, die durch die neuralen Netzwerke Ihres Gehirns aufrechterhalten werden. Dieselben Erfahrungen können Ihr Genom chemisch modifizieren und so eine entsprechende »molekulare Erinnerung« zustande bringen.

Wiederholt sind wir bereits darauf zu sprechen gekommen, dass die DNS gleichermaßen für Stabilität und für Wandel zuständig ist. Nun stehen wir vor einem neuen Problem: Wie können unser Gehirn und die Gene den Unterschied zwischen einer realen Gefahr (der heißen Herdplatte) und einer eingebildeten Gefahr (der kalten Herdplatte) feststellen? Tiere sind dazu offenbar nicht in der Lage, wie Studien an Kühen zeigen, die mittels eines Elektrozauns trainiert beziehungsweise konditioniert wurden. Im ersten

Schritt führt man sie in ein enges Gehege, das durch einen Elektrozaun abgegrenzt ist. Sobald ein Tier den Zaun berührt, erhält es einen harmlosen elektrischen Schlag. Der Strom fließt hier durch einen einzelnen dünnen Draht.

Nach nur einem Tag, manchmal auch schon nach einer Stunde, haben die Rinder oder Milchkühe gelernt, sich vom Zaun fernzuhalten. Anschließend kann man sie auf einen Weidegrund lassen, der durch nichts weiter als einen einzelnen Draht eingezäunt ist. Obgleich die Rinder diese Barriere eigentlich leicht durchbrechen könnten, bringt das Training mit dem elektrisch geladenen Draht sie dazu, im vorgegebenen Bereich zu bleiben. An die Stelle des althergebrachten Prinzips, physische Barrieren zu errichten, einen Lattenzaun zum Beispiel, ist hier also eine psychologische Barriere getreten. Altgediente Viehzüchter können nur schwer akzeptieren, dass ein psychologisch funktionierender Zaun wirksamer sein kann als ein physisch greifbarer, doch man konnte in Experimenten, in denen hungrige Kühe nur durch einen einzelnen Elektrodraht von einem Heuballen getrennt waren, sehen, dass sie nicht einmal versuchten, die Barriere zu überwinden.

Ist das Resultat eines solchen psychologischen Trainings vererbbar? Das scheint der Fall zu sein, wie sich einmal mehr bei den Rindern zeigt. Um sie davon abzuhalten, über eine Straße zu laufen, installieren die Viehzüchter Weideroste, normalerweise ein Stahlgestänge mit einigem Zwischenraum zwischen den Stangen. Aber allem Anschein nach müssen es gar keine echten Weideroste sein. Man kann die Tiere mit falschen Weiderosten überlisten.

Das beschreibt Rupert Sheldrake, ein für seine kühnen Gedankengänge und ebensolchen Forschungsprojekte bekannter britischer Biologe. (Dieser Charakterzug hat ihn zu einem wegweisenden Denker gemacht, zu einem wagemutigen Rebellen, zu einem Außenseiter der Mainstream-

Biologie oder, wenn man so will, zu einem in Bezug auf rätselhafte Phänomene viel zu leichtgläubigen Menschen – die persönliche Einschätzung hängt ganz davon ab, welche Position man ihm gegenüber einnimmt. Wir, Rudy und Deepak, schätzen seinen Wagemut jedenfalls sehr.) In einem 1988 im *New Scientist* veröffentlichten Artikel schreibt Sheldrake:

> Überall im Westen der USA haben Farmer herausgefunden, dass sie sich das Geld für Weideroste sparen können, indem sie stattdessen das Vorhandensein solcher Roste vortäuschen. Dafür werden einfach Streifen auf die Straße gemalt. ... Reale Weideroste machen es den Rindern oder Kühen physisch unmöglich, sie zu überqueren. Gewöhnlich versuchen sie gar nicht erst, dieses Hindernis zu überwinden, sondern meiden es. Die illusionären Roste erfüllen also den gleichen Zweck wie die echten. Wenn die Tiere sich ihnen nähern, »steigen sie mit allen vieren auf die Bremse«, so drückte es ein Farmer aus.

Auf dieses Phänomen war Sheldrake aufmerksam geworden, als er bei amerikanischen Freunden in Nevada zu Besuch war. Anschließend wurde er sich seiner Tragweite bewusst. Jahrzehntelang hatte Sheldrake mit der von ihm aufgebrachten Vorstellung, Erinnerungen könnten von einer Generation an die nächste weitergegeben werden, praktisch allein dagestanden. Unbeeindruckt vom Spott seitens orthodoxer Genetiker – das war lange bevor die Epigenetik auf der Bildfläche auftauchte – schrieb er scharfsinnige Bücher wie *Das schöpferische Universum*[1] (1983) und *Das Gedächtnis der Natur*[2] (1990). In ihnen sammelte er die vielfältigen Belege dafür, dass Vererbung über die Generationen hinweg Realität war. Nach wie vor sind beide Bücher mit das Faszinierendste und Erhellendste, was man zum Thema Erinnerung als treibender Kraft der Evolution lesen kann. Sheldrake erklärt:

> Nach meiner Hypothese ... erben Organismen Gewohnheiten von früheren Individuen ihrer Art. Diese kollektive Erinnerung wohnt, so unterstelle ich, Feldern inne, die ich als morphische Felder bezeichne, und wird über Raum und Zeit hinweg übertragen. ... Aus diesem Blickwinkel betrachtet, hätten erstmals mit Weiderosten konfrontierte Tiere die Neigung, sie zu meiden, von Artgenossen [geerbt], die aus eigener Erfahrung gelernt haben, die Roste nicht zu überqueren

Ein Skeptiker würde einwenden, dass hier andere, herkömmlichere Erklärungsmuster greifen müssen. Es könnte sein, dass Kühe die Neigung, Weideroste zu meiden, nicht erben, sondern sie sich individuell aneignen, indem sie auf schmerzhafte Weise mit realen Rosten Bekanntschaft machen. Oder aber sie könnten dieses Verhalten irgendwie von erfahreneren Mitgliedern der Herde aufschnappen.
Sheldrake entgegnet:

> Das scheint nicht der Fall zu sein. Farmer haben mir erzählt, dass Herden, die vorher keinerlei Kontakt zu Weiderosten hatten, die vorgetäuschten Roste meiden. Forscher im Fachbereich Tierzuchtwissenschaft an der Colorado State University und an der Texas Agricultural and Mechanical University, mit denen ich in Briefwechsel stand, haben das ebenfalls herausgefunden. Ted Friend von der Texas A & M hat bei einigen Hundert Stück Vieh getestet, wie sie auf gemalte Roste reagieren, und festgestellt, dass völlig unerfahrene Tiere sie genauso meiden wie diejenigen, die zuvor schon mit realen Rosten zu tun gehabt haben.

Besteht eine entsprechende Möglichkeit auch beim Menschen? Ein ererbter Verhaltenszug könnte beispielsweise erklären, warum Mohawk-Indianer über Generationen hinweg an der Errichtung der New Yorker Wolkenkratzer mitgewirkt haben – sie bewegen sich, teils mehrere Hundert Meter hoch in der Luft, offenbar ohne Angst vor einem möglichen Sturz über die Balken und Stahlträger. Haben sie diese Eigenschaft geerbt? Ist die gleiche Art von Vererbung ausschlaggebend dafür, dass russische Schachspieler so viele Male die Schachweltmeisterschaft gewonnen haben?

Die Auswirkung der über Generationen vererbten Erinnerung ist aber weich genug, um revidiert werden zu können, jedenfalls bei Tieren. In dem Abschnitt über jene Rinder, die vor den unechten Rosten zurückscheuen, sagt Sheldrake weiter:

> Nichtsdestoweniger kann der Bann eines falschen Weiderosts gebrochen werden. Wenn Kühe mit Nachdruck auf einen Rost zugetrieben werden oder wenn man auf der anderen Seite Futter platziert, werden ein paar von ihnen über den Rost hinwegspringen. Manchmal wird ein Tier ihn aber auch genau untersuchen und ihn dann einfach überqueren. Wenn ein Mitglied der Herde das tut, schließen sich ihm daraufhin die anderen an. In dem Fall hat der vorgetäuschte Rost seine Wirkung als Barriere verloren.

Zumindest einige Schafe und Pferde zeigen ebenfalls eine angestammte Abneigung gegen das Überqueren von aufgemalten Weiderosten. Im Unterschied dazu sind bei dem einzigen Experiment dieser Art, das mit Schweinen durchgeführt wurde, die Tiere zu dem Rost hingelaufen, haben ihn beschnuppert und damit begonnen, ihn aufzulecken. Die Forscher in Texas hatten eine abwaschbare Wasserfarbe auf Basis von Mehl und Ei verwendet.

Diese Aspekte von Erinnerung zur Kenntnis zu nehmen

fällt uns leicht. Wir alle sind erfahrene Zeitreisende im eigenen Geist. Aber wir sind zwar sehr geschickt darin, eine Erinnerung zu speichern und sie abzurufen. Sehr viel schlechter verstehen wir uns indes darauf, unliebsame Erinnerungen zu löschen. Erinnerungen bleiben haften. Selbst in jahrelanger Therapie gelingt es mitunter nicht, traumatische Erfahrungen, die wir zu einem früheren Zeitpunkt gemacht haben, abzuschwächen beziehungsweise zu entkräften. Medikamente, Drogen und Alkohol überdecken sie nur vorübergehend. Durch Verdrängung wird eine unliebsame Erinnerung unter den Teppich gekehrt, aber es gibt keine Gewähr, dass sie dort bleiben wird.

Die Genetik erklärt uns, dass jede Erfahrung aus der Vergangenheit, sei sie gut oder schlecht, deshalb haften bleibt, weil sie, unter Einbeziehung chemischer Bindungen, tief in der Zelle, im Zellkern, wo die DNS angesiedelt ist, ihren Platz eingenommen hat. In einem Salzmolekül sind die Natrium- und Chloratome fest miteinander verbunden. Viel hängt davon ab, dass sie in dieser Verbindung verharren. Denn würde das Salz in dem Moment, in dem man es auf etwas draufstreut, in seine Bestandteile zerfallen, wäre das freigesetzte Chlorgas giftig. Sichere DNS-Bindungen sind genauso notwendig, ansonsten würde das Leben sich in eine Wolke von Atomen auflösen.

Beim Leben geht es um die Fortdauer von Erinnerung. Noch bis vor Kurzem waren die Sprossen, mit denen die DNS-Doppelhelix verbunden wird, die einzigen für Genetiker verfügbaren Erinnerungen. Diese sind jedoch seit langer, langer Zeit, von irgendeinem Zeitpunkt im Lauf der Evolution an, ortsgebunden. Die Epigenetik bedient sich nun der Chemie, um von Erfahrungen der Vergangenheit – die weit jüngeren Datums sind als die 2,8 Milliarden alten Erinnerungen, die ursprünglich das DNS-Molekül haben entstehen lassen – genetische Erinnerungen herzustellen.

VON DER ANPASSUNG ZUR TRANSFORMATION

Mit ihrer derzeitigen Revolution ist die Genetik weit vorangekommen. Inwiefern aber wirkt sie sich eigentlich auf Ihren Alltag aus? Einfach durch Anpassung. Einst haben sich die Dinosaurier an ihre Umwelt so gut angepasst, dass sie als größte Raubtiere das Leben auf der Erde dominierten. Sie haben die Klimagrenze verschoben, indem sie in kältere Regionen vorgedrungen sind, die nun (nach der Verlagerung der Kontinentalplatten) in der Arktis liegen. Was die Ernährung betrifft, lebten manche Dinosaurier vegetarisch, andere waren Fleischfresser. Doch obgleich sie über eine so hervorragende Anpassungsfähigkeit verfügten, hat eine verheerende Katastrophe die Dinosaurier ausgelöscht. Durch einen gewaltigen Meteoriteneinschlag, von dem man annimmt, dass er in Mexiko stattfand, im Bereich des heutigen Yucatán, trat über Nacht der Klimawandel ein. Staub vom Aufprall des Meteoriten verfinsterte die Sonne rund um den Planeten, die Temperatur sackte jäh ab, und den Dinosauriern blieb keine Zeit mehr, sich anzupassen.

Oder doch? Einige Reptilien unserer Tage überstehen ein frostklirrendes Klima, indem sie in der kalten Jahreszeit ihren Winterschlaf halten. Dadurch können Schlangen beispielsweise in Neuengland leben. Anpassung braucht freilich lange Zeit, ja unermesslich lange Zeit, sofern eine ganze Spezies auf Zufallsmutationen warten muss. Bei einem Individuum kann Anpassung durch Genexpression ungleich schneller erfolgen.

DIE ZIEGE, DIE MENSCHLICH SEIN WOLLTE
Ein niederländischer Tierarzt und Anatom namens E. J. Slijper hat 1942 von einer in den 1920er-Jahren geborenen Ziege berichtet, die über keine funktionsfähigen Vorderbeine verfügte. Das Ziegenbaby passte sich an seine unglückselige Lage an, indem es lernte, wie ein Känguru auf den Hinterbeinen zu hüpfen. Die Ziege überlebte ein Jahr, bevor sie ganz plötzlich und unerwartet starb. Als Slijper eine Autopsie durchführte, erlebte er mehrere Überraschungen. Die Hinterbeinknochen der Ziege waren in die Länge gewachsen. Ihre Wirbelsäule wies, ähnlich wie bei uns Menschen, eine S-Form auf; und die Knochen waren auf eine Art und Weise mit den Muskeln verbunden, wie man das eher vom Menschen kennt als von einer Ziege. Die Ausprägung zweier weiterer menschlicher Merkmale hatte ebenfalls eingesetzt: eine breitere und dickere Knochenplatte, die das Knie schützte, und ein rundlicher innerer Hohlraum im Bauchbereich.

Das ist überraschend, wenn man bedenkt, dass in nur einem Jahr mit neuartigem Verhalten, einer Art aufrechtem Gang, der Eindruck entstehen konnte, als werde das Tier einem Menschen ähnlicher, oder zumindest einem Tier, das auf zwei Beinen läuft. Denn alle gerade aufgeführten Veränderungen stehen mit der Entwicklung der Fortbewegung auf zwei Beinen in Zusammenhang. Die Genaktivitäten hatten sich zugunsten einer anatomischen Umgestaltung verändert. Lange fand Slijpers Ziege keine nennenswerte Beachtung. Nach gängiger darwinistischer Auffassung hatte der Mensch das Laufen auf zwei Beinen aufgrund von Zufallsmutationen gelernt, die zu einer vom gebeugten Körper anderer Primaten sich abhebenden Veränderung unserer Haltung führten. Und solche Mutationen finden dieser Auffassung zufolge fast immer vereinzelt statt – eine nach der anderen. Selbst ohne Slijpers Beobachtungen stellt es die

Anhänger der reinen Evolutionslehre vor eine ziemliche Herausforderung, glaubwürdig zu erklären, wie sich all die für den aufrechten Gang des Menschen notwendigen anatomischen Anpassungen eine nach der anderen vollziehen konnten. Immerhin handelt es sich ja um ein Zusammenspiel zwischen ihnen allen. Und die Ziege hat bewiesen, dass sie alle gemeinsam zustande kommen konnten, nicht als Mutationen, sondern als Anpassungen. Kann das Epigenom tatsächlich eine ganze Reihe von, miteinander in Zusammenhang stehenden, Veränderungen vererben?

Die Auseinandersetzung darüber wogt hin und her. Außer Frage aber steht, mit welch hohem Tempo die Anpassung beim Menschen abläuft. Die Frage, inwieweit sich Ihre Lebensführung auf Ihre Kinder und Enkelkinder auswirken wird, ist noch nicht geklärt worden. Die Veränderungen, die sich bei Ihnen vollziehen, sind allerdings nicht von der Hand zu weisen.

Genau aus dem Grund sind eineiige Zwillinge nicht wirklich identisch miteinander. Von der Geburt an beginnen sie, individuell unterschiedliche Leben zu führen, und werden so zu unterschiedlichen Menschen, obgleich jeder von ihnen ein Genom in sich trägt, das buchstäblich eine Kopie des jeweils anderen ist. In der Krankheitsanfälligkeit und im Verhalten können bei eineiigen Zwillingen ziemliche Abweichungen auftreten. Genetische Untersuchungen von eineiigen Zwillingen dienten traditionell dazu, alles Mögliche herauszufinden, was man als die Erblichkeit von Erkrankungen bezeichnet. Wenn der eine Zwilling eine bestimmte Krankheit bekommt, wie hoch ist dann die Wahrscheinlichkeit, dass innerhalb eines Zeitraums von circa 15 Jahren der andere Zwilling ebenfalls daran erkrankt? Im Grunde eine ganz einfache Rechnung. Nachdem sie Hunderte Paare von eineiigen Zwillingen untersucht hatten, stellten die Forscher fest: Die Wahrscheinlichkeit, dass beide Zwillinge an Alzheimer erkranken, wenn einer von ihnen bereits davon betroffen ist, liegt bei 79 Prozent. Auf die Lebensführung entfallen, mit anderen Worten, 21 Prozent der Wahrscheinlichkeit, das Alzheimersyndrom zu entwickeln, selbst bei identischen Genomen.

Demgegenüber beläuft sich die Erblichkeit für die Parkinsonkrankheit lediglich auf ungefähr 5 Prozent. Hier scheint die Lebensführung daher eine ungleich größere Rolle zu spielen. Für Oberschenkelhalsbrüche bei unter Siebzigjährigen beträgt die Erblichkeit 68 Prozent, bei Menschen über Siebzig sinkt sie hingegen bis auf 47 Prozent ab. Für Erkrankungen der Koronararterien macht die Erblichkeit rund 50 Prozent aus, nicht mehr als die Zufallswahrscheinlichkeit. Für verschiedene Krebserkrankungen – Dickdarm, Prostata, Brust und Lunge – reicht die Erblichkeit bei eineiigen Zwillingen von 25 bis 40 Prozent. Daher geht man heutzutage davon aus, dass Prävention gegen Krebserkrankungen in der Mehrzahl aller Fälle, wahrscheinlich in der großen Mehrzahl, möglich ist. Mit Krebs in Zusammenhang stehende epigenetische Veränderungen können durch Faktoren wie den fortdauernden Kontakt mit Asbest, Lösungsmitteln und Zigarettenrauch herbeigeführt werden. Diese Krebs verursachenden epigenetischen Veränderungen könnten allerdings durch eine gesunde Ernährung und durch körperliche Betätigung ausgeglichen werden – eine außerordentlich vielversprechende Perspektive.

VERÄNDERUNG LIEGT IN DER LUFT

Nicht immer setzen physische Veränderungen eine physische Ursache voraus. Manchmal kann es sich bei dem auslösenden Reiz einfach nur um ein Wort handeln. Wenn Sie zum Beispiel jemand Neuen kennenlernen und sich verlieben, setzt in Ihrer Hirnaktivität eine tiefgreifende Veränderung ein – das ist umfassend dokumentiert –, und wenn der

Mensch, den Sie ganz hinreißend finden, dann sagt: »Ich liebe dich«, und nicht: »Ich stelle mir da eigentlich jemand anderen vor«, wird sich im emotionalen Zentrum Ihres Gehirns die Genexpression dramatisch verändern. Gleichzeitig werden chemische Botschaften, die das endokrine System aussendet, in Ihrem Herzen und in anderen Organen für eine Anpassung sorgen. Von Ihrer/Ihrem Herzallerliebsten akzeptiert zu werden kann Sie regelrecht liebeskrank machen; abgewiesen zu werden macht Sie hingegen todunglücklich. Für das eine wie für das andere gibt es eine jeweils einzigartige Genexpression.

Hinter diesen uralten Erfahrungen steht heute handfeste Wissenschaft. In einer 1991 von Mikrobiologen an der University of Alabama durchgeführten Studie hat man Mäusen eine Substanz zur Stärkung des Immunsystems injiziert. Diese Substanz, Poly I:C (Polyinosin-Polycytidyl-Säure), veranlasst einen bestimmten Teil des Immunsystems, die sogenannten natürlichen Killerzellen, zu erhöhter Aktivität. Als die Mäuse die Poly I:C-Injektion erhielten, hat man gleichzeitig die Raumluft mit Kampfer beduftet. Den Mäusen war schnell beigebracht, beides miteinander zu assoziieren. Für eine Anregung der natürlichen Killerzellen bei den Mäusen genügte anschließend, solange der Geruch von Kampfer in der Luft lag, eine winzig kleine Dosis Poly I:C.

Die zur Stimulation des Immunsystems benötigten Substanzen hat der Mäusekörper eigenständig produziert. Dazu bedurfte es lediglich eines kleinen Auslösers, sonst nichts. Ein beeindruckendes Ergebnis, denn es zeigt, dass sich Gene mit ein ganz klein wenig Motivation in eine bestimmte Richtung gehend anpassen können. Die Kampfermoleküle, die über die Nase das Gehirn einer Maus erreichen, haben als solche keinen Einfluss auf das Immunsystem. Vielmehr wurde die Wirkung durch die mit dem Kampfer einhergehende Assoziation hervorgerufen.

Über die Rinder, die einen leichten elektrischen Schlag erhalten haben und deren Verhalten sich daraufhin änderte, weil sie sich an den schmerzhaften Stromstoß erinnerten, sind wir hiermit einen Schritt hinaus. Denn ein bewusstes Lernen fand bei den Mäusen nicht statt. Ihr Körper passte sich an, ohne dass ihr Geist (soweit vorhanden) etwas lernen oder auch nur denken musste.

Der Mensch *kann* selbstverständlich denken. Unser Körper unterliegt jedoch auf die eine oder andere Weise ständig einer Beeinflussung, ohne dass wir dessen gewahr werden. Soweit es den Geruch anbelangt, stehen bei den Säugetieren Pheromone, die über die Haut abgegeben werden, mit der sexuellen Anziehung in Zusammenhang. Auch bei der zwischenmenschlichen Anziehung spielen sie offenbar eine Rolle. In einem Experiment, bei dem die Wirksamkeit der Aromatherapie überprüft werden sollte, fanden die Wissenschaftler heraus, dass Testpersonen, die zuvor Zitronenöl gerochen hatten, zuverlässig von einer positiven Stimmungsänderung berichteten. Hingegen trat keine Veränderung ein, wenn sie Lavendel oder Wasser ohne Zusatz eines ätherischen Öls rochen. Diese positive Stimmungsänderung setzte unabhängig davon ein, ob die Versuchspersonen über irgendwelche Vorerfahrungen mit der Aromatherapie verfügten. Eine der Versuchsgruppen erhielt keinerlei Informationen über die ätherischen Öle oder über das, was sie bei dem Experiment zu erwarten hatten. Dennoch verbesserte sich ihre Stimmung, nachdem sie das Zitronenöl gerochen hatten.

Erwartung ist nichtsdestoweniger eine wirkungsvolle Kraft. Das steht außer Frage. Beim Placeboeffekt verabreicht man der Versuchsperson eine wirkungslose Zuckerpille und erklärt ihr, dies sei ein Medikament zur Linderung von Symptomen wie Schmerz oder Übelkeit. Bei 30 bis 50 Prozent der Menschen springt der Körper ein und produziert selbst die Substanz, die benötigt wird, um das erwartete Resultat zu erzielen. So sehr mittlerweile der Placeboeffekt ein allgemein bekanntes Phänomen ist, bleibt nach wie vor bemerkenswert, dass schlichte Worte (»Das wird Ihnen gegen die Übelkeit helfen.«) im Zusammenspiel zwischen Gehirn und Magen eine derart spezifische Reaktion auslösen können. Man kann der Versuchsperson sogar ein Medikament geben, das Übelkeit *verursacht,* und bloß weil gesagt wird, es handele sich um eine Pille gegen Übelkeit, machen manche Menschen die Erfahrung, dass die Übelkeit verschwindet. Um das Gesamtbild zu vervollständigen, bliebe da noch der Noceboeffekt zu erwähnen: Wenn man jemandem eine harmlose Zuckerpille gibt, der Versuchsperson jedoch mitteilt, nach Einnahme der Pille werde sie keinerlei Besserung verspüren, können daraus sogar schädliche Wirkungen resultieren.

Man könnte meinen, von unserem Ausgangspunkt – wie bei den Dinosauriern die Anpassung missglückte – seien wir ziemlich weit abgeschweift. Aber alle bis hierhin aufgeführten Forschungsergebnisse tragen etwas Wichtiges zum Thema bei. Wenn ein schlichter Geruch oder die Worte: »Dadurch werden Sie sich besser fühlen«, die Genexpression verändern können und wenn eine völlig unwirksame Substanz Übelkeit verursachen oder sie verschwinden lassen kann, steht uns die ganze Welt der Anpassung weit offen. Anstatt zu sein wie Pawlows Hunde, bei denen jedes Mal, wenn sie eine mit ihrem Fressen assoziierte Glocke bimmeln hörten, der Speichelfluss einsetzte, fügt der Mensch einen zusätzlichen Schritt ein – die Deutung.

Bei einer Maus, die darin geschult ist, den Geruch von Kampfer mit einer verstärkten Immunreaktion zu verknüpfen, erfolgt keine Deutung. Der Reiz führt zur Reaktion. Bei allen Versuchen, menschliches Verhalten zu trainieren, steht die Chance eines Fehlschlags hingegen zumindest fifty-fifty.

Positive Anreize wie Geld, Macht und Vergnügen üben auf jeden von uns einen Einfluss aus. Trotzdem gibt es immer auch jemanden, der Nein sagt und seines Weges geht. Negative Anreize wie körperliche Züchtigung, Mobbing und Erpressung können Menschen mit hoher Wahrscheinlichkeit dazu bringen, das zu tun, was ihre Peiniger von ihnen verlangen. Stets aber gibt es auch hier den einen oder die andere, die sich widersetzen und sich nicht fügen. Zwischen Reiz und Reaktion schaltet sich der bewusste Geist ein und bringt seine Fähigkeit, die Situation zu deuten und dementsprechend zu reagieren, ins Spiel.

Bei jeder Erfahrung wird also eine Rückkopplungsschleife aktiviert. Ein auslösendes Geschehnis A führt zu einer Deutung B durch den Geist und hat Reaktion C zur Folge. Diese Reaktion behält der Geist in Erinnerung. Und nächstes Mal, wenn sich das gleiche Geschehnis A ereignet, wird die Reaktion nicht genau dieselbe sein. Diese Rückkopplungsschleife gleicht einer niemals endenden Konversation zwischen Geist, Körper und Außenwelt. Wir passen uns schnell an, ständig.

Als noch faszinierender erwies sich dieses Resultat, als bei den Experimenten derselbe Kampfergeruch eingesetzt wurde, während man den Mäusen ein die Immunreaktion herabsetzendes Medikament injizierte. Zur Beeinträchtigung des Mäuseimmunsystems war auch hier nach einer gewissen Zeit lediglich der Geruch des Kampfers nötig. Ein und derselbe Reiz (Kampfer) konnte, mit anderen Worten, eine spezifische Reaktion bewirken, aber ebenso das genaue Gegenteil.

ZUNÄCHST ANPASSEN, ANSCHLIESSEND MUTIEREN

Obgleich immer mehr Nachweise belegen, welch wesentliche Rolle die Epigenetik spielt, werden manche Evolutionsbiologen sicher weiter darauf beharren, die Evolution unserer Spezies sei reiner Zufall und sie beruhe einzig und allein auf natürlicher Auslese. Wenn jemand die Möglichkeit auch nur in Erwägung zieht, ein in hohem Maß interaktives epigenetisches Programm könne die Evolution unserer Spezies vorantreiben, wird dies manch unerschütterlichen und zutiefst von seiner Sache überzeugten Evolutionsbiologen dazu bringen, vor Wut zu schäumen und die betreffende Person einen »Kreationisten« zu nennen, der für Vorstellungen von »Intelligent Design« wirbt. »Intelligent Design« propagieren wir jedoch mit Sicherheit nicht. Nichtsdestoweniger finden wir, dass es in Anbetracht der in zunehmender Zahl vorhandenen Belege für die Auswirkungen der Epigenetik auf die gesamte Gesundheit an der Zeit ist, ernsthaft zu überlegen, was uns die neue Genetik über die menschliche Evolution zu sagen hat.

Aktuelle Forschungsergebnisse könnten da von entscheidender Bedeutung sein. Fast drei Jahrzehnte lang haben Professor Janice Kiecolt-Glaser und ihre Kollegen an der Ohio State University die Auswirkungen von chronischem Stress auf das Immunsystem untersucht. Alles in allem wusste man über Stress ja schon ziemlich gut Bescheid. Wer immer wieder starkem Stress ausgesetzt ist, bei dem verringert sich die Widerstandsfähigkeit gegen Erkrankungen. Obendrein läuft die oder der Betreffende Gefahr, Probleme beispielsweise mit Bluthochdruck und mit dem Herzen zu bekommen. Viel weniger vertraut sind die meisten Menschen indes mit den Gefahren, die von Alltagsstress ausgehen, jenem Stress, der uns zwar nicht gefällt, von dem wir jedoch glauben, uns mit ihm abfinden zu müssen.

Kiecolt-Glasers Forschergruppe hat sich eine Form von Stress genauer angesehen, die in jüngerer Zeit immer weiter verbreitet ist: Stress, der durch die Betreuung eines Alzheimerkranken hervorgerufen wird. Die geburtenstarken Jahrgänge geraten zunehmend dadurch ins Abseits, dass sie für ihre in die Jahre gekommenen und an Alzheimer erkrankten Eltern die Verantwortung übernehmen. Da aber professionelle Pflege nur begrenzt verfügbar und zu teuer ist, finden sich Millionen Kinder, die längst das Erwachsenenalter erreicht haben, in einer Situation wieder, in der sie auf einmal in puncto Pflege für ihre Eltern die letzte Zuflucht sind. Aber so sehr wir unsere Eltern auch lieben – bei einer Betreuung rund um die Uhr unterliegt der/die Betreuende tagein und tagaus schwerem Dauerstress.

Genetisch gesehen hat man dafür einen Preis zu zahlen. Auf einer Forschungswebsite der Ohio State University steht Folgendes zu lesen: »Frühere Arbeiten von anderen Forschern haben gezeigt, dass bei Müttern, die ihre chronisch kranken Kinder pflegen, Veränderungen in den Chromosomen auftreten, die bei den Betreuenden effektiv auf mehrere Jahre zusätzlicher Alterung hinauslaufen.« Als die Mitglieder von Kiecolt-Glasers Team ihr Augenmerk speziell auf Menschen richteten, die Alzheimerkranke pflegen, war es wohl nicht weiter überraschend, dass sie in erhöhtem Maß Anzeichen für Depression und anderweitige seelische Auswirkungen vorfanden. Zugleich aber wollten die Wissenschaftler herausfinden, an welchen Zellen genau sich die entsprechenden genetischen Veränderungen nachweisen ließen.

Die Veränderungen fanden sie in den Telomeren der Immunzellen. Die Telomere, Sie werden sich erinnern, sind die Kappen, die am Ende einer DNS-Sequenz stehen wie der Punkt am Ende eines Satzes. Während die Zellen sich ein ums andere Mal teilen, fransen die Telomere aus, was uns eine Markierung für das Altern an die Hand gibt. »Wir glauben, die Veränderungen in diesen Immunzellen sind repräsentativ für die gesamte Zellpopulation im Körper. Soll heißen, dass sämtliche Zellen des Körpers im selben Maß gealtert sind«, sagt Kiecolt-Glaser. Diese beschleunigte Alterung, so ihre Einschätzung, kostet Menschen, die Alzheimerkranke betreuen, vier bis acht Jahre ihrer Lebenszeit. Die Anpassungsfähigkeit unseres Körpers hat, mit anderen Worten, ihre Grenzen. Sehr viele Daten, darauf wies Kiecolt-Glaser hin, zeigen uns, dass unter Stress stehende Menschen, die sich in der Pflege betätigen, früher sterben als diejenigen, die sich keiner derartigen Aufgabe widmen. »Jetzt kennen wir einen guten biologischen Grund dafür, warum das so ist«, erklärte sie. Als Rudy seinerzeit das komplette Genom von über eineinhalbtausend Alzheimerpatienten und ihrem Zwillingsbruder beziehungsweise ihrer Zwillingsschwester sequenzierte, wurde ihm schnell klar, dass das Genom gewissermaßen bis zum Rand voll ist mit repetitiven Sequenzen von As, Cs, Ts und Gs. Manche dieser sich wiederholenden Sequenzen in der DNS können bestimmte tief im Zellkern angesiedelte Proteine binden, um die Aktivität von Genen in ihrer Umgebung zu steuern. Andere Wiederholungen liegen auf der Spitze der Chromosomen, und für ihre Länge sind Proteine wie die Telomerase entscheidend. Je länger die Chromosomenspitzen (wiederhergestellt durch die Telomerase) stabil bleiben, desto länger kann die Zelle fortbestehen.

Tatsache ist: Ein Leben lang passen wir uns tagtäglich unserer Umwelt an, indem wir unseren Körper, auch auf der Ebene unserer Genaktivitäten, modifizieren. Ihre nächste Mahlzeit, Ihre nächste Stimmung, die nächste Stunde, in der Sie sich körperlich fit halten – all diese Dinge modifizieren Ihren Körper, der stets in Fluss bleibt und sich unablässig wandelt. Darwin hat erläutert, wie sich eine Spezies über einen endlos langen Zeitraum an die Umwelt anpasst. Dabei zog er Dutzende Millionen Jahre in Betracht, in deren Verlauf die Dinosaurier entstanden und sich schließlich in Vögel verwandelten. Für einen strikten Darwinisten sind Flugfedern nichts weiter als eine physische Anpassung an den Umweltdruck. In Form der Genaktivität nimmt unser Genom tatsächlich jedoch jeden Augenblick unseres Daseins in Echtzeit eine Anpassung vor. Sind diese Anpassungen womöglich eine ganz eigenständig wirkende Triebkraft?

Das ist gegenwärtig gerade ein zentraler Streitpunkt. Der Anpassung den Vorrang gegenüber der Mutation einzuräumen ist für die allermeisten Evolutionsbiologen völlig inakzeptabel. Doch es gibt Ausnahmen. Bei dem Wissenschaftsautor Colin Barras kommt in einem Artikel, der im Januar 2015 unter dem Titel »Zunächst anpassen, anschließend mutieren« (»Adapt First, Mutate Later«) in der Zeitschrift *New Scientist* erschien, Slijpers Ziege in einem neuen Kontext vor. Ein urtümlicher Fisch aus Afrika, der Bichir,[3] hat die Fähigkeit, an Land zu überleben. Als Anpassung hilft das »Laufen« an Land dem Bichir beim Überleben in der Dürrezeit, indem es ihn in die Lage versetzt, einen ausgetrockneten Tümpel zu verlassen, um frisches Wasser wie auch neue Nahrungsquellen und ein erweitertes Siedlungsgebiet zu suchen. Die gleiche Anpassung findet man auch bei anderen Spezies. Als in Florida ein Froschwels aus Südostasien (*Clarias batrachus*) in die Wildnis entweichen konnte, wurde er hoch invasiv, indem er sich über Land fortbewegte. Der Froschwels läuft nicht auf zwei Beinen, sondern schlängelt sich dahin. Gestützt auf seine Vorder- beziehungsweise Brustflossen hält er dabei den Kopf hoch. Diese Welse können sich, solange gewährleistet ist, dass sie feucht bleiben, fast unbegrenzt lange außerhalb des Wassers aufhalten.

Diese Anpassung an die Fortbewegung über Land erinnerte die Evolutionsforscherin Emily Standen von der University of Ottawa an den vor Hunderten Millionen Jahren erfolgten Übergang des urzeitlichen Fisches vom Ozean ans Land. Kürzlich sorgte ein 360 Millionen Jahre altes Fossil für eine Sensation, indem es den physischen Beweis für diesen epochalen Wandel im Leben auf Erden lieferte. Ein neu entdeckter fossiler Fisch namens *Tiktaalik roseae* hatte zwar ein fischartiges Skelett, allerdings mit neuen Merkmalen, die an Tetrapoden erinnerten, an vierfüßige Landbewohner. Standens Spezialgebiet ist die Mechanik einer sich entwickelnden Spezies. Und sie stellte sich die Frage, ob genau diese Adaptionen beschleunigt werden konnten – und das konnten sie, sogar auf ziemlich dramatische Weise.

Standen und ihrem Team gelang es, den Bichir an Land aufzuziehen. Da die Fische nun gezwungen waren, sich, auf ihre Flossen gestützt, in höherem Maß schlängelnd fortzubewegen, als sie dies normalerweise in der Wildnis tun würden, änderten sie ihr Verhalten. Und sie konnten dann effektiver laufen als ihre in der freien Natur lebenden Artgenossen. Sie bewegten ihre Flossen dichter am Körper und hielten den Kopf höher. Ihr Skelett zeigte ebenfalls entwicklungsbezogene Veränderungen – in Reaktion auf die erhöhte Schwerkraft (Fische im Wasser wiegen weniger) hatten die Stützknochen der Flossen ihre Form verändert. Wie bei Slijpers Ziege hatten sich eine ganze Reihe notwendiger Anpassungen vollzogen. Es wird Zeit brauchen, bis wir sehen können, wie weit diese Linie der Forschung uns bringen wird. Jedenfalls deutet sich hier bereits genau das an, was der Artikel im *New Scientist* in der Überschrift thematisiert: »Zunächst anpassen, anschließend mutieren.«

DAS MATRJOSCHKA-PROBLEM

Mit dieser Bestandsaufnahme haben wir Ihnen eine Menge Material vorgesetzt, das erst mal verdaut werden will. Aber wir versichern Ihnen, all dies führt zu etwas Großartigem. Das einfache Evolutionsmodell von Ursache und Wirkung durch eine Wolke unbestimmter Einflüsse zu ersetzen, hat etwas Beunruhigendes. Vor genau dem gleichen

Problem steht allerdings genau in diesem Augenblick auch Ihr Körper. Tag für Tag ist er einem wahren Bombardement von Einflüssen ausgesetzt – bedingt durch Essen, Verhalten, geistige Aktivität, die fünf Sinne und all das, was in seinem Umfeld geschieht. Welcher Einfluss wird den Ausschlag geben? Durch die Gene können Sie zwar eine Prädisposition für Depression, für Typ-2-Diabetes oder für bestimmte Arten von Krebs haben, doch nur bei einem gewissen Prozentsatz der Menschen mit solch einer Prädisposition wird das betreffende Gen tatsächlich aktiviert. Den oder die spezifischen, für die Aktivierung eines speziellen Gens ausschlaggebenden Faktor/en ausfindig zu machen, gleicht in etwa dem Versuch, aus einem Satz Spielkarten, die man in die Luft geworfen hat, das Pik-As herauszufischen, während sie in alle Richtungen auseinanderdriften.

Für einen Verzicht auf das lineare Modell von Ursache und Wirkung haben Wissenschaftler wenig übrig. Allein schon der Gedanke daran ist vielen von ihnen verhasst. Letztlich haben wir also ein Modell, das einer *Matrjoschka* gleicht, einer russischen Holzpuppe, in der eine weitere, etwas kleinere Puppe steckt, in dieser dann wiederum eine kleinere, und so weiter, bis hin zu einer winzig kleinen letzten Puppe. Matrjoschkas sind ganz entzückend. Was aber, wenn jemand erklären würde, tatsächlich sei die größte Puppe von der nächstkleineren, die sich in ihr befindet, *hervorgebracht* worden, diese ihrerseits von der nächstkleineren, und so fort?

An diesen Punkt hat uns im Grunde die Genetik gebracht. In manchen Fällen ist das Bild, das sie entwirft, unkompliziert genug, um erst gar keine Unklarheit aufkommen zu lassen. Stellen Sie sich vor, Sie sähen einen weißen Flamingo, der aus Tausenden rosafarbenen Flamingos hervorsticht. Wie kommt es, dass er weiß ist? Ein linearer Gedankengang gibt uns die Antwort. Ausgangspunkt ist eine

Spezies, die Gattung *Phoenicopterus*. Zu ihr gehören sechs Flamingoarten, die sich auf Afrika, ferner auf Nord- und Südamerika verteilen. Jede hat ein dominantes Gen, das Generation für Generation dafür sorgt, dass dem Tier rosafarbene Federn wachsen. Aber all diese Gene können mutieren oder nicht in Erscheinung treten und so per Zufall bei einem einzelnen Küken zu Albinismus führen. Die Anzahl der Küken, die mit weißen Federn zur Welt kommen, lässt sich statistisch vorausberechnen, und damit endet die Geschichte.

Wir bedienen uns hier der Matrjoschka-Logik. Bei unserer Ursachensuche kommen wir auf die Ebenen der Natur, auf denen die Dinge immer kleiner und kleiner werden. Das ist die reduktionistische Methode, die sich in der Wissenschaft seit eh und je bewährt hat. In einer immer weiter gehenden Reduktion der Natur bis zu ihrer kleinsten Komponente besteht das Kerngeschäft der Naturwissenschaft; sei es bei einem Physiker, der subatomare Teilchen ausfindig zu machen versucht, oder bei einem Genetiker auf der Suche nach den Methylmarkierungen auf einem Gen. Allerdings ergibt sich hier ein Problem, und zwar ein ganz grundlegendes.

Denken Sie an jemanden, der übergewichtig geworden ist und damit seinen Teil zu dem Phänomen der Fettleibigkeit beiträgt, das in den Industrienationen wie eine Seuche um sich gegriffen hat. Weshalb jemand übergewichtig wird, versuchen zahlreiche Theorien zu erklären: Stress, ein hormonelles Ungleichgewicht, schlechte Essgewohnheiten von klein auf, übermäßig viel weißer Zucker und Stärke in der heutigen Nahrung, all das ist schon ins Gespräch gebracht worden. Unter Einsatz der Matrjoschka-Logik würde man die Erklärung letztlich bis zur genetischen Ebene verfolgen. Seinerzeit hat man, ermutigt durch statistische Belege, die zeigten, dass Übergewichtigkeit häufig ein erbliches Merkmal ist, eifrig nach »dem Übergewichtsgen« gesucht.

Doch dem Projekt war nur begrenzt Erfolg beschieden. Man fand das eine oder andere Gen (zum Beispiel das FTO-Gen) mit DNS-Varianten, die eine leichte Prädisposition für Übergewicht anzeigten. Ähnlich wie bei bestimmten Erkrankungen, die ebenfalls eine erbliche Komponente aufweisen, der Schizophrenie beispielsweise, sorgt der genetische Einfluss jedoch allenfalls für eine Prädisposition. Mittlerweile hat man in Form der Epigenetik und der durch sie gesteuerten Schalter eine noch kleinere Puppe gefunden. Praktisch jeder Faktor, der unter Umständen etwas zum Übergewicht beiträgt, ob nun zu viel Stress, Zucker im Übermaß, schlechte Essgewohnheiten oder ein hormonelles Ungleichgewicht, würde theoretisch durch das Epigenom gesteuert werden, diejenige Schaltstation, die Erfahrung in genetische Veränderung umwandelt. Hier stößt die reduktionistische Argumentation allerdings an ihre Grenzen. Denn nur äußerst schwer lässt sich sagen, welche Markierung auf welchem Gen nun genau durch welche Erfahrung herbeigeführt wird und so die Genaktivität verändert. Übergewichtig werden manche Menschen mit oder ohne Stress, mit oder ohne Zucker, und so weiter. Infolgedessen kann man unmöglich mit Genauigkeit vorhersagen, wie vergangene oder zukünftige Erfahrungen Ihre Genaktivität verändern. Die Wolke von Ursachen im Umfeld der Frage, warum niederländische Männer auf einmal so groß geworden sind, umgibt einen Gutteil der Epigenetik. *Etwas* lässt die Methylmarkierungen entstehen. Freilich ist die Markierung materieller Natur, jenes *Etwas*, das sie verursacht, hingegen häufig nicht. Eine epigenetische Veränderung kann durch ein Umweltgift herbeigeführt werden, aber auch durch eine starke Emotion wie Angst. Das gilt bisher zumindest bei Mäusen.

Genauer betrachtet steht die Grundannahme, bei epigenetischen Markierungen müsse eine materielle Ursache am

Werk sein, auf wackeligen Beinen. Lebenserfahrungen in ihrer ganzen Bandbreite, von physischen Wechselwirkungen bis hin zu emotionalen Reaktionen, steuern die chemische Modifikation bestimmter Gene durch Methylmarkierungen. Eine Methylmarkierung – der bestuntersuchte Weg für das Epigenom, ein Gen zu modifizieren, wie Sie sich erinnern werden – ist winzig. Chemisch gesehen beinhaltet eine Methylgruppe nicht mehr als ein mit drei Wasserstoffatomen verbundenes Kohlenstoffatom. Methylierung markiert lediglich das C-Basenpaar (C = Cytosin). Und sie haftet an ihm wie eine kleine Remora, ein Schiffshalter,[4] am Bauch eines Hais – das Cytosinmolekül ist vierzigmal so groß wie die Methylgruppe. Wird die DNS durch eine größere Anzahl von Methylmarkierungen modifiziert, dann wird sie, wie gezeigt werden konnte, teilweise abgeschaltet. Allem Anschein nach sind wir also bei der kleinsten Puppe angelangt, bei derjenigen, die alle größeren Puppen an- und abschaltet. Zu 90 Prozent sind die DNS-Modifikationen, die man mit Erkrankungen in Zusammenhang bringt, in den Umschaltbereichen der Gene anzutreffen. Darüber hinaus hat die Genetik einen bemerkenswerten Einfluss auf die vorgeburtliche Entwicklung, auf die Persönlichkeit, auf absonderliches Verhalten – Tics – und auf die Krankheitsanfälligkeit.

Die konkrete Lebensführung Ihrer Mutter zu der Zeit, als sie mit Ihnen schwanger war, kann sich unter Umständen Jahrzehnte später auf Ihre Genaktivitäten und Ihr Erkrankungsrisiko auswirken. Kanadische Forscher an der University of Lethbridge haben erwachsene Ratten stressigen Situationen ausgesetzt und anschließend ihre Nachkommen untersucht. Die Töchter der stressbelasteten Rattenmütter hatten eine kürzere Schwangerschaft. Sogar die Enkel, deren Mütter keinem besonderen Stress ausgesetzt worden waren, hatten eine kürzere Schwangerschaft. Nach Ansicht der Forscher war das auf die Epigenetik zurückzuführen. Genauer gesagt erklärten sie, die stressbedingt hervorgerufenen Veränderungen beträfen die sogenannte Mikro-RNS,* winzig kleine, aus dem Genom hervorgegangene und die Genaktivität regulierende RNS-Abschnitte.

Abgesehen von möglichen Anomalien, auf die sich die medizinische Forschung konzentrieren kann, verdanken wir alle dem Umschalten unser Dasein. Es schafft die Voraussetzungen für jene Reise, in deren Verlauf eine Zelle im Mutterleib zu einem vollständig ausgeformten gesunden Baby heranwächst. Indem diese erste Zelle sich teilt, enthält jede künftige Zelle dieselbe DNS. Damit sich ein Baby entwickeln kann, muss es freilich unterschiedliche Zellen geben – Leberzellen, Herzzellen, Gehirnzellen, und so weiter –, die jeweils anders beschaffen sind. Das Epigenom sorgt mit seinen Markierungen regulativ für die Unterschiede zwischen den einzelnen Zelltypen.

Man wurde gewahr, dass man unbedingt eine Karte des Epigenoms brauchte, die Aufschluss darüber gibt, wie sich jeder Zelltyp in der Entwicklung eines Embryos im Mutterleib bestimmen lässt. Vier Länder – die Vereinigten Staaten, Frankreich, Deutschland und Großbritannien – haben das Humanepigenomprojekt finanziert. Es soll zeigen, wo alle maßgeblichen Markierungen zu finden sind; im offiziellen Sprachgebrauch ausgedrückt, soll es »auf das gesamte Genom bezogen die DNS-Methylierungsmuster sämtlicher menschlicher Gene in allen wichtigen Geweben ausfindig machen, sie katalogisieren und interpretieren.«

Einen Meilenstein markierte im Februar 2015 die Veröf-

---

* Vor nicht allzu langer Zeit wurde die DNS zwischen den Genen noch »Junk«-DNA (»Müll«-DNS/Erbgutmüll) genannt. Inzwischen wissen wir allerdings, dass die zwischen den Genen angesiedelte DNS (die »intergenische DNS«) dazu dienen kann, winzige Moleküle hervorzubringen, die als Mikro-RNS bezeichnet werden und die Genaktivitäten im gesamten Genom steuern.

fentlichung von 24 Referaten, an denen über 200 Wissenschaftler mitgewirkt hatten. Unter den Millionen hierfür in Betracht kommenden Schaltern beschrieben sie diejenigen, die für die Entwicklung von mehr als 100 Zelltypen in unserem Körper maßgebend sind. Dieser Kraftakt beinhaltete Tausende Experimente mit adultem Gewebe, mit fötalen Zellen und mit Stammzellen. (Theoretisch wäre es leichter, sämtliche Flecken auf allen Leoparden dieser Welt zu zählen.) Welche chemischen Substanzen für die Regulation der unterschiedlichen Zelltypen zuständig sind, war bereits bekannt. Und mitunter liegen die Schalter für sie keineswegs in der Nähe des betroffenen Gens. Tatsächlich kann Schalter A in beträchtlichem Abstand zu Gen B angesiedelt sein. Welche Rolle der Schalter spielt, mussten die Wissenschaftler in solchen Fällen bisweilen erschließen, indem sie den Blick auf den chemischen Regler (Regulator) richteten. War der Regler in einer Zelle vorhanden, dann folgerten sie daraus, dass der Schalter eingeschaltet war.

ELTERN, BABYS UND GENE

Eine interessante Entwicklung hat zu diesem Teil der Epigenomkartierung geführt. Die entscheidenden Gene an- und abzuschalten könnte sich unter Umständen als die beste Marschroute zur Prävention und Heilung zahlreicher Erkrankungen erweisen. Durch die Lokalisierung all dieser Schalter erhält man Unmengen neuer Daten, das räumen die Forscher ein. Freilich ist das erst der Anfang. Sobald die DNS aktiv wird, treten Schalter in Interaktion und bilden Schaltkreise, die als Netzwerke bezeichnet werden. Sogar aus der Distanz können sie auf die Gene einwirken. Aber selbst wer diese Vernetzung vollständig entschlüsselt, hat noch längst keinen Hinweis darauf, wozu die ganze Aktivität eigentlich in Gang gesetzt wurde – genauso wenig wie

Sie einer Karte mit den Standorten sämtlicher Telefone in einer Stadt entnehmen können, worüber sich die Leute, die miteinander telefonieren, eigentlich unterhalten. Dank einer dreidimensionalen Reorganisation des Genoms (beispielsweise der Faltung des DNS-Strangs zu einer Schlaufe), die eine Annäherung der betreffenden Regionen bewirkt, können mittels Epigenetik unterschiedliche Regionen des Genoms parallel angeschaltet werden.

Ferner gibt es da den Einfluss, den die Epigenetik auf ein Kind in der frühen Lebensphase nach dem Verlassen des Mutterleibs ausübt. Diese Phase ist gleichsam der Dreh- und Angelpunkt zwischen dem epigenetischen Einfluss der Mutter und allen weiteren, nunmehr dem Kleinkind zugehörigen Erfahrungen. Wie wichtig ist die Überschneidung zwischen beidem? Bei medizinischen Problemen in Zusammenhang mit Kleinkindern spielt diese Frage eine entscheidende Rolle. Ein derartiges Problem sind die Erdnussallergien. Wie man einem Bericht der *New York Times* im Februar 2015 entnehmen kann, reagieren rund 2 Prozent aller Kinder in den USA allergisch auf Erdnüsse. Und diese Zahl hat sich seit 1997 vervierfacht. Weshalb das so ist, kann niemand erklären. Allerdings war in den vergangenen Jahrzehnten bei Allergien generell ein starker Zuwachs zu verzeichnen. Doch auch das bleibt rätselhaft. Dieser Zuwachs gilt für alle westlichen Länder.

Ein Kind mit einer stark ausgeprägten Erdnussallergie kann unter Umständen daran sterben, wenn in der Nahrung Erdnüsse vorkommen, sei es auch nur in geringen Spuren. Die Empfehlung lautete normalerweise: Gibt man kleinen Kindern Erdnussbutter und andere Nahrungsmittel, die Erdnüsse enthalten, zu essen, dann steigt bei den Kindern das Risiko, die Allergie zu bekommen. Eine überzeugende Studie, die 2014 im *New England Journal of Medicine* veröffentlicht wurde, hat allerdings die gängige Meinung auf den Kopf gestellt. Wenn man kleinen Kindern frühzeitig im Leben Nahrungsmittel wie Erdnussbutter zu essen gibt, zu diesem Schluss kamen die Autoren, führt das »zu einem dramatisch verringerten Risiko, eine Erdnussallergie zu entwickeln«. Eine ermutigende Nachricht, denn sie ließ erkennen, dass man durch eine entsprechende Maßnahme in der Säuglingspflege einen stärker werdenden Trend abschwächen, wenn nicht gar umkehren kann.

Durchgeführt wurde die neue Studie in London: 530 Kleinkinder, die man in Bezug auf Erdnüsse als allergiegefährdet eingestuft hatte (weil sie beispielsweise bereits auf Eier oder Milch allergisch reagierten), wurden in zwei Gruppen eingeteilt. Von der Zeit an, als die Kinder zwischen vier und elf Monate alt waren, gab man der einen Gruppe Erdnüsse enthaltende Nahrung, während die andere Gruppe solche Nahrungsmittel nicht bekam. Bis zum Alter von fünf Jahren traten bei jener Gruppe, die mit Erdnüssen in Berührung gekommen war, in weitaus weniger Fällen Allergien auf: 1,9 Prozent im Vergleich zu 13,7 Prozent bei denen, deren Eltern es vermieden hatten, den Kindern erdnusshaltige Nahrungsmittel zu geben. Das gab Anlass zu der Überlegung, ob die dramatische Zunahme von Erdnussallergien nicht vielleicht darauf zurückzuführen sei, dass besorgte Eltern versucht hatten, ihre Kinder von Erdnüssen fernzuhalten.

In Bezug auf Allergien bei Neugeborenen – nicht nur solche, die Erdnüsse betrafen – herrschte unter den Eltern eine Zeit lang ziemlich große Verwirrung. Vor der Publizierung dieses neuen Forschungsergebnisses war die Faktenlage keineswegs klar. Wie schon erwähnt, erbt ein Neugeborenes das Immunsystem der Mutter: Dieses dient zur Überbrückung, während das Baby eigene Antikörper zu entwickeln beginnt. In der Thymusdrüse, die ungefähr zwischen den beiden Lungenflügeln und vor dem Herzen ihren Platz hat, gelangen die T-Zellen des Immunsystems zur Reife. Dringen von außen Viren, Bakterien oder solche Alltagssubstanzen wie Pollen in den Körper ein, dann sind die T-Zellen dafür zuständig zu erkennen, welche Eindringlinge es abzuwehren gilt. Bei einer Allergie unterläuft ihnen hier eine Verwechslung: Eine im Grunde harmlose Substanz wird fälschlicherweise als Feind eingestuft, was zu einer – nicht durch den Eindringling, sondern vom Körper selbst hervorgerufenen – allergischen Reaktion führt.

Ihre höchste Aktivität entwickelt die Thymusdrüse gleich nach der Geburt und anschließend noch für die Dauer der gesamten Kindheit. Nach der Pubertät und der Entwicklung eines kompletten T-Zellenbestands verkümmert das Organ. Bei den widerstreitenden Auffassungen im Kontext von Allergien geht es im Wesentlichen um die Frage, inwieweit unsere Immunität genetisch vererbt und inwieweit sie nach der Geburt durch die Umwelt beeinflusst wird. Auf der Suche nach Erklärungen für den alarmierenden Zuwachs an Allergien in den Industrienationen sollte man meinen, das Problem würde umso schlimmer werden, je stärker die Umwelt verschmutzt ist. Aber nach dem Zerfall der Sowjetunion 1991 und der Öffnung ihrer Satellitenstaaten, die im Allgemeinen eine weit höhere Umweltverschmutzung hatten als die USA oder Westeuropa, waren die Forscher angesichts der Tatsache, dass Gebiete in Osteuropa mit starker Umweltschmutzung eine geringere Allergierate aufwiesen als der Westen, ziemlich perplex.

Daraufhin nahm man an, das Gegenteil träfe zu: In den westlichen Ländern sei man gar zu sehr auf Sauberkeit und Hygiene bedacht und beraube so das Immunsystem der Möglichkeit, sich mit jenen Dingen auseinanderzusetzen, die es benötigt, um sich anpassen zu können. Vor diesem Hintergrund könnte das neue Untersuchungsergebnis zum Thema Erdnussallergie von großer Bedeutung sein. Der US-amerikanische Kinderärzteverband AAP (American Academy of Pediatrics) empfahl in seinen im Jahr 2000 herausgegebenen Richtlinien, dass Kinder, bei denen ein Risiko bestand, diese Allergie zu entwickeln, bis zum Alter von drei Jahren keine erdnusshaltigen Nahrungsmittel essen sollten. Bis zum Jahr 2008 räumte man ein, es gebe keinen überzeugenden Beleg dafür, dass es etwas bringt, Erdnüsse zu meiden, nachdem das Baby ein Alter von vier bis sechs Monaten überschritten hat. Nach wie vor gab es jedoch keine Untersuchung, die gezeigt hätte, dass es angebracht wäre, die Erdnussvermeidungsstrategie komplett ad acta zu legen. Den ersten echten Anhaltspunkt dafür lieferte eine 2008 im *Journal of Allergy and Clinical Immunology* veröffentlichte Umfrage. Sie ergab, dass die Anzahl der Kinder mit Erdnussallergie in Israel sich lediglich auf ein Zehntel der Erdnussallergiefälle bei jüdischen Kindern in Großbritannien belief. Der entscheidende Unterschied bestand offenbar darin, dass die israelischen Kinder bereits in ihrem ersten Lebensjahr erdnusshaltige Nahrungsmittel zu essen bekommen, insbesondere Bamba, die beliebten israelischen Erdnussflips, die in erster Linie aus Erdnussbutter und Maismehl bestehen; die britischen Kleinkinder hingegen bekommen, sofern ihre Eltern auf eine allergiebewusste Ernährung Wert legen, nichts Vergleichbares.

Die neue Studie hat allerdings keine Geltung für andere Nahrungsmittel, gegen die Kinder Allergien entwickeln. Und zwei wichtige Fragen harren nach wie vor einer Antwort: Erstens, wenn die Kinder, die erdnusshaltige Nahrung erhalten haben, diese nicht länger essen, müssen sie dann mit dem Auftreten der Allergie rechnen? Dieser Frage geht man in einer Anschlussstudie mit den gleichen Versuchspersonen nach. Zweitens, lassen sich die Resultate auf Kinder mit einem geringen Risiko für Nahrungsmittelallergien anwenden? Das weiß man nicht. Die Forscher neigen freilich zu der Annahme, dass der Verzehr von erdnusshaltiger Nahrung diesen Kindern nicht schaden wird. Von ängstlichen Eltern zu verlangen, dass sie ihre Gewohnheiten ändern, könnte sich hingegen als schwierig erweisen, da die Standardtherapie das Thema Vermeidung der »falschen« Lebensmittel derart aufgebauscht hat.

Wir sind hier ziemlich ins Detail gegangen – nicht etwa weil wir die Lösung für das Allergieproblem kennen, sondern um deutlich zu machen, wie ungewiss Umwelteinflüsse sein können, auch wenn man generell weiß, dass epigenetische Markierungen empfindlich auf sie reagieren. Die wundersame Entwicklung eines Menschen vom Embryo zum Baby, Kleinkind und Heranwachsenden bis hin zum Erwachsenen geht einher mit einem verzwickten Tanz zwischen Genen und Umwelt. Bei Säugetieren können die Interaktionen zwischen dem Neugeborenen und seinen Eltern selbst Jahrzehnte später noch tiefgreifende Auswirkungen auf die Gesundheit des Kindes haben. Obgleich sehr viele wissenschaftliche Untersuchungsergebnisse in diesem Bereich lediglich auf Experimenten mit Mäusen und Ratten basieren, gibt es zunehmend Anhaltspunkte dafür, dass sie auch für den Menschen Geltung haben. Zum Beispiel zeigen immer mehr Belege, dass Missbrauch, Vernachlässigung und Misshandlung in einer frühen Lebensphase epigenetische Auswirkungen auf die Genaktivität nach sich ziehen, die später im Leben die körperliche und seelische Gesundheit beeinträchtigen.

Sei es zum Vor- oder zum Nachteil, Geschehnisse in einer frühen Lebensphase, die prägend sind für die Bindungen zwischen Eltern und Kind, haben tiefgreifende Auswirkungen auf die Entwicklung des kindlichen Gehirns und der Persönlichkeit. Wie aber kommen diese Bindungen zustande? Immer mehr Studien zeigen, dass dafür die – durch Kindheitserfahrungen, die schon in den ersten Lebenstagen beginnen, gesteuerten – epigenetischen Modifikationen der Kindesgene in hohem Maß verantwortlich sind. Wenn eine Mutter sich ihrem Kind gegenüber distanziert oder gleichgültig verhält, kann bei diesem eine gestörte Hypothalamus-Hypophysen-Nebennierenreaktion (HPA)[5] einsetzen, die mit Stress, mit einer Beeinträchtigung der kognitiven Entwicklung und, im Speichel des Kindes messbar, einer vermehrten Ausschüttung von toxisch wirkendem Cortisol einhergeht.

Manche missbrauchte Kinder sterben jung. In solch tragischen Fällen kann bei der Autopsie ihr Gehirn untersucht werden. Forschungen dieser Art haben den klaren Nachweis einer epigenetischen Modifikation (verstärkte Methylierung) des Gens NR3C1 erbracht. Infolge dieser Modifikation sterben die Nervenzellen in dem als Hippocampus bezeichneten, dem Kurzzeitgedächtnis dienenden Teil des Gehirns ab. Bei lebendigen Kindern ist in Fällen, in denen emotionale und körperliche Misshandlung oder sexueller Missbrauch vorliegen, die gleiche Genmodifikation im Speichel auffindbar. Eine derartige Schädigung kann später zu psychopathischem Verhalten führen.

Diese Forschungsergebnisse untermauern und erweitern die schon lange vertretene Auffassung, dass Misshandlung, Vernachlässigung und Missbrauch in der frühen Kindheit tiefgreifende Auswirkungen auf die Seele haben. Jetzt können wir die Schädigung bis auf die zelluläre Ebene zurückverfolgen. Bei der Suche nach den biologischen Veränderungen, die diesen Geschehnissen zugrunde liegen, werden die epigenetischen Bahnen zur Steuerung der Genexpression zunehmend mit in Betracht gezogen. Aus demselben Grund wird man vielleicht in Zukunft die Wirksamkeit von Psychotherapien oder von medikamentösen Behandlungen überprüfen können, indem man nachschaut, ob die schädigenden Auswirkungen auf das Epigenom rückgängig gemacht werden konnten.

In Tierversuchen waren da schon Fortschritte zu verzeichnen. 2004 hat eine von dem Neurowissenschaftler Dr. Michael Meaney an der McGill University durchgeführte Studie gezeigt, dass Babyratten, deren Mütter sich häufig um die Fellpflege der Kleinen kümmerten (indem sie die Kleinen leckten), im Gehirn mehr Glukokortikoidrezeptoren hatten und sich aufgrund dessen weniger ängstlich und aggressiv verhielten. Wie wurden diese Verhaltensänderungen erzielt? Abermals durch die Epigenetik. Bei kleinen Mäusen, die von der Mutter ein Mehr an liebevoller Hege und Pflege erhielten, gab es eine geringere Modifikation der Glukokortikoidrezeptorgene durch Methylierung. In der Folge wurden kleinere Mengen Cortisol ausgeschüttet: Angst, Aggression und Stressreaktionen nahmen ab.

Der strittigste Bereich der Epigenetik betrifft die Frage, ob Stress, Misshandlung und Missbrauch, die ein Mensch heute erlebt, sich auf künftige Generationen auswirken. Werden männliche Mäuse nach der Geburt von der Mutter getrennt, kann es sein, dass sie unter Angst leiden und Anzeichen von Depression – Lustlosigkeit zum Beispiel – erkennen lassen, die dann an die nachfolgenden Generationen vererbt werden. Tatsächlich sind nach der Trennung von der Mutter die negativen epigenetischen Auswirkungen im Mäusesperma auffindbar, das später als Vehikel für die Vererbung an die Nachkommen dient. Ähnliche Studien haben gezeigt, dass eine ganze Reihe von Auswirkungen, angefangen mit schlechter Ernährung über Stress bis hin zum Kontakt mit Giften (etwa mit Pestiziden, die im Gehirn und im Sperma von Mäusen zu epigenetischen Modifikationen führen), an die folgende Generation vererbt werden können.

Ein sinniges Beispiel dafür, wie wir möglicherweise unsere Genaktivität beeinflussen können, stammt aus einer Studie, die einer Science-Fiction-Story entlehnt sein könnte. Ein schweizerisch-französisches Team fühlte sich durch ein innovatives neues Spiel namens Mindflex inspiriert. Zu dem Spiel gehört ein Headset, das an der Stirn und an den Ohrläppchen empfangene Hirnwellen aufzeichnet. Indem der Spieler sich auf einen leichten Schaumstoffball konzentriert, kann er diesen auf einer Luftsäule auf- und abbewegen. Das Spiel besteht darin, den Ball allein mittels der Gedanken über eine Hindernisstrecke zu manövrieren.

Die Forscher fragten sich, ob sich wohl mit dem gleichen Ansatz eine Veränderung der Genaktivität bewirken ließe. Sie entwickelten einen Elektroenzephalografie-Helm (EEG-Helm), der die Hirnwellen analysieren und sie per Bluetooth drahtlos übertragen kann. Wie die Zeitschrift *Engineering & Technology (E & T)* im November 2014 berichtete, wurden die Hirnwellen anschließend in einem Gerät, das ein Implantat in einer Zellkultur mit Strom versorgte, in ein elektromagnetisches Feld umgewandelt. Das Implantat war mit einer Infrarotlicht ausstrahlenden LED-Leuchte ausgestattet. Das Licht setzte dann in den Zellen die Produktion eines bestimmten erwünschten Proteins in Gang. Einer der leitenden Forscher sagte dazu: »Gene auf diese Art und Weise zu steuern, ist etwas völlig Neues und ganz leicht durchführbar.«

Infrarotlicht haben die Forscher deshalb verwendet, weil es die Zellen nicht schädigt und zugleich tief ins Gewebe eindringt. Als die Übertragung der Gehirnwellen aus der Distanz bei Gewebsproben funktionierte, machte das Team mit Mäusen weiter und hatte auch hier Erfolg. Später wurden verschiedene menschliche Versuchspersonen gebeten, den EEG-Helm zu tragen und allein unter Einsatz ihrer Gedanken die Proteinproduktion bei den Mäusen zu steuern. Die erste von insgesamt drei Versuchsgruppen sollte, um sich geistig besser sammeln zu können, auf einem Computer Minecraft spielten. In dem *E & T*-Artikel heißt es dazu: »Diese Gruppe erzielte, wenn man die Konzentration des

Proteins im Blutstrom der Mäuse zugrunde legt, nur mäßige Resultate. In einem Zustand von Meditation oder totaler Entspannung bewirkte die zweite Gruppe eine viel höhere Expressionsrate des Proteins. Die dritte Gruppe konnte, indem sie sich der Biofeedback-Methode bediente, die LED-Leuchte, die man einem Versuchstier eingepflanzt hatte, bewusst an- und ausschalten.«

Abgesehen von seinen erstaunlichen Konsequenzen mit Blick auf die Möglichkeit, Genaktivitäten unmittelbar durch Gedanken zu beeinflussen, könnte dieser Ansatz eines Tages Anwendung finden, um Epilepsiepatienten mittels eines Gehirnimplantats augenblicklich – gleich in dem Moment, wenn ein Anfall einsetzt – mit den entsprechenden medizinischen Wirkstoffen zu versorgen oder bei ihnen bestimmte Gene an- oder abzuschalten. Unmittelbar vor einem Anfall entwickelt das epileptische Gehirn eine bestimmte Art von elektrischer Aktivität, die dazu genutzt werden könnte, ein durch Licht aktiviertes genetisches Implantat zur Produktion einer Substanz zu veranlassen, die den Krämpfen entgegenwirkt. Ähnlich könnte man vorgehen, um chronischen Schmerz zu behandeln, indem man das Gehirn schmerzstillende Mittel produzieren lässt, sobald sich die ersten Anzeichen von Schmerz zeigen.

Alles in allem ist unser Genom eine außerordentlich flexible Anordnung von DNS und Proteinen, die in puncto Struktur und Genaktivität unentwegt umgestaltet wird – und zu einem Großteil erfolgt diese Umgestaltung in Reaktion darauf, wie wir unser Leben führen. Das Matrjoschka-Problem kann so freilich noch längst nicht vom Tisch gefegt werden. Inzwischen ist es nicht mehr von der Hand zu weisen, dass chemisch angeregte Schalter der Ausgangspunkt für die Veränderung der Genaktivität sind. Das steht völlig außer Frage. Ein Schalter in der Genaktivität in Reaktion auf den persönlichen Lebensstil kann durch eine kleine Methylgruppe zustande kommen, die sich an ein Gen anlagert und eine verräterische Markierung hinterlässt. Ohne solch eine chemische Modifikation des Gens würde eine Stammzelle sich wohl nicht zu einer speziellen Gehirnzelle entwickeln statt zu einer Leber- oder Herzzelle. Ja vielleicht wird sie sich noch nicht einmal zu irgendwas entwickeln, sondern sich einfach immer weiter teilen, wie es der Fall ist, wenn sich eine Krebsgeschwulst bildet.

Methylmarkierungen sind nicht bloß chemische Modifikationen zur Anschaltung von Genaktivität – zugleich sind sie wie Noten, die für die Symphonie aus komplexeren Geninteraktionen stehen. Indem wir die Markierungen als Gruppe lesen, können wir ein Gefühl dafür entwickeln, welche Aktivitätsnetzwerke zu dem Leben, das wir (und vielleicht unsere Eltern und Großeltern) geführt haben, in Entsprechung stehen. Vielleicht ist es möglich, dem Epigenom unmittelbar zu entnehmen, welche Erfahrungen jeweils damit verbunden waren, zum Beispiel wenn man eine Hungersnot überlebt hat. Die Markierungen wie die Partitur einer Symphonie zu betrachten macht Sinn, denn erst durch eine Vielzahl von Noten kann man Musik tatsächlich erfassen. Wer sich *einen* Takt einer Symphonie anschaut, bekommt allenfalls einen Schnappschuss zu sehen. Ebenso wenig erfährt man die ganze genetische Geschichte, wenn man die kleinste Matrjoschka ausfindig zu machen versucht.

In der Genetik entziffert man die Markierungen chemisch. Der Schritt, die Verbindung dazu herzustellen, was sie im Sinn einer Erfahrung bedeuten, stellt einen allerdings vor große Herausforderungen. Erstens können wir genetische Veränderungen nicht in Echtzeit beobachten. Zweitens können wir, von einigen wenigen Fällen abgesehen, Erfahrung A nicht mit nennenswerter Genauigkeit zur genetischen Veränderung B in Verbindung setzen. Beispielsweise sollte es doch möglich sein, epigenetische Veränderungen ausfindig zu machen, die mit dem Zigarettenrauchen verbunden sind. Doch selbst da erleiden nicht alle Menschen die gleichen Schäden. Wir wissen zwar, wie chemische Markierungen auf gewissen Genen zustande kommen können, hingegen können wir nicht sagen, wie eine bestimmte Art von Lebenserfahrung, zum Beispiel eine lang andauernde Hungersnot, ganz genau in welchem Bereich des Genoms auf speziellen Genen spezifische Markierungen hinterlässt.

Die größte Herausforderung bleibt gegenwärtig die fehlende Verbindung zwischen den Markierungen und ihrer Bedeutung. Erblickt ein Violinist die Markierungen für das Anfangsmotiv von Beethovens fünfter Symphonie – die Noten für das allseits bekannte *ta-ta-ta-DAM* –, dann tritt er in Aktion und bewegt seinen Arm über die Violinensaiten auf und nieder. Wie sich sein Arm bewegt, kann man sehen, doch hinter dieser Aktivität verbergen sich viele unsichtbare Elemente. Der Violinist weiß, wofür die Noten stehen, da er das Notenlesen gelernt hat. Sie sind nicht einfach nur wahllos auf ein Blatt Papier gesetzte Schwarz-und-weiß-Markierungen. Sein Geist verwandelt die Noten in Handlungsabläufe, hochgradig zwischen Gehirn, Auge, Arm und Fingern koordiniert. Schlussendlich aber, und das wird kaum je erwähnt, weil es so offenkundig ist, war ein Mensch, Ludwig von Beethoven, inspiriert genug, die Symphonie zu schreiben. Er erfand das aus vier Noten bestehende Motiv, das man heute in aller Welt kennt. Hunderte Takte Musik basieren auf dieser einfachen Gruppe von Noten.

Doch selbst wenn man das weiß – wie verleiht die chemische Choreografie aus Millionen Genen und ihren chemisch gesteuerten An-/Aus-Schaltern einem Gehirn die Fähigkeit zu denken? Niemand vermag es zu sagen. Wie hat sich das Gehirn, auf eine Programmierung durch neu entstandene Mutationen reagierend, über unermesslich lange Zeiträume hinweg entwickelt? Darwinistische Genetiker würden erklären, all diese Mutationen seien wahllos erfolgt. Aber wie könnte das schon die ganze Geschichte sein, wenn man bedenkt, dass epigenetische Modifikationen in Reaktion auf die Art unserer Lebensführung von erheblicher Bedeutung dafür sind, an welcher Stelle im Genom neue Mutationen auftreten? In solchen Fällen müsste selbst Darwin einräumen, dass nicht alle Mutationen wahllos zustande kommen.

Selbstverständlich konnte Darwin zu seiner Zeit keine Vorstellung von der Epigenetik haben. Was aber wäre, wenn er sie doch gehabt hätte? Dann hätte Darwin uns wahrscheinlich erklärt, unsere gesamte Evolution beinhalte das Wechselspiel zwischen epigenetischen Markierungen und neuen Genmutationen. Darwin hat seine Zeitgenossen dadurch schockiert, dass er Gott, oder eine wie auch immer beschaffene bewusste Schöpfungsinstanz, aus seinen Erklärungen zur Entstehung des modernen Menschen ausklammerte. Beim Studium der Genetik davon auszugehen, dass es hinter den Kulissen irgendeine Art von höherer Intelligenz gibt, hilft uns gewiss nicht zu verstehen, wie wir uns entwickelt haben. Allerdings können wir nun das Vorhandensein eines evolutionsimmanenten Organisationsprinzips in Betracht ziehen, das über die starre Vorstellung von wahllosen Mutationen und dem Überleben des Stärkeren hinausgeht. Bei der Erstellung eines neuen Evolutionsmodells wären Methylmarkierungen auf Tausenden von Genen und ihre Histon-Partner, die mit dem Genom Hand in Hand zusammenwirken, hilfreich, wenn es darum geht zu bestimmen, wo neue Mutationen auftreten werden (auch durch eine Beeinflussung der dreidimensionalen DNS-Struktur). Dann kann Darwins natürliche Auslese ins Spiel kommen, um zu entscheiden, welche neuen Mutationen Bestand haben. In diesem faszinierenden, wenn auch spekulativen Szenario lassen wir uns nicht einfach nur vom Wind treiben, während wir auf wahllos auftretende Mutationen warten. Vielmehr nehmen wir direkten Einfluss auf die künftige Evolution unseres Genoms, je nachdem, welche Entscheidungen wir treffen.

EIN NEUER AKTEUR, DER RICHTIG DAMPF MACHT: DAS MIKROBIOM

Die Genetik steckt mitten in einer Phase der explosionsartigen Wissensvermehrung. Mit jedem Tag wird die Datenflut, die sich über uns ergießt, größer, sie wächst nicht um Gigabytes, sondern um Terabytes (das Tausendfache eines Gigabytes) an digitaler Information. Solch einen Datenberg komplett zu erfassen fällt schwer, erst recht, ihn zu analysieren. Und ein weiterer Himalaja-Gebirgszug an Daten wurde von einer Seite beigesteuert, von der dies kaum jemand erwartet hätte: den Mikroben. Aus Sicht der Schulmedizin sind Mikroben vor allem Eindringlinge, Bakterien und Viren, die Krankheiten verursachen, wenn sie die Immunabwehr des Körpers durchbrechen. Sozusagen ganz am Rand gab es dann auch noch den Hinweis auf freundliche Mikroben – diejenigen, die im Verdauungstrakt leben und uns helfen, die verzehrte Nahrung aufzuschließen und zu verwerten.

Ein auf Magen und Darm spezialisierter Arzt ist bestens damit vertraut, was im Darm alles schiefgehen kann, wohingegen sich die meisten Menschen der Mikroben, die Seite an Seite mit unseren eigenen Zellen zusammenleben, kaum bewusst sind. Antibiotika, deren Aufgabe darin besteht, krankheitserregende Keime abzutöten, greifen zugleich die freundliche Darmflora an. Kurz nachdem die Einnahme der Antibiotika beendet ist, regeneriert sich diese freundliche Flora normalerweise wieder. Allenfalls bemerkt man noch einen leichten Durchfall. Wenn Reisende unter solchen Darmproblemen leiden wie dem »Delhi-Bauch« in Indien oder »Montezumas Rache« in Mexiko, liegt der Grund dafür in einer veränderten Darmflora. In den verschiedenen Weltgegenden existieren unterschiedliche Verdauungsmikroben. Solange Sie keine Schmerzen haben, nicht unter Unwohlsein, Völlegefühl, Durchfall oder Verstopfung leiden, werden Sie Ihrer Verdauung vermutlich keine große Aufmerksamkeit schenken, schon gar nicht auf der Ebene der Mikroben.

In den letzten paar Jahren hat jedoch die gesamte Mikrobenpopulation, die wir in uns beherbergen, enorme Bedeutung erlangt, aus heiterem Himmel geradezu. Den Grund dafür haben wir beiläufig bereits anklingen lassen, als wir davon sprachen, dass der Körper über einhundert Milliarden Fremdzellen beziehungsweise mikrobische Zellen verfügt. Wie bereits erwähnt, bedeutet dies, dass 90 Prozent unserer Körperzellen Mikroben sind, so auch der weit überwiegende Teil seines Erbmaterials. Ihr Körper enthält circa 23 000 menschliche Gene – im Unterschied zu über einer Million bakterieller Gene. Mit anderen Worten: Wir sind eine Ansammlung von Bakterienkulturen, an denen sich ein paar menschliche Zellen festhalten! Diese Einsicht begann sich durchzusetzen, als es möglich wurde, komplette Genome zu kartieren, darunter auch die Genome Hunderter und Tausender mikrobieller Spezies, die den menschlichen Körper bewohnen können, vor allem den Darm, aber auch die Haut, den Mund und andere Stellen.

Um die eigenen Gene verstehen zu können, müssen wir zunächst einmal begreifen, welche Konsequenzen genetisch gesehen mit dem *Mikrobiom* verbunden sind. Dieser Begriff bezeichnet die Gesamtökologie aller Mikroorganismen, deren Anzahl zehnmal so hoch ist wie die unserer Zellen (als Synonym findet der Begriff *Mikrobiota* ebenfalls

Verwendung). Diese Mikroben haben nicht eben mal kurz auf einen Besuch hereingeschaut, als höhere Lebensformen auf der Bildfläche erschienen sind. Die symbiotische Beziehung zwischen den Zellen unseres Körpers und Billionen von Mikroben erstreckt sich über gewaltige Zeiträume, beginnend mit dem Auftauchen der Mikroben vor 3,5 Milliarden Jahren. Die Entstehung unserer hominiden Vorfahren vor rund 2,5 Millionen Jahren entspricht einem Wimpernschlag auf dem langen evolutionären Marsch der Bakterien, die Gene erschaffen und sie sogar austauschen können. Auf dem Weg von damals bis heute hat unsere Interaktion mit diesen Bakterien die Evolution jedes einzelnen Organs beeinflusst, einschließlich derjenigen des Gehirns. Wie viele Mikrobenspezies in unserem Körper eigentlich vertreten sind, hat noch niemand ermittelt. Die generellen Schätzungen belaufen sich auf über eintausend – auf jeden Fall eine verblüffend große Zahl. Die Bedeutung des Mikrobioms lässt sich den Bezeichnungen entnehmen, die man ihm gegeben hat: »das zweite menschliche Genom«, »ein neu entdecktes Organ«, »ein bakterieller Regenwald in uns«. Massenhaft werden im Darm Zellen abgestoßen: circa einhundert bis dreihundert Millionen *pro Stunde* werden vom Dickdarm abgestoßen, nur ein kleiner Bruchteil der eins bis drei Milliarden, die vom Dünndarm abgestoßen werden. Mikroben lassen sich in dem Biofilm nieder, der die Darmwand überzieht, gehen dort jedoch auch in großem Umfang verloren – nach Gewicht machen die Bakterien in einer Stuhlprobe ungefähr 40 Prozent aus.

Eingeführt wurde der Begriff *Mikrobiom* von Joshua Lederberg, einem mit dem Nobelpreis geehrten Molekularbiologen und früheren Kollegen von Rudy. Aber eine erste Beschreibung der mit dem Begriff verknüpften Vorstellung lieferte im 19. Jahrhundert der amerikanische Armeechirurg William Beaumont (1785–1853), ein Pionier der Verdauungsphysiologie: Wut erschwere die Verdauung, erklärte er zum Beispiel. Inzwischen haben wir herausgefunden, dass das Großaufgebot an Darmbakterien unmittelbaren Einfluss auf die Entwicklung des Gehirns und des Zentralnervensystems hat, vom Mutterleib bis zum Tod. Außerdem nimmt das Mikrobiom Tag für Tag eine Anpassung Ihres Immunsystems vor.

Wenn das natürliche Gleichgewicht des Mikrobioms gestört wird und in Schieflage gerät, sprich man von *Dysbiose*. Doch erst neuerdings entdecken wir, dass Dysbiose keineswegs ein bloßes Verdauungsproblem ist, sondern durch die Schäden, die sie verursacht, der ganze Körper in Mitleidenschaft gezogen wird. Die Palette der Gesundheitsprobleme, die mit ihr einhergehen, wird immer größer: Man hat Verbindungen gefunden zu Asthma, zu Ekzemen, zu Morbus Crohn, multipler Sklerose, Autismus, der Alzheimerkrankheit, zu Gelenkrheumatismus, Hauttuberkulose (Lupus), Fettleibigkeit, Herz-Kreislauf-Erkrankungen, Arteriosklerose, Krebs und Unterernährung. Ansätze für neue Therapien führen in die gleiche Richtung – zum Mikrobiom.

Die Aufregung über das Mikrobiom ist so sehr auf dem Siedepunkt angelangt, dass Sie vielleicht durch die Medien und durch bestimmte Produkte, sogenannte Probiotika (die meiste Werbung wird für »Aktiv-Joghurt« gemacht), die das Wachstum gesunder Mikroben im Verdauungstrakt vorteilhaft beeinflussen, darauf aufmerksam geworden sind. Aus Sicht eines Genetikers hilft das Mikrobiom, das Immunsystem zu erziehen und Erkrankungen vorzubeugen. Über die unermesslich langen Zeiträume der Evolution hinweg hat die mikrobielle DNS nicht einfach nur Seite an Seite mit der in den Lebewesen vorhandenen DNS gelebt, sondern sie hat diese infiltriert und ist heute zu einem integralen Bestandteil der menschlichen DNS geworden. Aus dieser Wechselbeziehung, die sich in unserer Spezies über Jahrmillionen hinweg fortgesetzt hat, ergibt sich eine ganze Welt möglicher Forschungsergebnisse.

Die andere wichtige Geschichte, die Verbindung zwischen dem Mikrobiom und chronischen Erkrankungen, hat wahrscheinlich auf das Leben eines jeden von uns erhebliche Auswirkungen, und das könnte sich unter Umständen ganz schnell zeigen. Eine natürliche Verbindung besteht zu Erkrankungen des Verdauungssystems wie etwa dem Reizdarmsyndrom. Aufgrund der Art und Weise, wie Nahrung verdaut und verstoffwechselt wird, ist Übergewicht ebenfalls eine natürliche Entsprechung. Weit unerwarteter kommt da die potenzielle Verbindung zwischen dem Mikrobiom und vermeintlich weit abgelegenen Gesundheitsproblemen wie den Herzerkrankungen, Typ-1-Diabetes, Krebs und sogar psychischen Erkrankungen wie der Schizophrenie.

Inzwischen weiß man, dass Darmbakterien neuroaktive Verbindungen produzieren, die mit Gehirnzellen interagieren und mittels der Epigenetik sogar unsere Genexpression steuern können. Sobald sich herausgestellt hatte, dass zwischen dem Darm und dem Gehirn eine enge Verbindung besteht, begannen die Barrieren zwischen unseren eigenen Zellen und Fremdzellen hinfällig zu werden. Wenn ein Bakterium in Ihrem Darm tatsächlich Ihre Stimmung beeinflussen oder etwas zu einer psychischen Erkrankung beitragen kann, zeichnet sich am Horizont ein völlig neues Körperverständnis ab. Das werden wir noch erläutern. (Auf Probiotika und weitere Ernährungsempfehlungen werden wir in Teil II, »Lebensstilentscheidungen für ein grundlegendes Wohlbefinden«, detailliert zu sprechen kommen.)

VOM RÄTSEL ZU EINEM MODETREND

Da Hunderte Mikrobenarten Ihren Körper besiedeln, geben uns ihre Genome und die Terabytes der von ihnen erhaltenen Daten ein großes Rätsel auf. Damit wir alldem einen

Sinn abgewinnen können, brauchen wir ein paar allgemeine Kategorien. Professor Rob Knight, Experte für menschliche Mikroben an der University of Colorado, stellt das Mikrobiom mit folgenden Worten vor: »Die drei Pfund an Mikroben, die Sie mit sich herumtragen, sind möglicherweise wichtiger als jedes einzelne Gen, das Sie in Ihrem Genom mit sich herumtragen.« Das Gewicht des Mikrobioms entspricht in etwa dem des Gehirns. Knight vereinfacht das Gewimmel der Mikroorganismuspopulationen, indem er diese dem jeweiligen Primärbereich zuordnet, den sie, über den Körper verteilt, für sich in Anspruch nehmen. Die wichtigsten Bereiche sind der Darm, die Haut, der Mund und die Vagina. Mikrobiell – und genetisch – gleichen sie einer jeweils eigenen Landschaft. In ihrer Ökologie unterscheiden diese Landschaften sich so sehr voneinander wie die Arktis von den Tropen. Der vereinfachten Landkarte liegt Knights Analyse des Mikrobioms von 250 Freiwilligen im Erwachsenenalter zugrunde – und ihr wiederum der gewaltige Datenfundus aus der Genomsequenzierung durch das 173 Millionen Dollar teure Humangenomprojekt, das die US-Regierung finanziert hat.

Eines der größten Rätsel, die das Mikrobiom umgeben, besteht in der Tatsache, dass es von Mensch zu Mensch derart stark variiert. Bei einem TED-Vortrag[6] im Februar 2014, der im Internet über 300 000 Mal aufgerufen wurde, wartet Knight mit einigen ebenso faszinierenden wie spannenden Fakten auf. Manche Menschen versichern, dass sie viel häufiger von Mücken gestochen werden als die meisten Mitmenschen, während andere behaupten, kaum jemals gestochen zu werden. Das hat unter anderem mit den unterschiedlichen Mikroben auf ihrer Haut zu tun und mit der Anziehung, die diese auf Mücken ausüben. Weiterhin sind offenbar Mikroben im Darm mitentscheidend dafür, ob ein frei verkäufliches Schmerzmittel wie Tylenol (das in Deutschland unter der Bezeichnung »Paracetamol« verkauft wird) gegebenenfalls Leberschäden verursacht.

Die Diversität bringt es mit sich, dass eine Beschreibung der Population eines vollkommen gesunden Mikrobioms schwerfällt. Auf der negativen Seite dürfte jedenfalls gelten, dass der Darm heutzutage wahrscheinlich bei vielen Menschen ernsthaft Schaden genommen hat. In einem Referat aus dem Jahr 2014, das große Beachtung fand, haben Erica und Justin Sonnenburg, Mikrobiologen an der Stanford University, verlauten lassen, aufgrund verschiedener Faktoren sei bei uns möglicherweise ein Verlust an Darmmikroben zu verzeichnen. *Ein* Faktor ist die an pflanzlichen Ballaststoffen arme westliche Ernährung. Solche Ballaststoffe sind ein *Präbiotikum,* eine für das Gedeihen von Mikroben unverzichtbare Nahrungsquelle (im Unterschied zu einem *Probiotikum,* das neue Mikroben in den Verdauungstrakt hineinbringt). Der weitverbreitete Antibiotikaeinsatz übt auf ein bestimmtes Spektrum von Bakterien und Viren ebenfalls eine zerstörerische Wirkung aus. Weniger greifbar, aber verdächtig ist unser moderner Lebensstil, da Stresshormone und Emotionen ganz generell Veränderungen im Mikrobiom bewirken können. Wie Ihre Genaktivität ist auch Ihr Mikrobiom derart dynamisch, dass man es sich als Verb vorstellen sollte, nicht als Substantiv.

Der beunruhigendste Hinweis, den uns die Sonnenburgs geben, besagt, dass die moderne westliche Ernährung für die Zunahme chronischer Erkrankungen eine zentrale Rolle spielt, insbesondere was Autoimmunerkrankungen wie die Allergien anbelangt. Das Mikrobiom hilft uns bei der Immunregulation, außerdem produziert es im Verlauf des Verdauungsprozesses chemische Nebenprodukte, die Entzündungen mindern. Immer mehr Belege kommen zusammen, die zwischen Entzündung und diversen Gesundheitsproblemen, unter anderem Herzerkrankungen, Bluthochdruck und verschiedene Formen von Krebs, einen Zusammenhang herstellen. Nimmt die Diversität der Darmökologie ab, dann könnte dies unsere Gesundheit fortlaufend zugrunde richten – ein Risiko, auf das die Sonnenburgs ausdrücklich hinweisen: »Möglicherweise ist die westliche Mikrobiota tatsächlich dysbiotisch [für Bakterien schädlich] und macht die Menschen anfällig für eine Reihe von Erkrankungen.«

Ähnlich wie bei vielen anderen Fragen in Zusammenhang mit dem Mikrobiom ist eine hundertprozentig verlässliche Einschätzung solcher Risiken sehr schwierig. Weltweit gibt es nur einige wenige Humanpopulationen, deren Mikrobiom von schädlichen Einflüssen frei ist. In einem Artikel für *The New Yorker* erwähnt Emily Eakin im Dezember 2014 den Hadza-Stamm in Afrika. Bei den Hadza hat Jeff Leach, ein Anthropologe, der mit den Sonnenburgs zusammenarbeitet, Studien durchgeführt. Dreihundert Hadza, die in Tansania nach wie vor ein Dasein als Jäger und Sammler führen, waren ein Jahr lang Leachs Versuchspersonen. »Wir müssen uns an Orte begeben, an denen die Menschen nicht ohne Weiteres Zugang zu Antibiotika haben, an denen sie immer noch aus denselben Quellen Wasser trinken wie Zebras, Giraffen und Elefanten und an denen sie draußen in der Natur leben«, äußerte Leach sich diesbezüglich gegenüber Eakin. Unter solchen Bedingungen haben sich die Gene des *homo sapiens* entwickelt.

Anhand von Stuhlproben stellte Leach fest, dass »es ganz so aussieht, als hätten die Hadza unter allen bisher untersuchten Populationen eines der artenreichsten Darmökosysteme.« Allerdings hatte eine vorangegangene Hadza-Studie, durchgeführt vom Max Planck Institut für evolutionäre Anthropologie in Leipzig, zutage gefördert, dass die Hadza zwar bestimmte Darmbakterien in sich beherbergten, die man zuvor noch nie zu Gesicht bekommen hatte, ihnen zugleich jedoch andere fehlten, die man im westlichen Mikrobiom mit guter Gesundheit in Zusammenhang bringt. Leach war freilich von der genetischen Überlegenheit des Hadza-Darms überzeugt genug, um eine Probe von ihrem Mikrobiom in seinen Verdauungstrakt zu implantieren.

Das führte zu einem Modetrend, der wie ein Lauffeuer um sich griff – ungeachtet der Tatsache, dass beim Mikrobiom immer noch vieles in der Schwebe ist. Leach hat die Hadza-Mikroben wie folgt transplantiert: Um ihre Fäkalien in seinen Dickdarm zu injizieren, verwendete er eine Bratenspritze. So geschmacklos, ja widerwärtig sich dies auch anhören mag, es gibt YouTube-Videos mit einer Anleitung, wie Sie das bei sich selbst bewerkstelligen können. Grundlage für diese Do-it-yourself-Prozedur ist eine schlichte Logik: Das Mikrobiom eines erwachsenen Westlers mag zwar beeinträchtigt sein, für ein neugeborenes Baby oder für ein gesundes kleines Kind gilt das jedoch keineswegs. Warum sollte man also nicht das eine gegen das andere austauschen?

Die dem US-Gesundheitsministerium unterstellte Food and Drug Administration (FDA) schaltete sich ein, um fäkale Mikrobiota-Transplantationen (FMT) durch Ärzte so lange zu untersagen, bis offizielle Tests nach denselben Standards, wie sie bei der Markteinführung eines neuen Medikaments üblich sind, durchgeführt wurden. Aber die Begeisterung für die FMTs ist derart groß, dass die Vorgehensweise im Untergrund gelandet ist. Außerdem bestehen in anderen Ländern, was ihre ärztliche Anwendung angeht, keine Verbote. Die FDA-Entscheidung hatte zur Folge, dass US-Forschungsprojekte in kleinem Rahmen, die nicht über eine Finanzierung zur Realisierung entsprechender Testreihen (die sich üblicherweise über einen Zeitraum von sieben bis zehn Jahren erstrecken) verfügen, unverzüglich beendet wurden. Doch angesichts von Tausenden Menschen, berichtet Eakin, die durch Bluttransfusionen an AIDS erkrankt waren, bevor man wusste, dass das HI-Virus unter anderem durch Blut übertragen werden kann, blieb der FDA hier kein Spielraum. Krankheitsorganismen wie jenes Virus, das Hepatitis A verursacht, sind im Darm angesiedelt. (Im Fall von Hepatitis A muss jemand, der gegen die Erkrankung nicht immun ist, infizierte Fäkalien in den Mund bekommen, was gewöhnlich geschieht, wenn Lebensmittel unter unhygienischen Bedingungen bearbeitet werden.) Angesichts dieser und eventueller weiterer bislang unbekannter Risiken scheint die FDA-Entscheidung eine durchaus angemessene Vorsichtsmaßnahme zu sein.

Eine FMT durchzuführen ist so, als nähme man das gesamte Mikrobiom des Spenders in sich auf, ohne zu wissen, was es eigentlich enthält. Niemand sollte ein derartiges Risiko eingehen. Der Trend, FMTs quasi heimlich vorzunehmen, beruht indessen auf dem enormen Potenzial des Mikrobioms, so viele chronische Erkrankungen rückgängig zu machen. Ein bemerkenswertes Beispiel dafür ist Morbus Crohn, eine entzündliche Darmerkrankung, die einen Menschen total auszehren kann. Zu den Symptomen gehören unter anderem chronischer Durchfall, der zu schweren Gewichtsverlusten führen kann, Unterleibsschmerzen und Fieber. Morbus-Crohn-Opfer führen tendenziell ein erbärmliches Leben als Geisel ihrer Krankheit. Da die Ursache letztlich eine Entzündung ist, deren Ursprung sich bislang nicht erklären lässt, können zugleich auch Entzündungen außerhalb des Verdauungstrakts auftreten, zum Beispiel Hautausschlag, rote und geschwollene Augen, ja sogar Diabetes.

Medikamente helfen bei Morbus Crohn oft nicht weiter. Und in schweren Fällen werden die besonders geschädigten Darmabschnitte chirurgisch entfernt. Wenn wir aber in die 1950er-Jahre zurückgehen, waren einzelne Ärzte, die als Abtrünnige – oder Schlimmeres – betrachtet wurden, der Überzeugung, eine Behandlung von

Morbus-Crohn-Patienten mit Fäkalien von gesunden Spendern (unter hygienischen Bedingungen verabreicht, etwa als Pille oder über den Mastdarm) erziele tatsächliche Heilungserfolge; häufig in bemerkenswert kurzer Zeit, soll heißen, innerhalb von Wochen oder Monaten. Morbus Crohn durch FMT zu behandeln, könnte sich nunmehr etablieren. Sogar die FDA hat bei ihrer Entscheidung gegen die Prozedur diesbezüglich eine Ausnahme gemacht.

Noch erstaunlicher: Bei einem anderen Gesundheitsproblem bringt FMT offenbar, selbst wenn der Patient schon dem Tod nahe ist, innerhalb von Stunden Heilung; und zwar bei einer bakteriellen Infektion durch *Clostridium difficile,* zu der es in Zusammenhang mit hohen Antibiotikadosierungen kommen kann. Bis zu einer halben Million Menschen leiden gegenwärtig an der Infektion. Und in schweren Fällen sterben jährlich über zehntausend. *C. difficile* ist resistent gegen Antibiotika. Üblicherweise findet man den Keim, wenn einem Krankenhauspatienten eine Reihe starker Antibiotika verabreicht wurde und diese Medikamente zu einer starken Erschöpfung des Mikrobioms geführt haben. Dann sind die Voraussetzungen für *C. difficile* gegeben. Die Infektion ruft ähnliche Symptome hervor wie Morbus Crohn, einschließlich schweren Durchfalls.

Ironischerweise besteht die Behandlung für *C. difficile* üblicherweise in der Gabe von Vancomycin, einem Antibiotikum. Vancomycin kann allerdings völlig wirkungslos bleiben, falls sich ein neuer, gegen Vancomycin resistenter Bakterienstamm entwickelt hat. In der medizinischen Fachliteratur findet man freilich hier und da Berichte über eine bemerkenswerte, praktisch auf der Stelle eintretende Genesung durch Anwendung von FMT. Innerhalb von Stunden bezwingen und verdrängen die neu eingebrachten Mikroben den Erreger *C. difficile,* was dazu führt, dass sämtliche

Symptome abklingen. Auch für diesen Fall hat die FDA eine Ausnahmeregelung vorgesehen. Wenn eine FMT zwei Erkrankungen mit den gleichen Symptomen – einer hochgradig zerstörerischen Entzündung – heilen kann und wenn Entzündung in der einen oder anderen Form möglicherweise bei chronischen Erkrankungen unterschiedlichster Art der Übeltäter ist, warum sollte man dann also nicht die Gelegenheit nutzen, seine eigene FMT durchzuführen, indem man den gesündesten Stuhl verwendet, den zu spenden man jemanden überzeugen kann? Diese Logik hat dazu geführt, dass die zu Hause vorgenommene FMT derart um sich greifen konnte. Niemand hat den Beweis erbracht, dass es solide Wissenschaft oder effektive Medizin ist, zu einem solchen Schritt zu greifen. Und wir billigen das ganz gewiss nicht. (Da gibt es andere, sicherere Möglichkeiten zur Optimierung des Mikrobioms, wie Sie noch sehen werden.) Forschungsergebnisse bei Tierversuchen deuten allerdings darauf hin, dass uns unter Umständen eine echte Revolution bevorsteht. 2006 hat ein Team von der Washington University in St. Louis offenbar einen engen Zusammenhang zwischen dem Mikrobiom und Fettleibigkeit nachgewiesen. Für ihre Studie verwendeten die Wissenschaftler Mäuse, deren Erbgut zur Fettleibigkeit hin verändert worden war, und übertrugen einen Teil ihres Mikrobioms auf normale Mäuse. Diese Mäuse wurden dann ebenfalls übergewichtig, womit zum ersten Mal ein Gesundheitsproblem über das Mikrobiom übertragen worden war, jedenfalls bei Tieren. Das wirklich Erstaunliche daran aber ist, dass die Mäuse, die nach Empfang der Mikroben dick wurden, die gleiche Nahrung erhielten wie Mäuse ohne das Transplantat, die unbehandelten Mäuse jedoch keineswegs dick wurden.

Wie kam es, dass bei derselben Kalorienzufuhr die einen Mäuse dick wurden, die anderen hingegen nicht? Man nimmt an, dass die eingeführten Mikroben der Nahrung im Verlauf des Verdauungsprozesses die Nährstoffe wirksamer entziehen konnten. Das widerspricht der lange gehegten Überzeugung: »zugeführte Kalorien gleich körperlich verwertete Kalorien«. Enthält eine Mahlzeit tausend Kalorien, dann wird daraus, mit anderen Worten, jeder Körper, eine vollständige, gesunde Verdauung vorausgesetzt, tausend Kalorien Energie beziehen. Doch jede/r von uns kennt Menschen, die sagen: »Ich brauche ein Stück Schokoladentorte nur anzuschauen, schon lege ich ein Pfund zu.« Wer so etwas sagt, behauptet die neue Studie provokativ, hat recht. Bei der Nährstoffextraktion funktionieren manche Mikrobiome möglicherweise besser als andere, sodass übergewichtige Menschen aus der Nahrung zu viele Nährstoffe beziehen, dünne Menschen zu wenige.

Amsterdamer Forscher wollten sehen, ob es ausreicht, per Fäkaltransplantation die Mikroben von schlanken auf dicke Menschen zu übertragen, damit Letztere an Gewicht verlieren. Dieser Fall ist bis jetzt nicht eingetreten. Die Versuchspersonen zeigten zwar eine erhöhte Insulinsensitivität (entscheidend dafür, ob Kalorien angemessen verstoffwechselt und nicht als Fett abgelagert werden), verloren jedoch nicht an Gewicht. Und nach einem Jahr war der Nutzeffekt dahin. Möglicherweise müssen weitere Behandlungen durchgeführt oder spezielle Mikroben aus »schlanken« Mikrobiomen isoliert werden. Die ganze genetische Geschichte ist noch längst nicht erzählt worden, und sie könnte sich als erheblich komplizierter erweisen.

EINSTIEG IN EINE NEUE ÖKOLOGIE

Wie Sie sehen können, sind Adjektive wie *fremd, nicht hierhergehörig* und *invasiv* auf die Mikroben, die über Jahrmillionen hinweg gelernt haben, mit dem menschlichen Körper zu kooperieren, nicht anwendbar. Es gibt Hinweise, dass womöglich die normale Entwicklung eines Babys von ihnen abhängt. Kommen wir auf Professor Rob Knights vereinfachte Landkarte zurück. Bevor ein Baby geboren wird, hat sein Körper keine Mikroben; der Magen-Darm-Trakt ist in der Tat steril. Bei der Passage durch den Vaginalkanal wird das Baby mit einer hauchdünnen Schicht aus dem mütterlichen Mikrobiom dieses Bereichs überzogen. Und die Geburt ist lediglich der erste Schritt. Ab jetzt kommt das Baby mit weiteren Mikroben in Kontakt, die es aus allen Richtungen aufnimmt: über die Mutterbrust, das Essen, Wasser, die Luft, Haustiere und andere Menschen. Innerhalb weniger Stunden nach der Geburt setzt die Besiedlung des Magen-Darm-Trakts ein. Werden Tiere in einem hygienisch entsprechend präparierten mikrobenfreien Umfeld aufgezogen, entwickeln sie eine Reihe von Anomalien, von einer Immunschwäche und einem geschrumpften Herzen bis hin zu Fehlschaltungen in den Gehirnzellen, von den zu erwartenden Verdauungsproblemen mal ganz abgesehen.

An einem bestimmten Zeitpunkt in der Kindheit hört das Mikrobiom auf, sich unablässig weiter zu verändern. Es stabilisiert sich, wenn auch nicht bei jedem Menschen auf dieselbe Art und Weise. Auf Knights Landkarte vollzieht sich der Fortschritt des frühen Mikrobioms von der Haut-Vagina-Region bei der Geburt hin zur Darm-Fäkal-Region. Diese Reihenfolge gilt für jede/n von uns, da ein Darm, der Nahrung verdauen kann, etwas Universelles ist. Aber es gibt Belege für die Aussage: Je mehr ein Kind mit Mikroben in Berührung kommt, umso besser – auch wenn das irgendwie paradox klingt. In Entwicklungsländern aufgewachsene Kinder weisen in ihrem Mikrobiom eine weit größere Diversität auf, was es nur umso wahrscheinlicher macht, dass wir in den westlichen Industrienationen »zu sauber« leben. Solche Kinder leiden allerdings auch unter mehr Kinderkrankheiten, ebenso wie Kinder, die man in die Tagesbetreuung gibt, offenbar für Allergien weniger anfällig, zugleich aber dem Risiko ausgesetzt sind, sich häufiger Erkältungen, Ohrenschmerzen, Schnupfen und andere Infektionskrankheiten einzuhandeln.

Das größte Problem in der Epigenetik ist, wie wir gesehen haben, dass zwischen Ursache und Wirkung keine linearen Zusammenhänge bestehen. A führt nicht zu B, wenn eine Wolke von Ursachen von allen möglichen Seiten auf das Geist-Körper-System einwirkt. Unser großes Problem in Bezug auf das Mikrobiom ist die Schnelligkeit, mit der es sich verändert. Gene sind weit weniger veränderlich, selbst wenn man das Epigenom mit in Betracht zieht, als die Mikroben, die uns besiedeln. Stellen Sie sich bitte einen Küstenstreifen am Meer vor: Die Wellen branden gegen das Ufer und halten den Sand permanent in Bewegung. Gezeiten und Wetter sind ausschlaggebend dafür, wie viel Sand vom Ufer fortgeholt oder dort angelandet wird. Wären nun die Sandkörner lebende Mikroben, dann würden die Gezeiten und das Wetter des Darms die Mikroben andauernd umherbewegen, manche von ihnen hinausschwemmen und zulassen, dass andere hereinkommen.

Hier das Wort *Ökologie* zu verwenden mag nach einer Metapher klingen – allerdings beginnt die Medizin gerade erst zu verstehen, dass der Verdauungstrakt mit einer Gesamtlänge von ungefähr 7,6 Metern und einer Oberfläche, die sich mit den Abmessungen eines Tennisplatzes vergleichen lässt, ebenso komplex und dynamisch ist wie die globale Ökologie. Das Mikrobiom beinhaltet um ein Vielfaches mehr Gene als der Körper selbst: Schätzungen zufolge circa vierzig- bis einhundertfünfzigmal so viele. Lassen Sie uns als Beispiel für die Überraschungen, die bei der Erforschung dieser Ökologie hier noch auf die Wissenschaftler warten, ein Gesundheitsproblem betrachten, das inzwischen in engem Zusammenhang mit den Mikroben gesehen wird: die Fettleibigkeit.

Das veraltete Modell »zugeführte Kalorien gleich körperlich verwertete Kalorien« macht den Menschen mit seinen Essgewohnheiten für das Übergewicht verantwortlich. Wer zu viel isst, aus welchen Gründen auch immer, bei dem speichert der Körper die überschüssigen Kalorien als Fett. Studien zeigen in der Tat, dass Menschen, die im Übermaß essen, tendenziell unterschätzen, wie viele Kalorien sie zu sich nehmen. Wäre übermäßiges Essen allerdings die alleinige Ursache von Fettleibigkeit, dann ließe sich nicht erklären, warum es nur zwei Prozent derjenigen, die eine Diät machen, tatsächlich schaffen, wenigstens fünf Pfund abzunehmen und dieses Gewicht dann auch zwei Jahre lang zu halten. Was setzt sie derart unter Zugzwang? Bewirken vielleicht die eingefahrenen schlechten Gewohnheiten, dass sich die alten Essmuster in das Leben von jemandem, der Diät hält, wieder einschleichen? Gewichtszunahme hat man indes schon mit ganz unterschiedlichen Einflüssen in Zusammenhang gebracht. Die folgende Liste soll Sie weder beunruhigen noch deprimieren, sondern Ihnen nur veranschaulichen, wie komplex der natürliche Essvorgang geworden ist.

Warum Menschen zunehmen

Sie essen zu viel.
Sie stammen aus einer Familie, in der zu viel gegessen wird und in der dies unter Umständen auch erblich bedingt ist.
Ihre Freunde essen zu viel.
Ihre Nahrung enthält zu viel Kristallzucker, einfache Kohlenhydrate und Fett.
Sie nehmen zu wenig frische Früchte und Gemüse und andere Quellen für lösliche Ballaststoffe zu sich.
Sie essen industriell verarbeitete Nahrung, minderwertige

Nahrung (Junk Food), Fast Food, also Produkte, die Lebensmittelzusätze und künstliche Inhaltsstoffe, ferner unverhältnismäßig viel Salz und Zucker enthalten.
Sie entwickeln eine Reihe schlechter Essgewohnheiten: gucken Fernsehen beim Essen, essen zu schnell, nehmen zwischen den Mahlzeiten den einen oder anderen Snack zu sich und so weiter.
Ihr Leben steht unter starker Stressbelastung.
Sie durchlaufen gerade eine persönliche Krise, beispielsweise in Form einer Kündigung oder einer Ehescheidung.
Zwischen den beiden Hormonen (Leptin und Ghrelin), die dafür zuständig sind, jemandem ein Gefühl von Hunger oder von Sättigung zu vermitteln, besteht ein Ungleichgewicht.
Ihr Gehirn weist eine Entzündung oder Schädigung des Hypothalamus auf, der zentralen Stelle für die Appetitregulation.
In ihrem Körper gibt es Anzeichen für eine chronische Entzündung.
Von dem Versuch, Gewicht abzubauen, haben sie sich verabschiedet, nachdem sie jahrelang Diäten mit Jo-Jo-Effekt gemacht haben.
Unlängst haben sie zu rauchen aufgehört und essen nun zu viel, um dies zu kompensieren.

Wenn hier derart viele Faktoren am Werk sind, gewöhnlich im Zusammenspiel, wird einem völlig klar, warum Fettleibigkeit schwer behandelbar bleibt. *Eine* Gesundheitsstörung fällt in den Bereich der Ernährungslehre, der Endokrinologie, der Genetik, der Magen-Darm-Erkrankungen (Gastroenterologie), der Psychiatrie und der Soziologie – in die Zuständigkeit unterschiedlicher Fachgebiete, von denen jedes eine eigene Sicht der Dinge hat. Die Ursachenwolke spielt hier eine enorm große Rolle. Nichtsdestoweniger lässt sich unter all diesen komplexen Einflüssen ein roter Faden finden: das Mikrobiom, das vor allem die Nahrung verdaut, zugleich aber auch einen bedeutenden Einfluss auf die Hormone, die Immunität, die Stressreaktionen und auf chronische Entzündungen ausübt. Kein anderer Faktor umfasst so viele Körperfunktionen.

Die Indizienkette führt von der Nahrung über den Darm zum gesamten Körper. Dr. Paresh Dandona, ein Diabetes-Spezialist an der Buffalo's School of Medicine der State University of New York, ist dieser Fährte gefolgt. Ein wesentlicher Hinweis fiel Dandona quasi in den Schoß, als er aus reiner Neugier begann, die Nahrung bei McDonald's zu untersuchen. Neun normalgewichtige Freiwillige haben eine typische McDonald's-Frühstücksverpflegung zu sich genommen: ein Eiersandwich mit Käse und Schinken, ein Wurst-Muffin-Sandwich und zwei Kartoffelpuffer. Das macht insgesamt 910 Kalorien. Es gibt allgemein bekannte Gründe, von den Kalorien einmal abgesehen, warum ein derartiges Frühstück mit hohem Fett- und Salzgehalt, andererseits so gut wie keinen Ballaststoffen, ungesund ist. Diesen Gründen hat Dandona einen ziemlich unerwarteten Aspekt hinzugefügt. Im April 2013 berichtet die Zeitschrift *Mother Jones:*

> Die Werte für die Konzentration des C-reaktiven Proteins im Blut der Versuchspersonen schossen förmlich in die Höhe, »buchstäblich innerhalb von Minuten. ... Mich hat es schockiert«, erinnert sich [Dandona], dass so »ein schlichtes Essen bei McDonald's, das doch einen einigermaßen harmlosen Eindruck erweckt« – eben eine fettreiche und kohlenhydratreiche Mahlzeit von der Art, wie sie einer von vier Amerikanern regelmäßig isst –, offenbar eine derart dramatische Auswirkung hat. Und die hielt [fünf] Stunden an.

Die Verwendung eines Ausdrucks wie »einigermaßen harmlos« spiegelt die etwas laxe Einstellung vieler Amerikaner zu Fast Food wider. (Wer einen Big Mac verzehrt, der jagt, von dem Aufwallen einer Entzündung einmal abgesehen, schlagartig Fette in die Blutbahn, die man im Serum [der klaren Flüssigkeit] nach dem Auszentrifugieren der roten Blutkörperchen als Trübung deutlich erkennen kann.) Für Dandonas Forschung war das ein entscheidender Wendepunkt, und er machte noch bestürzendere Entdeckungen.

Im Verlauf der folgenden zehn Jahre untersuchte Dandona diverse Nahrungsmittel, um zu sehen, wie sie sich auf das Immunsystem auswirkten, von dem man weiß, dass es durch schwache, aber chronische Entzündungen Schaden nimmt. Als Berichterstatter schreibt Moises Velasquez-Manoff: »Ein Fast-Food-Frühstück, fand [Dandona] heraus, hatte eine entzündliche Wirkung, ein an Früchten reiches Frühstück mit hohem Ballaststoffanteil jedoch nicht. Einen Durchbruch erzielte er 2007, als er entdeckte, dass Zuckerwasser, das ihm als Limonadenersatz diente, Entzündung verursachte, Orangensaft – obgleich er reichlich Zucker enthält – hingegen nicht.« Auf irgendeine Weise hat frisch gepresster, nicht weiter behandelter oder bearbeiteter Orangensaft sogar dem Schub durch das McDonald's-Frühstück mit 910 Kalorien entgegengewirkt. Unter den Versuchspersonen im Test rief das Frühstück Entzündung und erhöhte Blutzuckerwerte hervor, gleichgültig ob sie zum Essen Zuckerwasser oder normales Wasser tranken. Keiner der beiden Effekte trat bei denjenigen Versuchspersonen auf, die Orangensaft tranken.

»Orangensaft«, fährt Velasquez-Manoff fort, »ist reich an Antioxidantien wie Vitamin C, nützlichen Flavonoiden und enthält in geringen Mengen Ballaststoffe, lauter Bestandteile, die eine unmittelbar entzündungshemmende Wirkung haben könnten. Dandonas Augenmerk galt freilich einer anderen Substanz.« Und zwar einem als Endotoxin (wortwörtlich: »inneres Gift«) bezeichneten Molekül. Nach dem Verzehr des McDonald's-Frühstücks tauchte es im Blut derjenigen Versuchspersonen auf, die Wasser und Zuckerwasser tranken, nicht jedoch in der Orangensaftgruppe. Endotoxin wird von der äußeren Bakterienzellmembran produziert. Sein Vorhandensein im Blutstrom signalisiert dem Immunsystem, in Aktion zu treten, woraufhin sich eine Entzündung bildet. Dandona nahm an, Quelle für das Endotoxin sei das Mikrobiom. Und wie ist das Endotoxin in die Blutbahn gelangt? Es wurde, bedingt durch das Fast Food, von der Darmwand ins Blut gebracht. Der Orangensaft bewirkte andererseits, dass das Endotoxin im Darm blieb, wo es von Natur aus seinen Platz hat. (Die weitergehende Forschung zum Thema »pathologisch durchlässige Darmwand« hat den Zusammenhang mit der Ernährung immer deutlicher werden lassen.)

Orangensaft ist weder ein Allheilmittel noch einzigartig in seiner Wirkung. Folglich könnte es ein breites Spektrum von Nahrungsmitteln geben, die chronischer Entzündung entgegenwirken. Angesichts einer ständig in Veränderung begriffenen Mikrobenökologie werden unter Umständen ein paar dauerhaft vorhandene Einflüsse ausreichen, damit es mit dem Wohlbefinden eines Menschen anders läuft. Allerdings braucht es dazu mehr als einen Küchenschrank voller wohltuender Nahrungsmittel, so wichtig diese auch sind. (Lesen Sie bitte die Seiten 173 ff. mit Empfehlungen für die bestmögliche Mikrobiom-Diät gemäß den Hinweisen, die uns die zeitgenössische Forschung dazu gibt.)

VON EINZELNEN ANHALTSPUNKTEN ZU KASKADEN

Dandonas Forschungsergebnisse wie auch diejenigen anderer Wissenschaftler bekräftigen nicht einfach nur die übliche Empfehlung, dass eine ausgewogene Ernährung neben verschiedenerlei Vollkorn lösliche Ballaststoffe von ganzen Früchten und ganzem Gemüse enthalten sollte. Spannend ist die Aussicht, eine schädliche Entzündung rückgängig machen zu können. Fortschritte auf diesem Weg werden von Orten vermeldet, von denen man das eigentlich nicht erwartet hätte. Man hat beobachtet, dass das Entzündungsmolekül Endotoxin im Blutstrom eines Menschen weniger häufig zu finden ist, nachdem die oder der Betreffende eine Magenbypassoperation hat vornehmen lassen. Durch solch einen Eingriff wird der Magen auf einen kleinen Beutel etwa von der Größe eines Eis reduziert. Der Dünndarm ist direkt mit diesem Beutel verbunden, die Patienten verfügen nur noch über einen erheblich verkleinerten Magen, infolgedessen können sie in dramatischem Umfang an Gewicht verlieren.

So lautete jedenfalls die allgemein akzeptierte Erklärung. Der Rückgang der Entzündung verweist allerdings auf das Mikrobiom. Testreihen, von einem Team aus dem Massachusetts General Hospital mit Ratten und Mäusen durchgeführt, erbrachten ein bemerkenswertes Resultat. Die Forscher unterzogen die Nager einer Magenbypassoperation, und anschließend stellte sich das Mikrobiom komplett um. Eine wahre Flut von nützlichen Mikroben sorgte nun nicht nur dafür, dass die Entzündung nachließ, sondern führte unmittelbar zu einer Gewichtsabnahme. Die kausale Abfolge konnte nachgewiesen werden, indem man von diesen Magenbypass-Tieren Mikroben entnahm und sie in den Darm von keimfrei gehaltenen Mäusen übertrug. Die Mäuse, denen man die Mikroben der Magenbypass-Tiere injiziert hatte, verloren ebenfalls an Gewicht, obwohl sie immer noch die gleiche kalorienreiche Nahrung aßen wie zuvor. Ja, ihr Gewicht verringerte sich, obgleich sie mehr Kalorien zu sich nahmen als eine Kontrollgruppe von Mäusen, die kein Gewicht verloren. Dieses Resultat hilft, den lange hochgehaltenen Irrglauben zu entlarven, bei der Gewichtszu- und -abnahme gehe es einzig und allein um Kalorien. Außerdem verweist es auf eine weitere faszinierende Möglichkeit. Bedingt durch die Neukonfiguration des Mikrobioms waren die Mäuse mit dem Magenbypass und auch diejenigen, denen man die Mikroben der Magenbypass-Tiere injiziert hatte, in der Lage, Glukose beziehungsweise Blutzucker auf normale, auf gesunde Art und Weise zu verstoffwechseln. Für die Mäuse, die Gewicht verloren, weil man ihnen weniger zu fressen gab, galt dies nicht. Bedenkt man, wie Menschen, die sich an eine Diät halten, sich die verlorenen Pfunde später fast immer zurückholen, besteht das Problem vielleicht nicht darin, dass sie zur »falschen« Ernährung zurückkehren, nicht länger die nötige Willenskraft aufzubringen vermögen oder insgeheim zu viele Kalorien zu sich nehmen. Durchaus möglich, dass sie, wie es bei den Mäusen der Fall war, tatsächlich eine durch das Mikrobiom gesteuerte Neukonfiguration der Stoffwechselprozesse benötigen.

Auf dieses Thema werden wir detailliert in Teil II eingehen, der sich mit den Lebensstilveränderungen befasst, allerdings lohnt es sich, die angesprochenen Möglichkeiten an dieser Stelle kurz zu resümieren.

Was würde Ihrem Mikrobiom zu einer Neukonfiguration verhelfen?

Weniger Fett, Zucker und stark raffinierte Kohlenhydrate essen
ergänzend genügend Präbiotika – Ballaststoffe aus ganzem Obst, Gemüse und Vollkorn – verwenden, von denen sich die Bakterien ernähren

Nahrungsmittel mit chemischen Zusätzen meiden
keinen Alkohol konsumieren
ein probiotisches Nahrungsergänzungsmittel einnehmen (siehe S. 178)
probiotische Lebensmittel essen, etwa Joghurt, Sauerkraut, sauer eingelegte Gurken und dergleichen
den Verzehr von Nahrungsmitteln mit entzündlichen Wirkungen verringern
sich auf Lebensmittel konzentrieren, die einer Entzündung entgegenwirken, frisch gepressten Orangensaft zum Beispiel
sorgfältiges Stressmanagement
sich mit hitzigen, oder »entzündeten«, Emotionen wie Wut und Feindseligkeit auseinandersetzen

Bei alldem, das möchten wir hervorheben, haben wir es eher mit *Möglichkeiten* als mit Gewissheiten zu tun. Über die Verdauung hinausgehend reicht das Mikrobiom in jeden Teil des Körpers hinein. Zu beurteilen, wie es sich auswirkt, ist darum äußerst kompliziert, und es bedarf ständig einer weitergehenden Erforschung. Was wir bisher wissen, sieht freilich sehr vielversprechend aus.

Zum Beispiel scheinen zahlreiche Erkrankungen das Resultat einer ganzen Kaskade von Prozessen im Körper zu sein: einer Abfolge von Ereignissen, mit anderen Worten, die auf jeder Stufe der Kaskade zunehmend größere Probleme bereitet. Beispielsweise können sich Mäuse, die ohne ihre normale Mikrobenausstattung groß geworden sind, mit Nahrung – da diese unzureichend verdaut wird – regelrecht vollstopfen, ohne an Gewicht zuzulegen. Bringt man sie jedoch mit anderen Mäusen zusammen, sodass sie wieder zu einer normalen Mikrobenbesiedlung gelangen, bekommen die Mäusevielfraße ein Problem. Denn die überschüssigen Kalorien werden nun verdaut und müssen als

Fett gespeichert werden. Ihre Leber wird insulinresistent, und die Tiere werden selbst dann übergewichtig, wenn man die Kalorienzufuhr verringert.

Die gleiche Kaskade kann auch infolge von Endotoxin entstehen. Belgische Forscher unter der Leitung von Professor Patrice Cani haben Mäusen Endotoxin in geringer Dosis verabreicht, was dazu führte, dass ihre Leber insulinresistent wurde. Daraufhin wurden sie übergewichtig und bekamen Diabetes. Diese Abfolge verwies auf die Möglichkeit, dass eine durch das Mikrobiom hervorgerufene Durchlässigkeit der Darmwand ein wesentlicher Faktor für die Fettleibigkeit des Menschen sein könnte, noch weiter verschlimmert durch übermäßiges Essen und durch den Griff zu den falschen Nahrungsmitteln. »Dann kam der Paukenschlag«, schreibt Velasquez-Manoff. »Man brauchte bloß lösliche Pflanzenballaststoffe hinzuzufügen, sogenannte Oligosaccharide, die in solchen Dingen wie Bananen, Knoblauch und Spargel zu finden sind, schon wurde die Entstehung der gesamten Kaskade verhindert – kein Endotoxin, keine Entzündung und kein Diabetes.« Durch eine Art Äquivalent zu Dandonas Orangensaft hatte Cani ein Mittel zur Schadensabwendung gefunden: Ballaststoffe. Sind bestimmte lösliche Ballaststoffe intakt, wenn sie den Dickdarm erreichen, wo der Großteil der Verdauungsmikroben lebt, dann spalten die Bakterien die Ballaststoffe auf und nutzen sie als Nahrungsquelle. Ein Präbiotikum – unverzichtbarer Wegbereiter für ein gesundes Mikrobiom – hat also dafür gesorgt, dass die Krankheitskaskade auf der Stelle stehen blieb. Ballaststoffe sind kalorienfrei, doch wenn Mikroben sie aufspalten, werden nützliche Substanzen freigesetzt, darunter Essigsäure, Buttersäure, B-Vitamine und Vitamin K. (Ebenfalls in Erinnerung behalten sollten wir die Mäuseversuche an der Washington University: Dort führte das Transplantieren von Mikroben fettleibiger

Mäuse dazu, dass normale Mäuse fettleibig wurden, ohne übermäßig viel zu fressen.) Nachfolgend geben wir Ihnen zusammenfassend eine Aufstellung mit den Folgerungen, die sich aus den bisherigen Forschungsergebnissen zum Zusammenhang zwischen Darm und Entzündung ergeben.

Der Zusammenhang zwischen Darm und Entzündung

Fetthaltige Nahrungsmittel mit einem hohen Kohlenhydratanteil begünstigen die Bildung von Entzündungssubstanzen im Blutstrom.
Endotoxin und weitere schädliche Moleküle können, von bestimmten Bakterien freigesetzt, durch eine (pathologisch) durchlässige Darmwand in die Blutbahn gelangen.
Wird die Darmwand durchlässig, dann kommt eine Immunreaktion in Gang. Entzündung ist die Folge.
Die Entzündung bringt unter anderem die Blutzuckerwerte und die Insulinreaktion der Leber durcheinander.
Wenn das geschieht, kann Fettleibigkeit selbst bei einer Ernährung mit normaler Kalorienzufuhr auftreten.
Orangensaft und lösliche Ballaststoffe verändern die Balance zugunsten eines heilungsfördernden Mikrobioms und wirken der eben skizzierten, aus der Durchlässigkeit der Darmwand resultierenden Kaskade entgegen.

Viele Forscher vertreten mittlerweile die Auffassung, dass mit dem Zusammenhang zwischen Darm und Entzündung eine wesentliche Quelle für chronische Erkrankungen entdeckt worden ist, und zwar nicht nur in Bezug auf Fettleibigkeit. Verbindungen zu Diabetes, Bluthochdruck, Herzerkrankungen und Krebs werden nachdrücklich untersucht.

»Wenn wir uns um unsere Darm-Mikrobiota kümmern, wird sie sich um unsere Gesundheit kümmern«, erklärt Cani. »Meine Vorträge beende ich gern mit dem Satz: ›Auf den Darm vertrauen wir.‹«[7]

Wenn man sich mit der immer größer werdenden Zahl von Studien zum Mikrobiom eingehend befasst, gewinnt der Zusammenhang zwischen Darm und Entzündung noch größere Bedeutung. Liping Zhao, ein chinesischer Mikrobiologe, hat der Zeitschrift *Science*/Juni 2012 in einer dem Mikrobiom gewidmeten Sondernummer seine persönliche Geschichte erzählt. In »Mein Mikrobiom und ich« stellte sich Zhao als menschliches Versuchskaninchen vor: Ihm war es gelungen, die eigene Fettleibigkeit, die hohen Werte in puncto »schlechtes« Cholesterin und den hohen Blutdruck durch eine weitgehend auf Vollkorn setzende Ernährung, kombiniert mit zwei in der chinesischen Medizin als heilsam geltenden Nahrungsmitteln, Bittermelone und Chinesischem Yams, zu beseitigen. In zwei Jahren 44 Pfund an Gewicht zu verlieren ist beeindruckend. Zhao hatte 2004 einen Zusammenhang zwischen Fettleibigkeit und Entzündung vermutet. Da erscheint es ausgesprochen bedeutsam, dass sich in seinem Fall im Darm eine bestimmte Mikrobe, *Faecalibacterium prausnitzii,* ein Darmbakterium mit entzündungshemmenden Eigenschaften, hervorragend entwickelt hat: Ihr Anteil vergrößerte sich von einem vernachlässigbaren Prozentsatz auf 14,5 Prozent des Gesamtbestands von Zhaos Darmbakterien.

Für ihn waren die Veränderungen Grund genug, sich auf die Frage zu konzentrieren, welche Rolle das Mikrobiom bei seiner Transformation spielte. Versuche mit Mäusen folgten, dann solche am Menschen. Ein Patient, der krankhaft korpulent war und im Alter von 26 Jahren 385 Pfund auf die Waage brachte, erlebte weitgehend die gleichen Nutzeffekte wie Zhao und verlor in einem Jahr über 100

Pfund. Einmal mehr war auch hier eine spezielle Mikrobe mit im Spiel. Das Mikrobiom des Patienten bestand zu über einem Drittel aus einem bestimmten Bakterium, *Enterobacter cloacae*. Als Konsequenz von Zhaos Diät verringerte sich das Vorkommen des Bakteriums bei diesem Patienten so sehr, bis es nur noch in Spuren vorhanden war. Demgegenüber hatten die einer Entzündung entgegenwirkenden Mikroben zugenommen.

Unter Umständen ist es nicht einmal notwendig, sich auf bestimmte Krankheitsprozesse und »schlechte« Mikroben zu konzentrieren, um eine Entwicklung, die zu Fettleibigkeit geführt hat, rückgängig zu machen. Eine Studie sah sich vier eineiige Zwillingspaare an, bei denen der eine Zwilling schlank, der andere dick war. Mäuse erhielten nun Mikroben entweder von dem einen oder von dem anderen Zwilling. Die Mäuse mit den Mikroben vom dicken Zwilling wurden übergewichtig und hatten eine dickere Fettschicht. Welche Schlussfolgerungen aus diesem ganz wichtigen Forschungsergebnis für Ihre Ernährung zu ziehen sind, werden wir uns in Teil II anschauen, der sich mit dem Lebensstil befasst.

Thema dieses Buches sind die Gene, nicht das Mikrobiom. Aber über die Gene zu sprechen, ohne auf das Mikrobiom einzugehen, ist mittlerweile unmöglich. Ihr Mikrobiom ist im Grunde genommen Ihr zweites Genom. Im Unterschied zum Genom ist Ihr Mikrobiom allerdings ansteckend, denn Sie können Ihre Bakterien auf andere Menschen übertragen. Und der Austausch, mag dies vielleicht auch ein wenig ordinär klingen, zwischen Menschen durch intimen Kontakt kann der Gesamtpopulation zugute kommen. Manche Anhänger der Evolutionslehre sind so weit gegangen, den Gedanken zu unterbreiten, das menschliche Sozialverhalten habe sich eigentlich zwecks Begünstigung des Mikrobenaustauschs entwickelt. Eine zunehmende

Resistenz gegenüber Infektionen und Lebensmittelgiften könnte jedenfalls ein wesentlicher Faktor sein.

Bei vegetarisch sich ernährenden Tierarten dient das Mikrobiom in erster Linie dazu, die pflanzliche Kost zu verdauen. Hingegen weist das rohe Fleisch, das ein Löwe bei der Jagd erbeutet hat, wahrscheinlich jede Menge Parasiten, Krankheitsorganismen und Toxine auf. Das Mikrobiom eines Fleischfressers schützt ihn folglich vor ihnen. Auch darauf hat die menschliche Evolution zurückgegriffen, um eine maximale Krankheitsresistenz zu erzielen – bis zu ihrem heutigen Stand.

DIE DARM-HIRN-ACHSE

Mit einem derart reichen Bestand an Darm-Genomen, der die Anzahl unserer im engeren Sinn *eigenen* Genome gewaltig in den Schatten stellt, übt das Mikrobiom, über die Verdauung und den Stoffwechsel hinausgehend, einen starken Einfluss aus. Eine besondere Faszination geht sicherlich vom »Bauchhirn« aus. Dr. Christine Tara Peterson, die diesen Bereich gründlich beleuchtet hat (und darüber hinaus dem Chopra Center verbunden ist, wo sie, ihrer Zeit voraus, am Mikrobiom forscht), weist darauf hin, dass der Darm einhundert Millionen Neuronen beherbergt – eine größere Anzahl als das Rückenmark – und über 95 Prozent des Serotonins im Körper produziert. Serotonin ist einer der wichtigsten Neurotransmitter, von denen man lange Zeit annahm, zwischen ihrem jeweiligen Niveau und dem Phänomen der Depression bestehe ein Zusammenhang.

Zwölf Hirnnerven bilden den wichtigsten Kommunikationsweg vom Gehirn in jede Körperregion. Einer davon ist der Vagusnerv, dessen Name auf das lateinische Wort für »umherschweifen« zurückgeht. Sein Verlauf umfasst ein großes Versorgungsgebiet, daher der Name, und sein Ausgangspunkt ist das verlängerte Rückenmark (medulla oblongata), der am weitesten unten gelegenen Teil des Gehirns. Von dort führt er den Hals hinab, am Herzen vorbei und schließlich in den Verdauungstrakt. Ungefähr 80 Prozent aller sensorischen Informationen, die das Gehirn erreichen, werden über den – sich weiter verzweigenden – Vagusnerv übermittelt. Das Faszinierende in unserem Fall: 90 Prozent des Informationsflusses, erklärt Dr. Peterson, geht vom Darm zum Gehirn.»Das Mikrobiom«, hebt sie hervor, »kann auf Gemütszustände wie zum Beispiel Angst oder Autismus Einfluss nehmen.«

Die Spuren sind allerdings nur schwer nachvollziehbar. Denn nur wenige Laboratorien verfügen über eine Ausstattung, mit der sie die Spur der molekularen Botschaften vom Darm zum Gehirn verfolgen können. Jedenfalls aber, das wird allgemein anerkannt, verlaufen die Verbindungen zwischen Darm und Gehirn in beide Richtungen. Die Bakterien in Ihrem Verdauungstrakt wirken sich auf die Funktion Ihres Gehirns aus, haben das Potenzial, Emotionen zu verändern, ja bergen sogar das Risiko für nervliche oder seelische Erkrankungen in sich. Andererseits haben Ihre Stimmung und der Stress, dem Sie sich ausgesetzt fühlen, Auswirkungen auf die Bakterien, die in Ihrem Mikrobiom leben werden. Hier hat sich ein Gedanke bewahrheitet, mit dem einst der große Psychologe William James in Kooperation mit dem Physiologen Carl Lange in den 1880er-Jahren aufwartete. Ihrer Auffassung nach entstehen Emotionen, weil das Gehirn Signale oder Reaktionen seitens des Körpers interpretiert. In aktualisierter Form ist daraus eine Rückkopplungsschleife zwischen Gehirn und Körper unter Einsatz von chemischen Signalen geworden.

Bereits 1974 haben entsprechende Studien gezeigt, dass Affenbabys durch eine Trennung von der Mutter bei der Geburt nicht nur seelisch belastet werden – durch die Trennung verändert sich zugleich ihre Darmmikroflora. In einer ähnlichen Studie, bei der Mäusebabys von ihrer Mutter getrennt wurden, zeigte sich, dass die Kleinen ängstlicher waren als diejenigen Babys, die bei ihrer Mutter blieben. Wurde allerdings der Verdauungstrakt der Trennungsmäuse mit Bakterien von denjenigen Mäusen neu besiedelt, die bei ihrer Mutter geblieben waren, verschwand bei den von Trennung betroffenen Mäusen die Angst. Diese Resultate haben offenbar gleichermaßen auch für den Menschen Geltung. Bringt man die Darmbakterien von Menschen, die an einem Reizdarmsyndrom leiden, in den Darm von Mäusen, wirken die Mäuse anschließend sozial unbeholfen und sind ängstlich. Seelischer Kummer wurde schon lange mit dem Reizdarmsyndrom in Verbindung gebracht. Mittlerweile fußt dieser Zusammenhang aber nun offenbar auf einer materiellen, nicht mehr allein auf einer psychologischen Grundlage.

In einer weiteren Studie hat ein niederländisches Team Folgendes gezeigt: Stehen junge Mütter unter Stress, dann verändert ihr Stress das Mikrobiom ihres Kindes. Von daher erscheint es hochgradig plausibel, dass permanenter sozialer Stress Ihre Verdauungsbakterien verändern und eine zerstörerisch wirkende Rückkopplungsschleife zwischen Darm und Gehirn entstehen lassen kann, die im ganzen System, einschließlich des Gehirns, Entzündungen verursacht. Man kann wohl sagen, nachdem sich die moderne Medizin mehr als ein Jahrhundert darauf konzentriert hat, Bakterien abzutöten, lernen wir jetzt, *mit* ihnen ein gesünderes Leben zu führen.

Ob Sie nun all dieses Gerede über Darmbakterien irgendwie eklig finden oder nicht, eigentlich kann man es niemandem verdenken, wenn er oder sie sich dadurch herabgesetzt fühlt. Wir Menschen sind gewohnt zu glauben, über anderen Lebewesen zu stehen, zumal über Mikroorganismen, der primitivsten Lebensform auf Erden. Diese Mikroben haben sich freilich von Parasiten zu Partnern gemausert. Der theoretische Biologe Stuart Kauffman hat zu Recht gesagt: »Alle Evolution ist Koevolution«, während der wegweisende Quantenphysiker Erwin Schrödinger einmal erklärt hat: »Kein Selbst existiert allein aus sich selbst. ... Durch zahlreiche Faktoren ist das ›Ich‹ an seine Herkunft gekettet.«

Doch die Feststellung, dass unsere Evolution mit der von Mikroben verknüpft ist, lässt sich auch anders treffen, sodass sie keineswegs etwas Herabsetzendes hat: In unserem Körper ist, durch unser ureigenes Genom und durch die Genome der Mikroben, die gesamte Geschichte des Lebens auf der Erde enthalten. Jeder Mensch gleicht einer biologischen Enzyklopädie. Und jede Generation schreibt darin eine neue Seite oder ein neues Kapitel. Da der Körper, den Sie im Spiegel erblicken, das *Leben selbst* ist, erhält die Notwendigkeit, die Ökologie zu bewahren, nur noch einen umso größeren Unbedingtheitsanspruch. Denn nun befindet sich die Ökologie nicht mehr länger »da draußen«. Was Sie heute zu Abend essen, steht auf derselben Ebene wie die Rettung des Regenwalds oder die Verminderung der Treibhausgase – eine Form der Selbsterhaltung, die sich nicht als »das Problem von jemand anderem« abtun lässt. In diesem Licht wird Teil II beschreiben, wie eine radikale Neubestimmung des Körpers zu einem neuen Lebensstil und zur Frucht dieses Lebensstils führt: grundlegendem Wohlbefinden.

Teil 2

LEBENSSTILENT-SCHEIDUNGEN FÜR EIN GRUNDLEGENDES WOHLBEFINDEN

Ernährung S. 170
Stress S. 208
Körpertraining S. 228
Meditation S. 246
Schlaf S. 267
Emotionen S. 288

Die neue Genetik, das macht sie so erstaunlich, hat uns dazu gebracht, uns über etwas klar zu werden, was man allzu leicht vergisst: Nichts ist bemerkenswerter als der menschliche Körper. Dynamisch verändert er sich mit jeder Erfahrung und reagiert mit vollendeter Präzision auf die Herausforderungen des Lebens – wenn wir ihn nur lassen.

Über normale Gesundheit und Lebenskraft hinausgehend bildet Ihr Körper den Ausgangspunkt für grundlegendes Wohlbefinden. Jede Zelle, durch das Super-Genom mit Energie versorgt, ist auf diese Transformation vorbereitet. Nur unser Geist war es nicht. Nun halten Sie jedoch das entsprechende Wissen in der Hand, und wir hoffen, dass Sie unsere erweiterte Sicht der Möglichkeiten bis hierher akzeptiert haben.

Diese Möglichkeiten zu erwecken, darauf kommt es für Sie an. Solange die Lebensführung des Menschen keine genetischen Konsequenzen hatte, war die »klassische« Vorbeugung der einzig bewährte, zu größerem Wohlbefinden führende Ansatz. Jetzt, mit zwei bedeutenden Durchbrüchen – der Epigenetik und dem Mikrobiom – können unsere Gene zu einer breit gefächerten Palette positiver Veränderungen Ja sagen. Jedes Gen verfügt über das Potenzial, zu einem Super-Gen zu werden, wenn es mit unseren Intentionen und Begierden kooperiert. Persönliche Weiterentwicklung bedarf dieser Kooperation, ansonsten können wir uns nicht vorwärtsbewegen.

Alles Wohlbefinden, ob grundlegend oder nicht, beinhaltet zwei einfache Schritte.

1. Finden Sie heraus, was gut für Sie ist und was schlecht.
2. Tun Sie, was gut für Sie ist, vermeiden Sie hingegen, was schlecht ist.

Im ersten Schritt musste in der neuen Genetik ein Wissensdefizit – nebst einer Reihe von irrigen Vorstellungen, die sich ins Gewand des Wissens gekleidet hatten – überwunden werden. Wenn man, wie wir es heutzutage tun, darüber Bescheid weiß, dass lediglich 5 Prozent oder weniger der krankheitsrelevanten Genmutationen sich vollständig ausprägen, genetisch durch vollständige Penetranz gekennzeichnet sind, dann bleiben 95 Prozent in ihren Aktivitäten für Veränderungen offen.

Im zweiten Schritt geht es darum, Ihr Wissen in die Tat umzusetzen. Hier liegen die größten Herausforderungen. Die normale Prävention mit ihren wohlbekannten Risikofaktoren und vertrauten Ratschlägen hat mehr als vierzig Jahre lang ein und dieselbe Gesundheitsbotschaft hinausposaunt. Warum aber sind die Menschen dann heute nicht gesünder als je zuvor? Die Todesraten bei Krebs sind seit den 1930er-Jahren allenfalls marginal zurückgegangen – ungeachtet einiger dramatischer Erfolge in Zusammenhang mit der Früherkennung. Das Rauchen bleibt für 25 Prozent der Bevölkerung ein Problem. Die Zahl der Übergewichtigen nimmt unvermindert zu. Der Teufel, so stellt sich heraus, steckt nicht im Detail; er steckt in dem, was man nicht wahrhaben will.

Deepak hat neulich eine Tagung über die Segnungen der Meditation besucht, bei der es außerordentlich vielversprechende Neuigkeiten mitzuteilen gab. Der Referent, ein weltbekannter Forscher aus dem Fachbereich Genetik, berichtete schwerpunktmäßig darüber, wie Meditation, über das Epigenom vermittelt, eine heilsame Genaktivität hervorruft (auf den Zusammenhang zwischen Meditation und Ihrem Genom werden wir an anderer Stelle ausführlich eingehen). Als der Zeitpunkt gekommen war, Fragen zu stellen, wollte jemand aus dem Auditorium wissen: »In Anbetracht all dieser fabelhaften Forschungsergebnisse, meditieren *Sie?*«

»Nein«, erwiderte der Forscher.

Der Fragesteller war schockiert: »Weshalb nicht?«
»Weil ich«, entgegnete der Referent, »eine Pille zu entwickeln versuche, die zu den gleichen Resultaten führt.«

Er erntete einen Lacher. Humorvoll damit umzugehen, dass man sich nicht an die eigenen Ratschläge hält, führt freilich zum gleichen Ergebnis wie andere Formen von Nicht-wahr-haben-Wollen. Die Menschen dahingehend zu motivieren, dass sie tun, was gut für sie ist, und vermeiden, was schlecht ist, muss die oberste Verfahrensregel sein. Jede/r von uns hat mit jener Stimme im Kopf zu kämpfen, die erklärt:

Darauf komm' ich später zurück.
Es macht mir zu viel Mühe.
Wahrscheinlich steht bei mir ohnehin alles zum Besten.
Würde es wirklich einen so großen Unterschied
bedeuten?

Dieses »es« kann alles Mögliche sein, bei dem Sie wissen, dass Verbesserungsbedarf besteht – eine bessere Ernährung, regelmäßiges Körpertraining, Stressreduzierung und so weiter. Manchmal bedarf das Nicht-wahr-haben-Wollen noch nicht einmal einer Stimme, die Ausreden formuliert. Eine Art Amnesie, die uns sehr gelegen kommt, setzt ein, wenn wir etwa durch ein Stück Schokoladentorte, auf das wir im Grunde noch nicht einmal Appetit haben, in Versuchung geführt werden, oder wenn wir angesichts unserer Lieblingsfernsehsendung vergessen, dass wir nach dem Essen eigentlich einen Spaziergang unternehmen wollten.

Lassen Sie uns stichprobenartig kurz Ihre gegenwärtige Situation überprüfen. Zu dem Zweck folgt nun eine zweiteilige Befragung – in Teil 1 geht es darum, ob Sie tun, was gut für Ihr Genom ist; in Teil 2 darum, ob Sie vermeiden, was schlecht ist. Wir wollen, dass Sie diese Einschätzung so ehrlich vornehmen, wie Sie nur können. Ihre Antworten werden als gute Vorbereitung für die in diesem Abschnitt des Buches skizzierten Lebensstilentscheidungen dienen.

Wir beginnen mit denjenigen Lebensstilgewohnheiten, die positive Botschaften an Ihr Genom senden.

BEFRAGUNG (TEIL 1): DAS LEBEN, DAS IHRE GENE SICH WÜNSCHEN

- Ich lasse zu, dass sich mein Leben auf natürliche Weise entfaltet, ohne einen hektischen Zeitplan und ohne mich ständig irgendwelchen Anforderungen auszusetzen.
- Ich habe jede Nacht ausreichend Schlaf (mindestens acht Stunden) und fühle mich beim Aufwachen frisch und munter.
- Ich halte mich an einen geregelten, jedoch keineswegs starren Tagesablauf.
- Ich achte darauf, mit meiner Ernährung im Gleichgewicht zu bleiben, indem ich von all den gesunden Lebensmittelgruppen etwas zu mir nehme.
- Ich meide Essen, Luft und Wasser mit toxischen Wirkungen, so auch Nahrungsmittel, die voll sind mit künstlichen Inhaltsstoffen.
- Ich lasse keine Mahlzeiten aus.
- Ich nehme zwischendurch keine Snacks zu mir.
- Ich ergreife die nötigen Schritte zur Stressminimierung, und mit den Stressbelastungen, die sich nicht vermeiden lassen, komme ich klar.
- Ich gönne mir jeden Tag ein wenig Zeit, sodass der Körper zu sich kommen und wieder bei null anfangen kann.
- Ich meditiere.
- Ich mache Yoga.

- Ich esse mäßig und halte ein gesundes Gewicht.
- Ich vermeide es, lange Zeit zu sitzen, und sorge mindestens einmal pro Stunde für körperliche Bewegung.
- Ich rauche nicht.
- Ich trinke nur wenig oder überhaupt keinen Alkohol.
- Ich meide rotes Fleisch, und wenn ich es esse, dann in Maßen.
- Ich tue mein Bestes, nur Biokost zu essen.
- Ich bin körperlich aktiv.
- Ich verstehe, welche Gefahr mit chronischer Entzündung verbunden ist, und ergreife geeignete Gegenmaßnahmen.
- Ich lege großen Wert auf das eigene Wohlbefinden und kümmere mich jeden Tag um mich selbst.

Punktzahl _____ (0 bis 20)

Nehmen Sie als Nächstes eine Einschätzung der negativen Seiten vor – derjenigen Gewohnheiten in Ihrer Lebensführung, von denen die falschen Botschaften an Ihr Genom ausgehen.

BEFRAGUNG (TEIL 2): DAS LEBEN, DAS IHRE GENE SICH NICHT WÜNSCHEN

Kreuzen Sie jeden Punkt an, der ziemlich häufig (zumindest die Hälfte der Zeit) auf Sie zutrifft.
- Ich gehe an meinen Tag heran wie an eine endlose Reihe von Aufgaben, die ich zu erledigen habe.
- Bis zum Abend fühle ich mich erschöpft.
- Aus Gewohnheit trinke ich, um mich zu entspannen.
- Es treibt mich um, erfolgreich zu sein, selbst wenn man dabei persönlich draufzahlt.
- Ich schlafe schlecht oder unregelmäßig. Beim Aufwachen fühle ich mich immer noch müde.

- Wenn ich mich schlafen lege, gehen mir jede Menge, oft sorgenvolle, Gedanken durch den Kopf.
- Ich rauche.
- Ich lasse zu, dass mein Körper ganz schön weit aus dem Gleichgewicht gerät, bevor ich mich um ihn kümmere.
- Mit Lebensmitteletiketten und der Zutatenliste auf der Packung gebe ich mich nicht ab.
- Ich klage über Stress, tue aber wenig, um damit klarzukommen.
- Ich bin ständig auf Achse und habe alle Hände voll zu tun. Da bleibt mir keine Zeit, ruhig und gelassen zu sein.
- Aufs Essen achte ich nicht besonders.
- Ich esse gern Snacks, besonders spätabends.
- Mein Gewicht ist nicht im Sollbereich.
- Ich achte nicht darauf, ob die Nahrungsmittel aus biologischem Anbau stammen oder nicht.
- Rotes Fleisch ist mir lieber als Huhn und Fisch.
- Lange Phasen (zwei Stunden oder mehr) verbringe ich sitzend, ohne mich zu bewegen, sei es am Arbeitsplatz, vorm Computer oder beim Fernsehen.
- Ich bin erheblich weniger aktiv als vor zehn Jahren.
- Das Älterwerden bereitet mir Kopfzerbrechen, Ratschlägen für eine Anti-Aging-Lebensführung schenke ich allerdings keine Beachtung.
- Auf mich aufzupassen, darüber mache ich mir keine großen Gedanken.

Punktzahl _____ (0 bis 20)

Nun eine ungefähre Einschätzung Ihres persönlichen Punktestands.

Teil 1: Haben Sie circa zehn Punkte angekreuzt, dann leben Sie, das ist positiv zu vermerken, wie ein normaler Bewohner der westlichen Welt. Die Vorbeugung hat Ihr Leben beeinflusst, bei den so erreichten Resultaten handelt es sich allerdings um Zufallstreffer. Ein Punktestand, der niedriger ist als zehn, lässt auf ein beträchtliches persönliches Risiko schließen, dass Sie in Zukunft unter Umständen Probleme bekommen werden. Eine Punktzahl über fünfzehn bedeutet für Sie eine sehr gute Nachricht: Das Super-Genom sagt bereits Ja zu Ihrer Lebensführung.

Teil 2: Hier gibt der Punktestand Auskunft über negative Informationen, die Ihr Genom in mehr als 50 Prozent der Zeit erhält. Bei einem Stand von zehn Punkten, der wohl in etwa dem entspricht, wie Amerikaner und Europäer heutzutage leben, erfreuen Sie sich wahrscheinlich guter Gesundheit, laufen freilich Gefahr, in Zukunft Probleme zu haben. Schon eine einzige schlechte Gewohnheit trägt das Potenzial in sich, ein Gen, oder mehrere, auf eine unerwünschte Art und Weise zu modifizieren. Ein Punktestand von weniger als zehn versetzt Sie in die Lage, weitere Fortschritte zu erzielen. Ein Stand von zwölf oder mehr Punkten legt nahe, dass Sie sich unbedingt Gedanken darüber machen sollten, wie Sie Ihr Wohlbefinden verbessern können.

RENÉES GESCHICHTE

Am liebsten wäre uns, jede/r von Ihnen hätte im ersten Teil der Befragung eine Zwanzig und im zweiten eine Null. Aber wenn wir realistisch sind, bleiben uns immer Möglichkeiten, uns zu verbessern. Die individuellen Lebensführungsgewohnheiten, die wir hier aufgelistet haben, sind im Rahmen der normalen Prävention zwar bestens bekannt, neu ist freilich die Präzision, mit der das Super-Genom diese Dinge unablässig aufmerksam verfolgt. Nichts entgeht ihm. Das ist großartig, sobald Sie beschließen, positive Veränderungen einzuleiten; weniger großartig hingegen, wenn Sie sich nach wie vor in eingefahrenen Bahnen bewegen. Welche Situation durch die neue Genetik entstanden ist, können wir durch die Geschichte einer Frau illustrieren.

Renée, nunmehr Anfang fünfzig, hat beharrlich getan, was gut für sie ist. Die Vollwertkost, die sie zu sich nimmt, bietet etwas aus jeder Lebensmittelgruppe (Früchte, Gemüse, Hülsenfrüchte, Getreide). Fast Food oder Junk Food isst sie nie. Alkohol hat sie schon seit Jahren nicht mehr angerührt. Im Sommer geht sie jeden Tag schwimmen; bei kälterem Wetter unternimmt sie nach dem Essen einen Spaziergang, bei dem sie flott unterwegs ist. Renée führt eine gute Ehe; und ihre Arbeit als alternative Therapeutin bereitet ihr außerordentlich viel Freude. Warum wiegt sie dann aber über 255 Pfund und hat seit Erreichen des Teenageralters mit ihrem Gewicht zu kämpfen?

Renées Nicht-wahr-haben-Wollen betrifft das Timing. Sobald etwas zu essen vor ihr steht, hat sie ihre Gelüste kein bisschen unter Kontrolle; sie hat, mit anderen Worten, keinerlei Impulskontrolle und langt zu, als existierten Gewichtsprobleme für sie nicht. Ist das Essen dann vorüber, leidet sie in all den Stunden zwischen den Mahlzeiten unter der Erkenntnis, dass sie ein handfestes Problem hat und sich diesbezüglich nichts zum Positiven verändert.

Henry befindet sich da, wie es scheint, in einer wesentlich vorteilhafteren Situation. Er ist fünfundsechzig und hat, sieht man einmal von den zwanzig Extrapfunden ab, die er dem Umstand zuschreibt, nun in der mittleren Lebensphase angekommen zu sein, keine körperlichen Probleme. Da ihm nichts wehtut und schmerzt und ihm normalerweise nicht einmal Erkältungen zu schaffen machen, meint er, im Vergleich zu vielen seiner Freunde mit ihren künstlichen Hüft- und Kniegelenken sei er in einer ausgesprochen glücklichen Lage. »Nach wie vor kann ich alles essen«, erklärt Henry, der geltend macht, keine Verdauungsprobleme zu haben – was dazu passt, dass er für sich in Anspruch nimmt, nie im Leben Kopf-, Rücken- oder Magenschmerzen gehabt zu haben.

Bei ihm liegt eine subtilere Form von Nicht-wahr-haben-Wollen vor als bei Renée. Henry verkennt, dass mit der Zeit Probleme auf ihn zukommen *werden*. Da er sich heute gut fühlt, missachtet er praktisch alle Ratschläge zur Krankheitsprävention. Er hält sich körperlich nicht fit, sondern sitzt täglich stundenlang vor dem Computer, buchstäblich ohne sich zu bewegen. Er isst ziemlich viel Junk Food und Fast Food, und obendrein nimmt er zwischendurch öfters mal einen Snack zu sich. Er hat keine Ahnung, wie es um seinen Blutdruck steht. Denn seit Jahrzehnten war er nicht mehr beim Arzt. Wird ausgerechnet er die große Ausnahme sein und all den Risiken, denen er sich aussetzt, entgehen können?

Im Spektrum des Nicht-wahr-haben-Wollens fallen die meisten Menschen in den Bereich irgendwo zwischen diesen beiden Extremen. Ob sie die Motivation finden, tatsächlich das zu tun, was gut für sie ist, bleibt dem Zufall überlassen. Auf das, was sie essen, geben sie wahrscheinlich meistens acht; ein paar Stunden pro Woche finden sie vielleicht Zeit zu körperlicher Aktivität; Schlafprobleme, falls überhaupt vorhanden, treten bei ihnen im Allgemeinen nur sporadisch auf. Aus unserer Sicht verbaut ihnen diese Situation, die Millionen Menschen für ganz normal halten, jedoch die Möglichkeit, grundlegendes Wohlbefinden zu erfahren. Sehen wir mal, wie sich das ändern lässt.

LEKTIONEN IN SACHEN ENTSCHEIDUNGSFINDUNG

Stellen Sie sich bitte vor, Sie säßen in Ihrem Lieblingsrestaurant, ganz entspannt und mit einem Gefühl von Zufriedenheit. Eben haben Sie gegessen, gerade genug. Allerdings kommt jetzt der Kellner an Ihren Tisch – mit einer nur allzu gut bekannten Verlockung: »Noch Platz für einen Nachtisch gelassen?« Sie gehen nicht sofort darauf ein, sondern lassen sich erst mal die Dessertkarte bringen. »Einen Kaffee? Einen Digestif?«, fragt er Sie.

»Mal sehn«, antworten Sie und geben schon ein bisschen weiter nach. Während Sie die Dessertkarte durchblättern, entsteht eine Pause, womöglich bloß für ein paar Sekunden. Dann kommt der entscheidende Punkt, bevor Sie in Aktion treten. Das ist der Punkt, um den sich alles dreht. In dem Moment beziehen Sie sich auf einen bestimmten Aspekt Ihrer Persönlichkeit – auf den Teil, der die Entscheidungen trifft. Geben Sie nun der Versuchung nach oder nicht? Sofern Sie weder in das eine Extrem verfallen, totale Selbstdisziplin, noch in das andere Extrem, völlig fehlende Impulskontrolle, lässt sich nicht absehen, wofür Sie sich entscheiden werden.

Entscheidungen zu treffen fällt schwer, selbst wenn diese etwas vermeintlich Belangloses, ganz Alltägliches betreffen. Und so handeln wir, anstatt uns darin zu verbessern, indem wir das Ganze wie eine erlernbare Fertigkeit angehen, auf gut Glück. Zwischen dem Wissen um das, was gut für Sie ist, und dessen praktischer Umsetzung tut sich eine Kluft, ein Zwischenraum, auf. Genau in diesem Zwischenraum erlernt man die Fähigkeit, Entscheidungen zu treffen. Wer erst ein üppiges Dessert zu sich nimmt, gefolgt von einer heißen Schokolade, für den kommt jede Reue danach definitiv zu spät.

Könnten Sie hingegen bloß *eine* entscheidende Veränderung pro Woche vornehmen, dann würden Sie auf dem Weg zu einem grundlegenden Wohlbefinden ungleich schneller vorankommen. Nach einem Monat würden Sie spüren, dass Sie in der einen oder anderen Hinsicht tatsächlich davon profitieren; nach einem Jahr wäre die Transformation abgeschlossen. Reduziert auf eine Reihe einfacher Entscheidungen würde das Problem des Zuwiderhandelns verschwinden. Sie dürfen sich sogar zugestehen, Dinge zu missachten, ohne dabei Schuldgefühle zu haben, solange Sie die eine Sache pro Woche verändern, sei es in Bezug auf die Ernährung, den Tagesablauf oder Ihre körperliche Aktivität. Allein schon die Entscheidung, mindestens einmal stündlich aufzustehen und sich Bewegung zu verschaffen, sendet positive Botschaften an Ihr Super-Genom: Botschaften, die ausreichen, um eine veränderte Genaktivität in Gang zu setzen.

Das Ziel dieser einen positiven Veränderung pro Woche wird sich allerdings nur mit einer praktikablen Strategie erreichen lassen. Falls Sie versuchen, eine Veränderung herbeizuführen, indem Sie einen Vorsatz fassen, werden Sie scheitern. Viele Menschen starten mit guten Vorsätzen ins neue Jahr, dennoch bleibt die weit überwiegende Mehrheit, Umfragen zufolge über 80 Prozent, dem eigenen Vorsatz allenfalls für kurze Zeit treu. Sich selbst Versprechungen machen, angesichts der eigenen Verfehlungen ein schlechtes Gewissen haben, sich daraufhin allein fühlen und sich selbst bemitleiden – all das wirkt nur kontraproduktiv. Wer alkohol- oder drogensüchtig ist, wacht jeden Morgen mit solchen Gefühlen auf. Die Vergangenheit der Betreffenden ist regelrecht gepflastert mit selbst gegebenen Versprechungen, die sie gebrochen haben.

Bei all den wohlmeinenden Ratschlägen, die letztlich immer wieder das Gleiche besagen – »Triff gute Entscheidungen« –, erhält man kaum Empfehlungen, wie man das bewerkstelligen soll. Bedenken wir einmal drei Grundsätze, die wir unbedingt beachten sollten, wenn wir Entscheidungen treffen.

1. *Es gibt leichte und schwere Entscheidungen.*
   Beide Arten von Entscheidungen ergeben sich jeden Tag, gewöhnlich betrachten wir sie allerdings nicht

mit genügend Distanz, um die leichten und die schweren auseinanderhalten zu können. Veranlasst durch Gewohnheiten, alte Konditionierungen und schiere Gedankenlosigkeit, machen wir einfach weiter wie gehabt. Die schweren Entscheidungen sind demnach diejenigen, die unseren inneren Betriebsablauf in eine andere Richtung zu bewegen versuchen. Auf der Oberfläche mag eine Entscheidung ziemlich klein anmuten. Aber groß oder klein ist hier nicht der springende Punkt. Der Punkt ist, wie schwer einem die Entscheidung fällt. Eine Ameise oder eine tote Kakerlake in die Hand zu nehmen stellt für jemanden mit einer starken Insektenphobie eine schwere, mitunter eine unmögliche Entscheidung dar. Soldaten in der Schlacht hingegen setzen routinemäßig ihr Leben aufs Spiel und stürzen sich unter schwerem Beschuss ins Kampfgetümmel, um einen gefallenen Kameraden zu bergen. Die objektiven Tatsachen im Umfeld einer Entscheidung – ob Sie viel oder wenig riskieren, ob die Entscheidung anderen Menschen leichtfällt oder nicht, ob sie Ihnen Schmerz und Leid bringen wird oder Vergnügen und Freude – sind von sekundärer Bedeutung und spielen bisweilen überhaupt keine Rolle. In erster Linie kommt es darauf an, ob sich die Entscheidung für Sie leicht oder schwer anfühlt.

2. *Manchmal vermitteln uns schlechte Entscheidungen ein gutes Gefühl.*
Hier gibt es kein Geheimnis. Falls es Ihnen darum geht, sofort eine Belohnung zu erhalten – zur Ausschüttung eines Schwalls von Glückshormonen können Sie sich durch die Eiscreme spät am Abend verhelfen, oder indem Sie alles »wegputzen«. Heimliche Vergnügungen geben doppelt Auftrieb, indem sie einerseits Befriedigung bringen, andererseits das Schuldgefühl kurzzeitig

in den Hintergrund treten lassen. Die Schattenseite, aber das ist ja nichts Neues, zeigt sich darin, dass einem das Wohlfühlresultat schließlich immer weniger bringt und nach einiger Zeit das Schuldgefühl so groß wird, dass sich eigentlich gar nichts mehr gut anfühlt.

3. *Die Belohnung für gute Entscheidungen erhält man gewöhnlich erst mit Verzögerung.*

Dank eines bekannten Tests aus den Sechziger- und Siebzigerjahren, dem sogenannten Stanford-Marshmallow-Experiment, ist dies zu einem klassischen psychologischen Axiom geworden. In der einen Fassung des Experiments hat man kleine Kinder mit einem Stück »süßem Speck« auf dem Tisch in ein Zimmer gesetzt. »Du kannst dir das Marshmallow jetzt sofort nehmen«, wurde ihnen erklärt, »wartest du jedoch zehn Minuten, dann bekommst du zwei Marshmallows.« Der Forscher verließ den Raum und beobachtete die Kinder durch einen Einwegspiegel. Manche Kinder aßen das Marshmallow augenblicklich; oder sie aßen es nach einer kurzen inneren Auseinandersetzung. Andere Kinder warteten, selbst wenn ihnen anzumerken war, dass sie mit sich ringen mussten, lieber auf die aufgeschobene Belohnung.

Auf Grundlage dieses einfachen Tests, so glauben manche Psychologen, lässt sich viel darüber aussagen, was für Menschen diese Kinder, nachdem sie erwachsen geworden sind, einmal sein werden. Diejenigen, die eine unverzügliche Belohnung bevorzugen, werden zu impulsiven Entscheidungen neigen, ungeachtet der Konsequenzen. Sie werden möglicherweise größere Risiken eingehen oder den Risiken in einer gegebenen Situation keine Beachtung schenken. Und sie werden über eine verminderte Fähigkeit verfügen, ihre Zukunft zu planen. Nichts davon kommt, wenn man etwa an Äsops

Fabel von der Ameise und der Heuschrecke denkt, sonderlich überraschend. Die eigentliche Frage, die sich hier stellt, lautet: Lassen sich die schlechten Gewohnheiten einer ganz für den Augenblick lebenden Heuschrecke ändern?

Jede/r von uns sollte erkennen können, welche Rolle diese Dinge im eigenen Leben spielen. Wenn Sie rückblickend die Geschichten der drei Frauen betrachten, die Ihnen als Beispiel für das Nicht-wahr-haben-Wollen dienen sollten, fällt es kaum ins Gewicht, dass Ruth Ann, Saskia und Renée drei ganz unterschiedliche Menschen sind. Die grundlegenden Prinzipien der Entscheidungsfindung gelten für uns alle. Die Frage ist, wie wir diese grundlegenden Prinzipien zum eigenen Vorteil nutzen können. Nachfolgend finden Sie die – unserer Ansicht nach – am besten praktikablen Antworten.

1. Es gibt leichte und schwere Entscheidungen.

Beginnen Sie Ihre Transformation mit kleinen, leicht umsetzbaren Entscheidungen! Das ist die Antwort auf die Frage, wie Sie dieses Prinzip zu Ihren Gunsten wenden können. Da sich von Tag zu Tag mehr gute Entscheidungen ansammeln, werden Sie dadurch an Ihr Epigenom und Ihr Mikrobiom, die beiden großen Zentren der Veränderung in jeder Zelle, neue Botschaften senden. Gleichzeitig bedeutet jede tägliche Veränderung, mag sie auch noch so geringfügig sein, eine Umschulung Ihres Gehirns. Es beginnt sich an eine neue Normalität zu gewöhnen. Demgegenüber werden Sie mit schweren Entscheidungen gegen die Wand rennen, da das Gehirn mit einer tiefgreifend veränderten neuen Normalität nicht klarkommt. Die Vergangenheit ist da einfach ein allzu starkes Trägheitsmoment.

Aus diesem Grund erweist sich beispielsweise eine radikale Entziehungskur beim Zigarettenrauchen, was die langfristigen Resultate anbelangt, als unwirksame Vorgehensweise. Studien haben gezeigt, dass Menschen, denen es gelingt, mit dem Rauchen aufzuhören, die Gewohnheit viele Male aufgeben. Indem sie das Rauchen ein kleines bisschen verringern, es weitgehend reduzieren oder ganz darauf verzichten, häufen sie Erfolgserlebnisse an. Infolge der körperlichen Abhängigkeit hält der Erfolg in den meisten Fällen bloß für kurze Zeit an. Doch mit zunehmend sich wiederholender Entwöhnung passt sich der Körper an.

Wiederholung gehört zu jeder wesentlichen Veränderung. Neue Bahnen im Gehirn zu entwickeln ähnelt dem Graben eines neuen Flussbetts. Das Wasser läuft so lange durchs alte Flussbett, wie es tiefer ist als das neue. Indem Sie die Veränderung, die Sie herbeiführen wollen, häufig wiederholen, »graben« Sie zunächst nur ein flaches Flussbett, dank weiterer Wiederholung wird es aber tiefer. Ein physischer Vergleich stößt hier freilich an seine Grenzen. Geistige Geschehnisse sind manchmal stärker als jede physische Vorgeschichte im Gehirn. Mitunter geben von Alkohol und Tabak abhängige Menschen das Trinken und Rauchen von einem Tag auf den anderen auf – für immer. Der Prozentsatz solcher Menschen mag winzig klein sein (und schlagartiger Erfolg ist nicht unser Ziel in diesem Buch), doch sie rufen uns etwas Wichtiges in Erinnerung: Geht es darum, Entscheidungen zu treffen, kommt der Geist stets an erster Stelle, der Körper lediglich an zweiter.

Zahlreiche Biologen, die fest daran glauben, dass der physische Prozess bereits die ganze Geschichte erzählt, würden diese Aussage infrage stellen. Doch dank der innigen Verbindung zwischen Geist und Körper bedarf es diesbezüglich keiner Diskussion. Jede Botschaft, die Sie Ihrem Körper zukommen lassen, löst eine Reaktion aus. Und die Reaktion wird auf Ihre nächste Botschaft Einfluss nehmen. Diesem im Kreis verlaufenden Dialog – der Rückkopplungsschleife, mit anderen Worten – kommt ganz entscheidende Bedeutung zu. So wirkt sich Ihre Entscheidung, neue Botschaften auszusenden, auf das gesamte Rückkopplungssystem aus.

2. Manchmal vermitteln uns schlechte Entscheidungen ein gutes Gefühl.

Heißen Sie die Belohnung willkommen, anstatt sie negativ zu beurteilen! Das ist die Antwort auf die Frage, wie Sie dieses Prinzip zu Ihren Gunsten nutzen können. Schockiert es Sie, das zu hören? Um eine Redewendung aus der Fernsehserie *Star Trek – Das nächste Jahrhundert* zu zitieren: »Widerstand ist zwecklos.« Impulse und Gelüste haben solch eine Gewalt über uns, weil sie im geeigneten Moment zuschlagen. Das Gehirn öffnet eine Überholspur zu dem begehrenswerten Sinneseindruck, und die Fähigkeit des rationalen Verstandes, den Impuls außer Kraft zu setzen, kommt erst später wieder zum Zug. Studien haben allerdings gezeigt, dass zur Behebung dieses Ungleichgewichts zwischen Vernunft und Sinneseindruck häufig schon eine kurze Pause genügt. Wenn eine Gruppe von Menschen fünf Minuten wartet, bevor sie auf ein Verlangen reagieren, werden die meisten von ihnen nicht mehr auf den Impuls eingehen. Sie finden Gründe, dies nicht zu tun, die nun deshalb hinreichend starke Gründe sind, weil der Augenblick für sofortige Belohnung vorüber ist. (Es gibt sogar verriegelbare, mit einer Zeitverzögerungsschaltung ausgestattete Nahrungsbehälter. Angenommen, Sie sind gierig auf Kartoffelchips. Wenn es Sie nach den Chips gelüstet, können Sie einen Chip essen und die Tüte mit den restlichen Chips in den Behälter stecken. Der sorgt dann dafür, dass Sie für eine vorher festgesetzte Zeit, normalerweise für eine Dauer zwischen fünf und zehn Minuten, keinen Zugriff mehr auf die Chips haben. Anschließend öffnet sich die Verriegelung. Klingt zunächst nach einer pfiffigen Idee, nur fragt man sich, wie viele Menschen es schaffen, bloß einen einzigen Kartoffelchip zu essen, wenn sie das Verlangen überkommt, beziehungsweise wer dann keine weiteren salzigen Snacks griffbereit im Schrank bereitstehen hat.)

Machen Sie sich, anstatt den Versuch zu unternehmen, Ihre Gelüste zu manipulieren, lieber von diesem inneren Ringen frei. Suchen Sie sich eine prompte Belohnung aus vorteilhaften Quellen. Der ernährungswissenschaftliche Ratschlag, anstelle von 250 ml Schokoladeneis lieber eine Möhre zu essen, klingt da allerdings wenig realistisch. Aber vielleicht vollbringen ja zwei Doppelkekse das kleine Kunststück, oder ein halbes Törtchen. Es gibt ein paar Strategien, den Gelüsten Einhalt zu gebieten, jedoch keine, die ihnen dauerhaft ein Ende setzen, jedenfalls nicht, indem man sie unmittelbar angeht. Der beste Ansatz: Bewirken Sie eine Neukonfiguration Ihres Mikrobioms, indem Sie leicht umzusetzende Veränderungen Ihrer Lebensführung einleiten und sich dann darauf verlassen, dass Ihr Körper zu einem Zustand zurückkehrt, in dem er keine Gelüste mehr hat.

Gelüste und das Bedürfnis nach sofortiger Belohnung beinhalten auch eine stark emotionale Komponente. Zu einem erfolgreichen Umgang mit dieser Komponente bedarf es einer umfassenderen Bewusstheit. Wenn Sie entdecken, wonach es Sie tatsächlich hungert, wird die Antwort ein wenig tiefer reichen als bis zu Erdnussbutter mit Marmelade oder zu Pizza Peperoni. Innerlich erfüllt zu sein ist ein Geisteszustand, den man erreichen kann, wenn man weiß wie. Darüber werden wir an anderer Stelle, im Abschnitt über die Emotionen, zu sprechen kommen. Sobald

Sie diesen Zustand erreichen, wird die Verlockung, die von äußeren Auslösern ausgeht, deutlich abnehmen und schließlich verschwinden. Ein Verlangen nach etwas »da draußen« lässt sich am besten von »hier drinnen« her beantworten.

3. Die Belohnung für gute Entscheidungen erhält man gewöhnlich erst mit Verzögerung.

Ihr Mikrobiom kann die Verzögerung, die gewöhnlich zwischen einer guten Entscheidung und der daraus hervorgehenden Belohnung liegt, verkürzen. Das ist die Antwort auf die Frage, wie Sie mit diesem Prinzip arbeiten können. Das Mikrobiom verändert sich andauernd. Auf die Ernährung, auf Körpertraining, Meditation und Stressreduzierung spricht es sehr schnell an. Indem Sie weiterhin kleine, leicht umsetzbare gute Entscheidungen treffen, die Ihnen auf der Stelle zu einem Wohlgefühl verhelfen, verstärkt sich allmählich auch die positive Wirkung dieser Entscheidungen. Sehr bald schon werden Sie nicht länger darauf aus sein, sich besser zu fühlen, vielmehr werden Sie versuchen, das gute Gefühl, das Sie bereits haben, nicht zu verlieren. Wer hingegen nach der Belohnung süchtig ist, die umgehend auf die selbst getroffenen schlechten Entscheidungen folgt, dem wird bloß ein kurzer, mit der Zeit sich abnutzender Lustgewinn zuteil. Allein in dem Moment, in dem der betreffende Mensch sein Verlangen stillt, erlebt er eine Art Wohlgefühl. Das ganze Spiel läuft hier nur noch auf eines hinaus: sich von Kummer und Leid abzulenken.

Indem wir Ihnen gezeigt haben, wie Sie mit den drei großen Prinzipien, die der Entscheidungsfindung zugrunde liegen, arbeiten können, haben wir Sie in die Lage versetzt, sich Ihren persönlichen Weg zum Erfolg zu bahnen. Da Sie ein vollkommen einzigartiger Mensch sind, sollte niemand von Ihnen erwarten, dass Sie sich an ein vorgegebenes Programm halten, ob es nun die neueste Wunderdiät, eine Fett verbrennende Fitnessübung oder ein Aufbauprodukt wie beispielsweise ein Proteinkonzentrat ist. All diese Methoden basieren auf der Erwartung, dass Sie nach einer Weile aufgeben und zum nächsten kurzlebigen, aber profitablen Trend überwechseln werden. Unstetes Umherschweifen von einer kurzfristigen Lösung zur nächsten bringt Sie jedoch nicht weiter. Errichten Sie lieber eine Pyramide aus leicht umsetzbaren Entscheidungen, die zu langfristigen Resultaten führen. Das Fundament der Pyramide besteht aus denjenigen Entscheidungen, die Sie nach eigener Einschätzung besonders leicht treffen können. Dann stocken Sie die Pyramide Ebene für Ebene immer weiter auf – mit den schwierigeren Entscheidungen, die dadurch leichter geworden sind, dass Sie ein Fundament gelegt haben. Steht man unten auf dem Boden, hat man den Eindruck, der Schlussstein – grundlegendes Wohlbefinden – sei ganz hoch oben angebracht und sehr weit entfernt. Beinahe mühelos gelangt man jedoch dorthin, wenn man weiß, was man aufbaut und wie man die Sache anzugehen hat.

VERÄNDERUNGEN IN DIE TAT UMSETZEN

Für das Pyramidenbauen möchten wir Ihnen ein Beispiel geben. Die Person, um die es hier geht, steht einem der Autoren ziemlich nahe. Wir werden hier von Rudys älterem Cousin Vincent sprechen, obgleich das nicht seiner tatsächlichen Identität entspricht. Seit den frühen Achtzigerjahren hat Vincent als Arzt praktiziert und sich in der inneren Medizin einen Namen gemacht. Vincent selbst hält sich, wie bei Ärzten häufiger der Fall, keineswegs an die Empfehlungen, die er seinen Patienten gibt. Zu seinem Alltag gehören viele Stunden ohne körperliche Betätigung, in denen er darüber hinaus häufig der stressbelastenden Situation ausgesetzt ist, mitanzuhören, wie seine Patienten auf diese oder jene Diagnose ganz bestürzt reagieren. Er rühmt sich, damit sehr gut umgehen zu können. All die Jahre, in denen er seinen Beruf voller Hingabe und Ehrgeiz ausgeübt hat, haben ihn zu dem gemacht, was er heute ist. Aber Vincent hat den Preis dafür bezahlt.

Käme er als Patient zu sich selbst in die Sprechstunde, würden bei ihm die Alarmglocken klingeln. Vincent schleppt vierzig Pfund Übergewicht mit sich herum. Täglich trinkt er Alkohol, mitunter übermäßig viel. Er beklagt sich über Schlaflosigkeit und das Gefühl von Müdigkeit. Neulich konnte er vor der Situation nicht länger die Augen verschließen, denn er bekam Gelenkschmerzen, insbesondere in den Knien. Als er sich in der Chirurgie einem knieprothetischen Eingriff unterzog, ließen die Schmerzen im Knie nur partiell nach. Nun werden Sie vielleicht denken, derart gehäuft auftretende Negativeffekte hätten Vincent, erst recht vor dem Hintergrund all seines ärztlichen Wissens, dazu veranlasst, den Weg des Wandels einzuschlagen. Doch so läuft das nicht mit der menschlichen Natur. Da er sich dazu entschieden hatte, im Umgang mit seinen Problemen hauptsächlich auf die Taktik des Nicht-wahrhaben-Wollens zu setzen, blieb Vincent im Grunde nur eines übrig – sein Nicht-wahr-haben-Wollen, als sich die Dinge verschlimmerten, zu verdoppeln.

Dann entdeckte er etwas, dem er seine volle Aufmerksamkeit schenkte: das Mikrobiom. Durch die Forschungsergebnisse ermutigt, fand Vincent eine Möglichkeit, sein Nicht-wahr-haben-Wollen zu umgehen und zugleich seine zeitlebens gepflegte Meinung, nur bei Medikamenten und Chirurgie handele es sich um »echte« Medizin, zu revidieren. All die Veränderungen, die er in seinem Alltag vornahm, fielen ihm leicht:

- Nahrungsmittel mit löslichen Ballaststoffen – zum Beispiel Vollkornbrot, Naturreis, Bananen, Haferbrei und Orangensaft – zu verzehren. So war bei ihm für Präbiotika gesorgt, für diejenige Nahrung, von der die Darmbakterien leben.
- Seine Ernährung durch probiotische Nahrungsmittel mit heilsam wirkenden Bakterien zu ergänzen, die sich in seinem Darm, insbesondere im Dickdarm, ansiedeln: probiotischer Joghurt, Sauerkraut und sauer eingelegte Gurken gehören zum probiotischen Lager.
- Um ihrer entzündungshemmenden Wirkung willen täglich eine Aspirintablette einzunehmen.
- Den übermäßigen Alkoholkonsum einzuschränken – ohne freilich auf seinen Fünfuhrcocktail zu verzichten.

Angesichts dieser leicht in die Tat umzusetzenden Veränderungen fühlte Vincent sich wohl. Und er stellte sogleich Resultate fest: Er schlief besser, hatte weniger Schmerzen und fühlte sich ganz allgemein leichter und unbeschwerter.

Ebenso wie immer mehr andere Ärzte gelangte auch er zu der Überzeugung, die Bekämpfung der Entzündung sei der Knackpunkt. Jetzt, da er sich wieder besser fühlte, gewann er den alten Optimismus und die Hoffnung zurück. Zum ersten Mal seit Jahren schien sich für ihn tatsächlich die Möglichkeit abzuzeichnen, seine Probleme loszuwerden. Dank der neu gewonnenen Einstellung fiel es ihm nun leicht, die nächste Stufe der Veränderungen in Angriff zu nehmen.

- Mit dem Trinken hat er komplett aufgehört. Das war keine schwere Entscheidung. Denn er fühlte sich mittlerweile so viel besser, dass er Alkohol als Selbstmedikation – und erst recht seine Entzündungseffekte – wirklich entbehren konnte. Zur gleichen Zeit gewöhnte er

sich auch die gelegentlich mit seinen Kollegen genossene Zigarre ab. Die toxische Wirkung des Tabaks wurde für seinen Gaumen und seine Nase, sobald diese wieder empfindsam geworden waren, allzu offenkundig. Das Rauchen aufzugeben war bei ihm ein ganz natürlicher Prozess, *ein* Ergebnis seiner besseren Ernährung.
- Er ging komplett zu biologischer Vollwertkost über. Nahrungsmittel mit Zusatz- und Konservierungsstoffen – bei denen es sich möglicherweise ebenfalls um Entzündungsquellen handelt – fand er überhaupt nicht mehr anziehend.
- Er verringerte seinen Salzkonsum. Das Verlangen danach wird durch Snacks und Junk Food enorm verstärkt. Und so fiel es ihm leicht, den Salzkonsum zu reduzieren. Denn sein Verlangen nach einem Snack zwischendurch war durch die Vollwertkost verschwunden.
- Nachdem er sich über die möglichen Vorzüge probiotischer Nahrungsergänzungsmittel informiert hatte, wählte er eines aus, um die Bakterien, die sein Mikrobiom besiedeln, zu verbessern.

Anstatt unter einer vielfach mit Entzündungen und mit Toxinen, die durch die durchlässige Darmwand in die Blutbahn gelangen, einhergehenden Kaskade von Symptomen zu leiden, erlebte Vincent nun eine Kaskade von Gesundung und Heilung. Jeder Schritt, der ihm leichtfiel, führte zu weiteren Schritten, die ihm, hätten sie auf einer Liste mit guten Vorsätzen gestanden, wie schwere Entscheidungen vorgekommen wären. Stattdessen entwickelte sich seine Lebensführung von Tag zu Tag weiter, und jede Veränderung führte auf natürliche Weise zur nächsten.

Gegenwärtig fühlt Vincent sich bereit, Veränderungen vorzunehmen, die vor zwei Monaten praktisch noch unvorstellbar für ihn waren. Er, der nie an die Geist-Körper-Verbindung geglaubt hatte, will nun zu meditieren beginnen. Studien zu den segensreichen Wirkungen der Meditation gab es schon seit Jahrzehnten, doch erst heute tritt er zu ihnen in eine persönliche Beziehung: Er beginnt nun, sie unter dem Aspekt der Epigenetik und des Mikrobioms zu betrachten – beide werden durch Meditation positiv beeinflusst.

Nachdem er jahrelang von Schmerzmitteln abhängig gewesen und sein Bluthochdruck medikamentös behandelt worden war, beschloss Vincent, sich von beidem zu entwöhnen. Zuerst verschwanden die Bluthochdruckmedikamente, denn die Vollkosternährung hatte seinem Mikrobiom zu einer Neukonfiguration verholfen, was ausreichte, um seinen Blutdruck zu regulieren. Seine Ausgangsmotivation, das Thema »der Entzündung entgegenwirken«, hatte sich offensichtlich bezahlt gemacht und würde möglicherweise auf lange Sicht zu manch weiterer vorteilhaften Veränderung führen, die im Moment noch nicht sichtbar war.

Ihre persönliche Geschichte – und Ihr Weg zum Wohlbefinden – werden nicht dieselbe sein wie bei Vincent. Das sollen sie auch nicht. Denn in diesem Fall gibt es keine Einheitsgröße: nicht wenn es darum geht, Entscheidungen zu treffen, an die Sie sich dann auch tatsächlich halten können. Eine Ähnlichkeit zwischen Ihrem und Vincents Weg wird sich daraus ergeben, dass Sie und er die gleichen drei Prinzipien der Entscheidungsfindung beachten. Er hat von denselben Antworten Gebrauch gemacht, die auch Sie erhalten haben.

Um das Problem der schweren Entscheidungen zu überwinden, hat Vincent bei jedem Schritt auf seinem Weg nur leicht umsetzbare Entscheidungen getroffen. Manche von ihnen wären ihm anfangs zu schwer vorgekommen, doch das waren sie nicht, nachdem er die geeignete Grundlage geschaffen hatte.

Um das Problem der sofortigen Belohnung zu überwinden, hat er seinen Impulsen nicht länger Widerstand entgegengesetzt. Es brauchte lange, bis er seinen Schuldgefühlen und der Selbstverurteilung ein Ende bereiten konnte. In Form von Nahrungsmitteln, an denen er seine Freude hatte, gab er alternativen Belohnungen eine Chance. Und er vertraute darauf, dass das Thema Alkohol und Tabak sich auf ganz natürliche Weise erledigen würde, was auch geschah, nachdem seine chronischen Schmerzen abgeklungen waren.

Um das Problem der verzögerten Resultate zu überwinden, traf er Entscheidungen, bei denen sich schnell Ergebnisse einstellten, das geschah vor allem durch den Wechsel zu einer Vollwertkost. Damit er sich an sein Programm hielt, brauchte er weder Geduld, noch musste er sich selbst Versprechungen machen. Geduldig müssen Sie nur dann sein, wenn sich durch Ihre Entscheidungen die Situation in Ihrem Körper erst nach Jahren verändert, wie es beispielsweise bei all denen der Fall ist, die cholesterinsenkende Medikamente einnehmen – der Herzinfarkt, dem sie vorbeugen wollen, liegt um Jahre in der Zukunft (gar nicht davon zu reden, dass derartige Medikamente möglicherweise zwar die Häufigkeit verringern, mit der ein Herzinfarkt in einem hinreichend großen Bevölkerungsquerschnitt auftritt, im Einzelfall, also bei Ihnen, jedoch keineswegs die Verhütung eines Herzinfarkts gewährleisten).

Vielleicht ist Ihnen aufgefallen, dass Vincent in seine neuen Entscheidungen den einen oder anderen Bereich nicht mit einbezogen hat. Der offensichtlichste Bereich ist das Körpertraining. Vincent liebt es, am Wochenende Golf zu spielen, was seine Ansprüche in puncto körperliche Betätigung für den Moment zufriedenstellt. Zugleich ist er sich natürlich darüber im Klaren, dass Golf nicht gerade eine zum Training von Herz und Kreislauf geeignete Aktivität ist – mit anderen Worten, nicht die Art von Aktivität, die den Herzschlag beschleunigt und den Sauerstoffumsatz erhöht, mitsamt den dementsprechend segensreichen Auswirkungen auf die Herz-Kreislauf-Funktion und den Blutdruck. Übergewicht und Gelenkschmerz haben Vincent lange davon abgehalten, entsprechende körperliche Belastungen auf sich zu nehmen. Daher gehören körperliche Betätigungen, die einem Herz-Kreislauf-Training dienen, für ihn immer noch in die Kategorie »schwere Entscheidungen« – eine Kategorie, die jederzeit revisionsfähig ist, wenn man mit der Einstellung an sie herangeht, mit einer leichten Entscheidung nach der anderen eine Pyramide zu errichten.

Nun sind Sie so weit, Ihre eigene Pyramide zu errichten, bei der jeder Stein *einer neuen Entscheidung pro Woche* entspricht, die Sie leicht vornehmen können. Dabei gibt es sechs Kategorien, in denen Veränderungen eine bedeutsame Auswirkung auf Ihr Epigenom, Ihr Mikrobiom und Ihr Gehirn haben:

Ernährung
Stress
Körpertraining
Meditation
Schlaf
Emotionen

Für jede der sechs Kategorien werden wir Ihnen eine ganze Reihe Auswahlmöglichkeiten vorstellen. Jede Auswahl wird so umfangreich sein, dass sie für jede/n von Ihnen Optionen bereithält, die Sie sich leicht zu eigen machen können. Sobald Sie in allen sechs Kategorien Ihre Vorlieben angekreuzt haben, können Sie diese völlig unangestrengt und in voller Erwartung positiver Ergebnisse in die Tat umsetzen. Pyramiden zu errichten ist der Schlüssel zu einer erfolgreich in die Tat umgesetzten dauerhaften Veränderung, die sich immer mehr ausweitet.

Der Umstand, dass Sie, ausgewählt aus sechs verschiedenen Lebensbereichen, jeweils eine Veränderung vornehmen, erhöht deren Wirkung auf das Geist-Körper-System insgesamt. Wir empfehlen Ihnen, mittels der folgenden Liste im Auge zu behalten, welche Auswirkungen auf Ihre Lebensführung die Veränderungen hervorrufen:

RESULTATE, NACH DENEN SIE AUSSCHAU HALTEN SOLLTEN

Markieren Sie jedes Resultat, das sich Ihrer Einschätzung nach abzuzeichnen beginnt, nachdem Sie sich eine neue Veränderung Ihrer Lebensführung zu eigen gemacht haben, mit einem Häkchen.
- Die Verdauung wird besser.
- Magenverstimmungen oder Sodbrennen treten seltener auf.
- Verstopfung oder Durchfall sind nicht länger ein Problem.
- Ihr Körper fühlt sich leichter.
- Zunehmend verspüren Sie inneren Frieden und Gelassenheit.
- Ihr Denken ist schärfer und wacher.
- Sie nehmen ab, ohne eine Diät zu machen.
- Anzeichen des Alterns machen sich langsamer bemerkbar.
- Anzeichen des Alterns sind rückläufig – Sie fühlen sich jünger.
- Das Leben scheint weniger stressig zu sein; und Sie können mit Stress besser umgehen.
- Stimmungen werden ausgeglichener, sind nicht länger ein Auf und Ab.
- Sie verspüren ein angenehmes Wohlbefinden.

- Kleinere Wehwehchen gehen zurück oder verschwinden.
- Quälender Hunger lässt nach oder verschwindet.
- Ein natürlicher Kreislauf aus Hunger und Sättigung hält wieder Einzug.
- Kopfschmerzen verringern sich oder verschwinden.
- Mundgeruch wird schwächer oder verschwindet.
- Sie schlafen wieder regelmäßig und ohne Unterbrechung.
- Bei Allergien tritt eine Besserung ein.
- Snacks stellen für Sie nicht länger eine Versuchung dar.
- Übermäßiger Zuckerkonsum ist nicht länger eine Versuchung.
- Es gelüstet Sie weniger nach süchtig machenden Geschmacksreizen (süß, sauer, salzig).
- Der Alkoholkonsum geht zurück.
- Der Tabakkonsum geht zurück.

Die folgenden Punkte kann Ihr Arzt überprüfen:
- niedrigerer Blutdruck
- normale Blutzuckerwerte
- eine normale Herzfrequenz
- eine Verbesserung bei Angst oder Depression, falls vorhanden
- eine Erhöhung des HDL-Werts (Lipoprotein hoher Dichte, engl. high-density lipoproteins, das sogenannte gute Cholesterin)
- eine Verminderung des LDL-Werts (Lipoprotein niederer Dichte, engl. low-density lipoproteins, das sogenannte schlechte Cholesterin)
- ein verbesserter Triglyzeridspiegel (= ein vermindertes Herzerkrankungs- oder Schlaganfallrisiko)
- eine normale Nierenfunktion

– bessere Befunde bei der regelmäßigen zahnärztlichen Kontrolluntersuchung: weniger Zahnbelag (Plaque), weniger kariös bedingte Zahnschäden, weniger Zahnfleischentzündungen

ERNÄHRUNG: ENTZÜNDUNG BESEITIGEN

Mittlerweile wird es Sie nicht mehr überraschen, dass Entzündung, wenn es um die Ernährung des Menschen geht, der größte Feind ist. Überall auf der menschlichen Landkarte hat die medizinische Forschung ihre Spuren ausfindig gemacht, angefangen bei chronischen Erkrankungen und Fettleibigkeit bis hin zum Syndrom der »pathologisch durchlässigen Darmwand« und zu seelischen Erkrankungen. Die durchschnittliche westliche Ernährung verstärkt mit hoher Wahrscheinlichkeit derartige entzündliche Prozesse. Veränderung ist deshalb dringend geboten. Für jeden, der von Junk Food und Fast Food lebt, wird diese Veränderung dramatisch sein. Doch die Überfrachtung mit Zucker, die heutzutage, wenn man nicht wachsam ist, fast überall in die Ernährung Einzug hält, zählt ebenfalls zu den Hauptverdächtigen. Die Evolution hat uns nicht darauf eingestellt, über hundert Pfund weißen Kristallzucker pro Jahr zu uns zu nehmen. Nicht klar ist, ob wir evolutionär überhaupt darauf vorbereitet sind, ihn zu konsumieren – nebst dem billigeren, in industriell verarbeiteten Nahrungsmitteln zunehmend enthaltenen Glukose-Fruktose-Sirup.[8]

Entzündung ist unverzichtbar für den Heilungsprozess, bei dem das Immunsystem bestimmte chemische Substanzen, sogenannte freie Radikale, möglichst schnell in einen von Verletzung oder Erkrankung betroffenen Körperbereich transportiert. So gut wie alle Symptome einer Grippe beziehungsweise eines grippalen Infekts, etwa Fieber und alle möglichen körperlichen Beschwerden, sind nicht auf das Influenzavirus zurückzuführen, sondern auf die Heilungsversuche unseres Körpers und auf die damit einhergehende Entzündung. In diesem Sinn ist die Entzündung unser Freund. Doch unser Freund kann sich gegen uns wenden, ohne dass wir es bemerken.

Man kann in einem Zustand chronischer Entzündung leben, ohne es zu wissen. Denn anders als die geschwollenen roten Partien, die sich auf Ihrer Haut abzeichnen, wenn sie entzündet ist, entgehen uns die inneren Anzeichen von Entzündung vielfach. Mit einem leicht beeinträchtigten Immunsystem ist keine charakteristische Empfindung verknüpft. Und einige Anzeichen von Entzündung, Gelenkschmerzen beispielsweise, könnten andere Ursachen haben. Aus diesem Grund verfolgen wir den Ansatz, leicht umsetzbare Entscheidungen zu treffen, aus denen ein entzündungshemmender Effekt resultiert. Bei den meisten Menschen hat eine der Entzündung entgegenwirkende Ernährung zur Konsequenz, dass sie auf der Stelle bemerken, wie sich die Dinge zum Vorteil verändern.

Die Entscheidungsoptionen lesen: Die Übersicht über die zur Wahl stehenden Entscheidungsmöglichkeiten gliedert sich in drei Teile – je nach Schwierigkeitsgrad der Entscheidung und abhängig davon, inwieweit bis heute ihre Wirksamkeit nachgewiesen werden konnte.

TEIL 1: LEICHTE ENTSCHEIDUNGEN

Als Erstes kommen die für jede/n von uns umsetzbaren Entscheidungen. Wenn Sie beginnen, sie in die Tat umzusetzen, schaffen Sie dadurch das Fundament für Ihre Pyramide. So verlockend es auch anmuten mag, jeweils mehr als *eine* einfache Entscheidung zu wählen, sollten Sie diesem Drang widerstehen. Denn im Lauf eines Jahres werden Sie 52 wöchentliche Veränderungen an Ihrer Lebensführung vornehmen. Da besteht keinerlei Notwendigkeit, selbst noch was obendrauf zu packen.

TEIL 2: SCHWERERE ENTSCHEIDUNGEN

Hier geht es um Entscheidungen, gegen die Sie einen Widerwillen verspüren oder bei denen Sie wissen, dass sie zu schwierig sind, um sie durchhalten zu können, ohne rückfällig zu werden. Das geht völlig in Ordnung. Schwerere Entscheidungen können so lange warten, bis Sie sämtliche in Reichweite Ihrer Möglichkeiten liegenden leichten Entscheidungen getroffen haben. Für manche Menschen werden die schwereren Entscheidungen im Grunde genommen leicht sein, da hier jeder Mensch an einem anderen Ausgangspunkt beginnt. Für die meisten Menschen stehen die schwereren Entscheidungen jedoch erst weiter oben auf der Pyramide an. Diese Entscheidungen müssen sich leicht anfühlen, bevor Sie sie angehen. Ansonsten laufen Sie Gefahr, eine Veränderung vorzunehmen, die Sie dann später nicht aufrechterhalten können.

TEIL 3: VERSUCHSWEISE VORGENOMMENE ENTSCHEIDUNGEN

Für die hier aufgeführten Schritte sprechen gute, durch faszinierende Forschungsergebnisse untermauerte Argumente. Nichtsdestoweniger repräsentieren sie gegenwärtig eine Minderheitsposition. Modetrends in der Ernährung kommen und gehen. Die Forschungsresultate von heute werden durch die Ergebnisse von morgen abgewandelt oder über den Haufen geworfen. Bevor Sie eine experimentelle Option in die Tat umsetzen, lesen Sie bitte unsere Warnhinweise, stellen Sie eigene Nachforschungen an und treffen Sie dann eine fundierte Entscheidung. Keine dieser experimentellen Entscheidungen sollte jedenfalls als Ersatz für die Entscheidungen in Teil 1 und 2 dienen.

Denken Sie bitte daran: Jede hier getroffene Entscheidung soll von Dauer sein. Da Sie lediglich *eine* Veränderung pro Woche vornehmen, haben Sie sieben Tage Zeit, sich anzusehen, wie es läuft. Und läuft alles reibungslos, dann sind Sie so weit, dass in der folgenden Woche Ihre Wahl auf eine zweite Veränderung fallen kann. Überstürzen Sie nichts; setzen Sie sich nicht selbst unter Druck. Gewährleisten Sie, dass der Fortschritt sich mühelos einstellen kann. Darin liegt das Geheimnis dieser Herangehensweise.

Wir halten es für klug, vorneweg die Veränderungen in Ihrer Ernährung vorzunehmen, da die Nahrung den unmittelbarsten Einfluss auf das Mikrobiom hat. Unser Rat: Verbringen Sie den ersten Monat komplett mit den Ernährungsumstellungen. Aber die Entscheidung liegt bei Ihnen. Stellen Sie sicher, dass Sie alle sechs Abschnitte des Programms gelesen haben, bevor Sie eine Veränderung vornehmen.

Ernährung: Die Entscheidungsoptionen

Kreuzen Sie zwei bis fünf Punkte an, in denen Sie Ihre derzeitige Ernährung ohne Weiteres verändern können. Die schwereren Entscheidungen sollten erst folgen, nachdem Sie Ihre leichten Entscheidungen, eine pro Woche, in die Tat umgesetzt haben.

TEIL 1: LEICHTE ENTSCHEIDUNGEN

- Bereichern Sie Ihr Frühstück durch Präbiotika mit löslichen Ballaststoffen (beispielsweise Haferbrei, Orangensaft mit viel Fruchtfleisch, Getreideflocken mit Dinkel-, Hafer- oder Weizenkleie, Bananen, ein aus ungeschälten Früchten zubereiteter Frucht-Smoothie).
- Essen Sie einen Salat als Beilage zum Mittag- oder

Abendessen (am besten zum Mittag- *und* zum Abendessen).
- Ergänzen Sie Ihren Speiseplan durch Nahrungsmittel, die einer Entzündung entgegenwirken (siehe S. 181 ff.).
- Nehmen Sie einmal täglich probiotische Nahrungsmittel zu sich (zum Beispiel probiotischen Joghurt, Kefir, sauer eingelegte Gurken, Sauerkraut, Kimchi).
- Gehen Sie dazu über, Vollkornbrot und -getreideflocken zu essen.
- Verzehren Sie mindestens zweimal wöchentlich fettreichen Fisch (beispielsweise frischen Lachs, Makrele, Thunfisch und – als Konserve oder frisch – Sardinen).
- Reduzieren Sie den Alkoholkonsum auf ein Glas Bier oder ein Glas Wein am Tag, das Sie zum Essen trinken.
- Nehmen Sie täglich ein probiotisches Nahrungsergänzungsmittel und eine Multivitamintablette ein und eventuell, wenn Ihr Arzt das für sinnvoll erachtet, eine niedrig dosierte Aspirintablette. Reduzieren Sie das Knabbern von Snacks, indem Sie davon nur noch *eine* Portion essen, abgemessen in einer Schale – essen Sie nicht aus der Tüte.
- Teilen Sie sich in einem Restaurant das Dessert.

TEIL 2: SCHWERERE ENTSCHEIDUNGEN

- Wechseln Sie zu Nahrungsmitteln aus biologischer Produktion, einschließlich Hühner- und sonstigem Fleisch von Tieren, die bei der Aufzucht keine Hormongaben erhalten haben.
- Schränken Sie den Verzehr von rotem Fleisch ein oder streichen Sie es gleich komplett von Ihrem Speiseplan. Greifen Sie ansonsten zumindest zu Bioalternativen, so auch zu Hühnerfleisch und dem Fleisch von anderen ohne Hormongaben aufgezogenen Tieren.

- Gehen Sie dazu über, Eier von freilaufenden Hühnern mit einem hohen Anteil an Omega-3-Fettsäuren zu essen (siehe S. 179f. und 201ff.).
- Werden Sie Vegetarier.
- Verzichten Sie auf weißen Kristallzucker.
- Verringern Sie drastisch den Anteil von abgepackten Nahrungsmitteln.
- Lassen Sie Alkohol weg.
- Machen Sie Schluss mit Fast Food.
- Kaufen Sie keine industriell verarbeiteten Nahrungsmittel mehr.
- Hören Sie auf zu essen, wenn Sie nicht hungrig sind.

TEIL 3: VERSUCHSWEISE VORGENOMMENE ENTSCHEIDUNGEN

- Wählen Sie eine glutenfreie Ernährung.
- Fangen Sie an, vegan zu leben.
- Streichen Sie Weizen vollständig aus Ihrer Ernährung.
- Nehmen Sie anstelle eines Desserts lediglich Obst und/oder Käse.
- Wählen Sie eine mediterrane Ernährung (siehe S. 184ff.).

ERKLÄRUNGEN ZU DEN ENTSCHEIDUNGSOPTIONEN

Nicht jede hier aufgelistete Option werden wir einzeln erklären müssen. Denn sie alle miteinander verbindet ein gemeinsames Ziel: der Entzündung entgegenzuwirken. In der Kategorie »leichte Entscheidungen« kommt es darauf an, Möglichkeiten zu finden, wie Sie der Entzündung mühelos begegnen können. Die wichtigste von allen ist die Neukonfiguration Ihres Mikrobioms. Denn dort steht der Verdauungsprozess am Ausgangspunkt jenes Weges, der zur Entzündung führt. Die von Ihren Darmbakterien gebildeten Toxine stellen, das haben wir bereits an anderer Stelle gesehen, so lange keine Gefahr dar, wie sie im Verdauungstrakt bleiben. Doch das Syndrom der »pathologisch durchlässigen Darmwand«, offenbar weiter verbreitet, als man früher annahm, lässt die Toxine in die Blutbahn gelangen. Und ab da bekämpft sie der Körper mit den Mitteln der Entzündung – eine gesunde, jedoch gefährliche Reaktion. Eine Neukonfiguration Ihres Mikrobioms ist die beste Abwehrmaßnahme und der erste Schritt, damit die Toxine dort bleiben, wo sie natürlicherweise hingehören.

Das Leben, das wir heutzutage führen, setzt uns zahlreichen Einflüssen aus, die dem Mikrobiom schaden oder zumindest im Verdacht stehen, dies zu tun: etwa der weitverbreitete Antibiotikaeinsatz, eine hochgradig fett- und zuckerlastige Ernährung, Ballaststoffmangel, Luftverschmutzung, eine sehr starke Stressbelastung, schlechter Schlaf, ferner diverse Zusatzstoffe und Hormone in den Nahrungsmitteln, die wir kaufen. Die den Darm besiedelnden Mikroben, einerseits eine direkte Entzündungsursache, sind zugleich ein Entzündungsschutz, jedenfalls bei einem gesunden Mikrobiom.

Das Ziel für Sie ist keineswegs ein »perfektes« Mikrobiom. Denn was das sein soll, kann niemand definieren, zumindest bisher noch nicht. Angesichts von über tausend Bakterienspezies, die es in Betracht zu ziehen gilt, und angesichts eines ständig im Umbruch befindlichen Mikrobioms ist Perfektion wahrscheinlich etwas Unerreichbares, wenn nicht gar von vorneherein das falsche Ziel. Leichter und vernünftiger ist es, Ihre Ernährung dahingehend umzustellen, dass Sie denjenigen Dingen, die zur Entzündung führen, den Rücken kehren. Das schadet Ihnen ganz sicher nicht und stellt Ihnen viele heilsame Wirkungen in Aussicht.

Präbiotika kommen an oberster Stelle. Denn sie sind Nahrung für das Mikrobiom, das diese Nahrung vor allem aus – für den Körper selbst unverdaulichen – Ballaststoffen gewinnt. Die Evolution hat zu einer glücklichen Partnerschaft geführt, in der die Mikroben den für sie notwendigen Brennstoff verzehren, ohne dem Körper den seinen zu entziehen – und umgekehrt. Zugleich schützen präbiotische Nahrungsmittel den Körper vor Entzündung, indem sie das Vorkommen von Endotoxin verringern. (Auf S. 127 f. können Sie noch einmal den Bericht über das Forschungsergebnis nachlesen, aus dem hervorgeht, wie ein Glas frisch gepresster Orangensaft den Entzündungseffekt eines fettreichen McDonald's-Frühstücks komplett ausgleicht.)

An präbiotischen Produkten herrscht kein Mangel. Wir empfehlen ein Frühstück, in dem Präbiotika reichlich vorkommen, von Bananen und Orangensaft bis hin zu Haferbrei, Ganzkornfrühstücksflocken und aus ungeschälten Äpfeln, allerlei Beeren und sonstigen Früchten zubereiteten Frucht-Smoothies. Online finden Sie hierzu zahlreiche Rezepte. Und beim Smoothie können Sie anstelle der Früchte auch Gemüse verwenden, falls Sie das bevorzugen. Bloß sollte Ihnen bewusst sein, dass Grüngemüse, die Hauptzutat von grünen Smoothies, erheblich weniger Kalorien aufweist als die Früchte. Bestimmt möchten Sie kein Frühstück mit weniger als 350 bis 500 Kalorien essen, damit Sie über genügend Energie verfügen, um die Zeit bis zum Mittagessen gut zu überstehen, ohne von heftigem Hunger geplagt zu werden. Ein Salat zum Mittag- oder Abendessen verschafft Ihnen ebenfalls ein gutes präbiotisches Polster.

Probiotika sind Nahrungsmittel, die aktive Bakterien enthalten. Das im Supermarkt am häufigsten anzutreffende von ihnen ist probiotischer Joghurt. Darüber hinaus gibt es aber auch sauer eingelegte Gurken, Sauerkraut, Kimchi (eine traditionell, meist auf Basis von Chinakohl durch Milchsäuregärung hergestellte koreanische Gemüsezubereitung) und Kefir. Im Verlauf einer Mahlzeit eines dieser Nahrungsmittel zu sich zu nehmen verhilft Ihrem Mikrobiom durch die Zufuhr von heilsam wirkenden Bakterien, welche die Darmwände besiedeln und die schädlichen Bakterien hoffentlich reduzieren oder sie verdrängen, zu einer Neukonfiguration. Die Komplexität des Mikrobioms und die enormen Unterschiede, die hier von einem Menschen zum anderen bestehen, lassen wirklich verlässliche Voraussagen über die Effekte von probiotischen Nahrungsmitteln nicht zu. Am besten, Sie probieren sie selbst aus – alle sind völlig harmlos – und schauen sich dann die Resultate an.

Probiotische Nahrungsergänzungsmittel sind ein florierendes Geschäft, für das zukünftig noch hohe Zuwachsraten erwartet werden. Apotheken, Drogeriemärkte, Bioläden und Reformhäuser bieten eine verwirrende Vielfalt solcher Nahrungsergänzungsmittel an, manche in Form von Pillen zur Einnahme nach dem Essen, andere in so leicht verderblicher Form, dass man sie im Kühlschrank aufbewahren muss. Einen fachkundigen medizinischen Ratschlag in Bezug auf die besten Nahrungsergänzungsmittel gibt es nicht, und zwar aus dem bereits mehrfach genannten Grund: Das Mikrobiom ist zu komplex und unablässig in Veränderung begriffen. Auch sollte man beachten, dass ein verlässliches Nahrungsergänzungsmittel, das eine Milliarde Bakterien enthält, in eine einhundert Billionen Mikroben umfassende Darmökologie hineingelangt. Bei einem zahlenmäßigen Verhältnis von eins zu einhunderttausend wird das Nahrungsergänzungsmittel womöglich nur einen vernachlässigbaren Einfluss ausüben.

Wir sind lieber optimistisch: Man sollte besser jede Gelegenheit, das Mikrobiom in einen natürlichen Gleichgewichtszustand zurückzuversetzen, beim Schopf packen. Ein Nahrungsergänzungsmittel kann zwar kein ernsthafter Ersatz dafür sein, dass Sie Ihre Probiotika über die Nahrung beziehen, andererseits ist das Schlucken eines Nahrungsergänzungsmittels eine leichte Entscheidung. Nehmen Sie außerdem, um den Nutzeffekt zu erhöhen, ein Multivitaminpräparat und, nach Rücksprache mit Ihrem Arzt, eventuell eine niedrig dosierte Aspirintablette in Ihr Programm mit auf. Durch die Einnahme von Aspirin lässt sich das Risiko, einen Herzinfarkt zu bekommen oder an bestimmten Formen von Krebs zu erkranken, nachweislich reduzieren. (Fragen Sie aber unbedingt Ihren Arzt, auch bevor Sie Aspirin mit anderen Medikamenten kombinieren, insbesondere bei Medikamenten mit entzündungshemmenden oder blutverdünnenden Eigenschaften.) Bei einer ausgewogenen Ernährung ist das Multivitaminpräparat nicht unbedingt notwendig. Was die Verarbeitung von Vitaminen und Mineralien anbelangt, wird allerdings der Verdauungstrakt mit zunehmendem Alter ineffizienter. Studien haben gezeigt, dass bis zu einem Drittel aller Fälle von Demenz mit Mineralstoffmangel beziehungsweise mit einer unzulänglichen Ernährung in direktem Zusammenhang stehen.

Demenz bezieht sich als Oberbegriff auf eine Vielzahl von Krankheitszuständen, darunter die Alzheimerkrankheit, die Rudy seit vielen Jahren studiert, und es gibt auf Demenz bezogen keine allgemein akzeptierte Diätvorschrift, durch die sich eine vorbeugende Wirkung sicherstellen ließe. Allerdings hat der Teil der Forschung, der das Augenmerk darauf richtet, wie die Ernährung sich auf die Gehirnzellen auswirkt, ein paar allgemeine, leicht zu befolgende Leitlinien bereitgestellt. Und diese Leitlinien entsprechen ganz überwiegend denen einer entzündungshemmenden Ernährung. Zu den Vorbeugungsempfehlungen zählen

Omega-3-Fettsäuren, die in fettreichem Fisch zu finden sind. (Wen die in Fischöl vorhandenen Schwermetalle beunruhigen, für den ist Leinöl (Leinsamenöl) aus biologischem Anbau in Kombination mit täglich einer Handvoll Walnüssen eine gute Alternative. Falls Sie sich für Fischöl entscheiden, verwenden Sie, um Schwermetallverunreinigungen zu entgehen, bitte dreifach destilliertes Öl.)

antioxidativ wirkende Mikronährstoffe (zum Beispiel in Heidelbeeren, dunkler Schokolade, grünem Tee), um Schädigungen des Gehirns durch freie Radikale entgegenzuwirken

B-Vitamine (nicht mehr als die empfohlene Tagesdosis) eine mediterrane Ernährung (siehe S. 184 ff.)

Behalten Sie im Hinterkopf, dass diese Anregungen provisorischen Charakter haben. Selbst ein jahrzehntelang für seine antioxidativen Eigenschaften gerühmtes Nahrungsergänzungsmittel wie Vitamin E hat aus der Forschung Gegenwind bekommen. Die neurowissenschaftliche Grundlagenforschung dreht sich um die Tatsache, dass das Hirngewebe, da 20 Prozent des gesamten Sauerstoffverbrauchs im Körper auf das Gehirn entfallen, ziemlich anfällig ist für Schäden, die durch freie Radikale hervorgerufen werden. Freie Radikale sind Moleküle mit einem zusätzlichen Sauerstoffatom, das leicht ein anderes Molekül findet, mit dem es eine Verbindung eingehen kann. Wenngleich freie Radikale als Bestandteil der gesamten Entzündungsreaktion für die Wundheilung unverzichtbar sind, können sie, im Übermaß vorkommend, durch unerwünschte chemische Reaktionen gesunde Zellen schädigen; und in Fällen von Demenz scheinen Gehirnzellen ihr Hauptziel zu sein.

Einen potenziellen Schaden aufgrund einer gar zu aktiven Oxygenierung möglichst gering zu halten ist der gemeinsame Nenner bei fast allen eben aufgelisteten Präventivmaßnahmen. Ein rundum gesicherter Nachweis dafür steht allerdings immer noch aus. Wir vertreten diesbezüglich die

Auffassung, dass eine ausgewogene Ernährung die beste Möglichkeit für Sie ist, sich zu schützen. Dennoch kann es hilfreich sein, zusätzlich ein Nahrungsergänzungsmittel einzunehmen, zumal wenn Sie über fünfundsechzig Jahre alt sind. Als Begleiterscheinung des Alters kommt es häufig zu einer eingeschränkten Nierenfunktion, in vielen Fällen das Resultat einer leichten Nierenentzündung, einer Nephritis. Infolge einer eingeschränkten Nierenfunktion kann der Körper nur noch geringere Mengen der wasserlöslichen Vitamine B und C speichern. Ein Multivitamin-Nahrungsergänzungsmittel einzunehmen macht also, wenn man älter ist, durchaus Sinn. Der größte Nachteil der Vitamine für die meisten Menschen liegt in dem Umstand, dass sie im Allgemeinen keinen klar zu erkennenden, unmittelbar zu spürenden Nutzen bringen. Darum sollte der Schaden, der auf die Entzündung zurückgeführt werden kann, einschließlich der im Übermaß vorhandenen freien Radikalen, besser gleich mit einer Ernährung angegangen werden, die auf Abwendung von Entzündungen ausgerichtet ist.

Nahrungsmittel, die einer Entzündung entgegenwirken, sind nun wieder zu Ehren gekommen: Sie finden wachsendes öffentliches Interesse und werden in zunehmender Zahl zum Gegenstand wissenschaftlicher Studien. Falls es Ihnen vor allem darauf ankommt, eine Liste mit Nahrungsmitteln zu sehen, die einer Entzündung entgegenwirken, können Sie unter www.health.com in englischer Sprache eine Auflistung finden, über die allgemein Konsens besteht.[9] Weitaus effektiver ist es jedoch, ein Gesamtverständnis des ganzen Themas »Entzündung« zu haben, da ein ganzheitlicher Ansatz das Problem aus vielen Blickwinkeln angeht, statt nur aus einem. Die folgende Nahrungsmittelliste dient lediglich dazu, Ihre Kenntnisse zu untermauern, soll Ihnen jedoch keinesfalls den Eindruck vermitteln, allein diese »richtigen« Nahrungsmittel gehörten auf Ihren Speiseplan.

Nahrungsmittel, die einer Entzündung entgegenwirken

Fettreicher Fisch (aber beachten Sie bitte unseren Schwermetallwarnhinweis auf S. 179 f.)
Beeren
Baumnüsse
Ölsaaten (zum Beispiel Chia, Hanf, Kürbiskerne, Leinsamen, Sesam, Sonnenblumenkerne)
Vollkorngetreide
dunkles Blattgemüse
Soja (einschließlich Sojamilch und Tofu)
Tempeh
Mykoprotein (von Champignons und anderen Pilzen)
fettarme Milchprodukte
Paprika (zum Beispiel Gemüsepaprika, Gewürzpaprika und diverse Chilischoten, deren Schärfe übrigens keineswegs darauf hinweist, dass sie im Körper Entzündung bewirken)
Rote Bete
Sauerkirschen
Ingwer und Kurkuma
Knoblauch
Olivenöl

In ihren Online-Gesundheitspublikationen ergänzt die Harvard Medical School diese Liste noch durch ein paar zusätzliche Punkte:

Kakao und dunkle Schokolade
Basilikum und zahlreiche weitere Kräuter
schwarzer Pfeffer
Alkohol in Maßen (aber siehe dazu auch S. 191)

In anderen Auflistungen findet man außerdem Folgendes:

Gemüsesorten aus der Familie der Kreuzblütengewächse (Gemüsekohl, Pak Choi, Brokkoli, Blumenkohl)
Avocado
scharfe Saucen
Currypulver
Möhren
Putenbrust von Bio Puten(Ersatz für rotes Fleisch)
Steckrüben
Zucchini
Gurken

Selbstverständlich sind die gerade genannten Produkte ausnahmslos geeignete Elemente einer Vollwertkost, sie zu einer Stütze unserer Ernährung zu machen kann nur von Vorteil sein. Aber wissenschaftlich ist man immer noch um die Klärung der Frage bemüht, ob all diese Nahrungsmittel im Körper entzündungshemmend wirken; und welche Wirkung, falls überhaupt eine, sie darüber hinaus auf das Genom, das Epigenom und das Mikrobiom ausüben. Dessen ungeachtet gibt der Umstand, dass Ihr Super-Genom auf jede Erfahrung reagiert, einen starken Hinweis auf genetische Auswirkungen der Nahrung, die sie zu sich nehmen. Die Tatsache, dass derart viele Erkrankungen mit schlechter Ernährung zu tun haben, dürfte Beweis genug sein für einen genetischen Zusammenhang. Daher können wir Ihnen nur die Empfehlung geben: Eine gute Ernährung ist eine Möglichkeit, eine verbesserte genetische Aktivität zu fördern.

Umgekehrt gibt es auch Nahrungsmittel, die vermehrt Entzündung bewirken. Laut der gleichen Mitteilung seitens der Harvard Medical School, auf die wir gerade Bezug genommen haben, gilt das für die nachfolgend aufgeführten Nahrungselemente.

Nahrungsmittel, die man einschränken oder vermeiden sollte

Rotes Fleisch
gesättigte Fette und Transfette (zum Beispiel tierische Fette und die hydrierten Pflanzenfette, die man in vielen industriell verarbeiteten Nahrungsmitteln findet)
Weißbrot
weißer Reis
Pommes frites
Limonaden

Andere verlässliche Quellen führen zusätzlich folgende Punkte auf:
Weißer Zucker und Glukose-Fruktose-Sirup (häufig in industriell verarbeiteten Nahrungsmitteln verborgen, die nicht einmal in erster Linie süß sind)
Omega-6-Fettsäuren (siehe S. 201 ff.)
Glutamat, genauer Mononatriumglutamat (MNG)
Gluten (siehe S. 192 ff.)

Unseres Erachtens ist eine der Entzündung entgegenwirkende Ernährung auf jeden Fall besser als eine Ernährung, die Entzündung hervorruft, weil Ernährungsformen mit einem erwiesenen Gesundheitsrisiko – Junk Food, Fast Food, fettreiche und stark zuckerhaltige Nahrung – ebenfalls zu Entzündung führen. Der Zusammenhang zwischen Entzündung und chronischen Erkrankungen ist zu überzeugend, als dass man ihn ignorieren könnte, und darauf acht zu geben hat viele Vorteile.

Die mediterrane Ernährung steht in dem guten Ruf, gesund zu sein. Eine 2014 in Spanien vorgenommene Untersuchung sorgte für Schlagzeilen, weil sie mit statistischer Genauigkeit nachwies, dass Versuchspersonen, die mediterrane Kost zu sich nahmen, ihr Herzinfarktrisiko beträchtlich senken konnten. Tatsächlich fielen die Ergebnisse derart positiv aus, dass die Studie abgebrochen wurde, da es unethisch gewesen wäre, die Versuchspersonen aus der anderen Gruppe weiter ihre nicht mediterrane Nahrung essen zu lassen. Vergleichbare Studien zu einer der Entzündung entgegenwirkenden Ernährung hat es bisher nicht gegeben (die spanische Studie war in der Tat die erste ihrer Art, die mit solch wissenschaftlicher Stringenz durchgeführt wurde), allerdings gibt es erhebliche Überschneidungen zwischen einer entzündungshemmenden und einer mediterranen Kost. Eine mediterrane Ernährung ersetzt rotes Fleisch durch Fisch und Butter durch Olivenöl. Alternativ dazu können Vegetarier wie Rudy entzündungshemmendes Protein aus anderen Quellen beziehen, etwa in Form von Tempeh, Tofu und Mykoprotein (zum Beispiel Quorn™ und Gardein-Produkte). Vollfrucht, diverses Gemüse, fettarme Baumnüsse (Mandeln und Walnüsse beispielsweise) und Ölsaaten (zum Beispiel Chia, Hanf, Kürbiskerne, Leinsamen, Sesam, Sonnenblumenkerne) werden ebenfalls empfohlen. Alles zusammengenommen können Sie feststellen, dass in der mediterranen Kost einige der wichtigsten entzündungshemmenden Nahrungsmittel vertreten sind.

Warum führen wir dann aber die mediterrane Ernährung unter den Entscheidungsoptionen mit experimentellem Charakter auf? Dafür gibt es mehrere Gründe. Zunächst einmal geht es um die Dauerhaftigkeit einer solchen Veränderung. Bei der mediterranen Ernährung zu bleiben fällt leicht, wenn man gleich dort in der Region zur Welt gekommen und von klein auf mit ihr vertraut ist. Wer hingegen an die typisch westliche Ernährung gewöhnt ist, dem fällt die mediterrane Ernährung als Entscheidung fürs Leben gar nicht so leicht. Bleibt außerdem, falls Sie nicht allein leben, das Problem, Ihre Familie darum bitten zu müssen, mit Ihnen gemeinsam die Umstellung zu vollziehen. Ebenso wichtig aber ist der wissenschaftliche Aspekt. Bei der Art von Studie, wie sie in Spanien durchgeführt wurde, ging es um Risiken, die für große Gruppen gelten. Das ist ein Zahlenspiel.

Ein Wechsel zur mediterranen Kost gewährleistet durchaus nicht, dass jede/r Einzelne geschützt ist, während es bei unserer Zielsetzung, der Bekämpfung von Entzündung, ohne Abstriche um die Einzelperson geht. Die mediterrane Ernährung kommt einer Ernährung, die einer Entzündung entgegenwirkt, dennoch nahe; sie auszuprobieren lohnt sich also allemal. Freilich erst, nachdem Sie andere, leichtere Entscheidungen getroffen haben, um zu sehen, ob Sie damit ans gleiche Ziel gelangen.

Wechselt man zu Olivenöl, wirft das die verwickelte Frage nach *Fetten in der Ernährung* auf. Vor allem eines raten wir Ihnen in diesem Zusammenhang: Vermeiden Sie Transfette! In erster Linie geht es dabei um hydrierte Öle, die man in industriell verarbeiteten Nahrungsmitteln und in den Produkten mancher, wenn auch nicht aller Fast-Food-Ketten findet. Von diesen Ölen weiß man, dass sie ein Entzündungsfaktor sind. Den Verzehr der in Butter und Sahne vorkommenden gesättigten Fette einzuschränken und rotes Fleisch zu vermeiden scheint ebenfalls ratsam zu sein.

Nötig ist ein gesundes Gleichgewicht bei den Lipiden (Fetten) im Blut, darunter Cholesterin und die Triglyceride. Beide sind für den Zellaufbau und die Zellreparatur unverzichtbar. Blutlipide werden, nachdem Sie in der Nahrung Fett zu sich genommen haben, von Ihrer Leber verarbeitet. Dieser Verarbeitungsprozess ist ziemlich komplex, er hängt von der Ernährung, den Genen, dem Körpergewicht, vom Alter, von Erkrankungen und weiteren Faktoren ab. Probleme können bei jedem auftauchen, der übergewichtig ist, dessen Leber erblich bedingt dazu neigt, zu viel Cholesterin in den Körper zu befördern, der unter einem hormonellen Ungleichgewicht leidet oder dessen Immunsystem durch Entzündung aktiviert worden ist, um nur einige Faktoren zu benennen. Es ist durchaus nicht so simpel wie: »Nimm mehr Cholesterin zu dir, und dein Cholesterinspiegel steigt.« Und als sei die ganze Angelegenheit nicht ohnehin schon unübersichtlich genug, scheint durch die Anwendung der meist verordneten Cholesterinsenker, der sogenannten Statine, laut Studien, die bis ins Jahr 2010 zurückreichen, das Herzinfarktrisiko nicht geringer zu werden. Das macht deutlich, was eigentlich schon lange bekannt war: Herzinfarkte hängen von mehr ab als nur von Cholesterin.

In engem Zusammenhang mit Herzerkrankungen stehende Entzündungen sind nach unserem Dafürhalten der erste Übeltäter, an dessen Fersen man sich heften sollte. Der hier verursachte Schaden lässt sich bis zu dem Zusammenhang zwischen Darm und Entzündung zurückverfolgen. Da Entzündungen mit so vielen Risikofaktoren verknüpft sind, ist es offenbar besser und leichter, an ihnen insgesamt zu arbeiten, als sich speziell mit »guten« und »schlechten« Fetten zu befassen. Selbstverständlich befürworten wir jedoch auf gar keinen Fall den Verzehr von gesättigten Fetten: Speiseöl mit mehrfach ungesättigten Fettsäuren, insbesondere Olivenöl, bleibt die gesündeste Wahl.

Wie viel Fett man essen sollte, ist eine weitere Frage. Die meisten Menschen finden es ziemlich schwierig, schlagartig ihren Fettverzehr einzuschränken, auch wenn eine hochgradige Fettreduzierung schon lange Bestandteil des Gesundheitsprogramms für Herzpatienten gewesen ist, das Dr. Dean Ornish an der University of California, San Francisco, entwickelt hat. Ornishs von der Lebensführung bestimmte Herangehensweise an Herzerkrankungen hat bemerkenswerte Resultate erzielt. Sein auf Diät, körperlicher Bewegung, Meditation und Stressreduzierung basierendes

Programm bleibt die einzige nachweislich wirksame Methode, die Ablagerungen (Plaques) zu beseitigen, die bei Menschen mit hohem Herzinfarktrisiko die Koronararterien überziehen. Auch mit Studien, die gezeigt haben, dass sein Programm durch das epigenetische Umschalten Hunderter, ja Tausender Gene – ein Prozess, den man als Hochregulierung bezeichnet – vorteilhafte Veränderungen im Genom bewirkt, hat Ornish Pionierarbeit geleistet.

Die Koronararterien von den Ablagerungen zu befreien, wie Ornish es erreicht hat, erfordert eine starke Reduzierung der Fettaufnahme auf nur einen Teelöffel voll zusätzlichen Fetts am Tag. Demgegenüber lässt die gängige Empfehlung der American Heart Association zu, dass bis zu 30 Prozent der täglichen Kalorienzufuhr aus Fett bestehen – ein gewaltiger Unterschied. (Selbst diese 30 Prozent zu erreichen ist schwierig, wenn man bedenkt, dass die amerikanische Durchschnittsernährung zwar einen Fettanteil von ungefähr 34 Prozent aufweist, was von dieser Zielsetzung nicht allzu weit entfernt zu sein scheint, sich die Kalorienzufuhr im Lauf der beiden letzten Jahrzehnte allerdings um 340 Kalorien pro Tag erhöht hat. Das läuft auf eine potenzielle Gewichtszunahme von über 30 Pfund im Jahr hinaus.)

Was die außerordentlich wertvolle Arbeit angeht, die Dr. Ornish geleistet hat, sind wir ganz auf seiner Seite und wissen seine Leistung zu schätzen. Eine starke Fettreduzierung führt freilich in vielen Fällen dazu, dass die entsprechenden Vorgaben einfach nicht befolgt werden. Eine Einschränkung sämtlicher Fette und Öle auf nur ein paar Teelöffel voll am Tag, oder auf einen einzigen Teelöffel, wenn man strikt ist, verlangt dem Durchschnittsmenschen zu viel ab.

Eine fettreduzierte Diät zum Zweck der Gewichtsabnahme scheitert vermutlich in etwa 98 Prozent aller Fälle, denn das ist die durchschnittliche Misserfolgsquote aller Radikalkuren. Unser Ansatz, eine Pyramide aus leichten Entscheidungen aufzubauen, beinhaltet keine starke Fettreduzierung.

Abgesehen vom Problem der Nichtbefolgung solcher Vorgaben haben wir, wie wir meinen, noch einen weiteren guten Grund, den Akzent nicht zu sehr auf die Fette oder auf die Kalorienreduzierung als Weg zur *Gewichtsabnahme* zu legen. Denn wahrscheinlich ist (Tierstudien geben deutliche Hinweise darauf) das Mikrobiom der eigentliche Schlüssel. Bereits an anderer Stelle haben wir angesprochen, dass die bloße Übertragung von Mikroben aus fettleibigen Mäusen auf andere, mit demselben Genom ausgestattete Mäuse zu einer Gewichtszunahme bei den normalen Mäusen führt. Anekdotische Evidenz aufseiten von Wissenschaftlern, die wie Dr. Zhao in China Selbstversuche machen, führt zu derselben Schlussfolgerung. Ebenso die kleine Studie mit eineiigen Zwillingen, bei denen der eine Zwilling übergewichtig und der andere schlank ist.

Das Mikrobiom durch eine der Entzündung entgegenwirkende Ernährung neu zu konfigurieren ergibt eine Win-win-Situation. Entweder führt sie direkt zu einer Gewichtsabnahme oder sie bringt Sie in einen Gleichgewichtszustand, in dem eine mäßige Kalorienreduzierung ohne Rückfall machbar wird. In der folgenden Liste haben wir unsere Gewichtsabnahmestrategie zusammengefasst.

Elementare Schritte für eine Gewichtsabnahme

- Halten Sie sich nicht an eine kalorienreduzierte Diät. Verschieben Sie die eingeschränkte Kalorienzufuhr bis zum Schluss Ihres Gewichtsabnahmeprogramms, anstatt gleich damit zu beginnen.
- Konzentrieren Sie sich zunächst auf die leichten Schritte zum Entzündungsabbau.

- Richten Sie Ihre Aufmerksamkeit auf präbiotische und probiotische Nahrungsmittel.
- Treffen Sie zugleich leichte Entscheidungen in Bezug auf die Steigerung Ihrer körperlichen Aktivität. Der wichtigste Schritt ist, nicht länger eine sitzende Lebensweise zu haben, sondern sich den ganzen Tag über immer wieder Bewegung zu verschaffen.
- Kümmern Sie sich um guten Schlaf, da schlechter Schlaf die wichtigen Hormone für Hunger und Sättigung aus dem Gleichgewicht bringt.
- Treffen Sie in Bezug auf Ihre Emotionen leichte Entscheidungen, denn ein durch emotionale Bedürfnisse gesteuertes Essverhalten ist generell ein Faktor, der zur Gewichtszunahme beiträgt.
- Halten Sie sich mindestens drei oder vier Monate lang an die bisher aufgeführten Schritte. Stellen Sie fest, ob Sie abnehmen. Eine Gewichtsabnahme von einem halben Pfund pro Woche wäre ein hoher Standard. Zwei Pfund pro Monat sind immer noch ein Erfolg. Falls Sie so viel abgenommen haben, fahren Sie einfach fort mit dem, was Sie tun, ohne die Kalorien zu reduzieren.
- Falls kein Gewichtsrückgang erkennbar ist, sollten Sie, solange es *Ihnen* leichtfällt, in Betracht ziehen, die tägliche Kalorienzufuhr um zweihundert Kalorien zu verringern. Betrachten Sie dies als eine dauerhafte Entscheidung wie die übrigen leichten Entscheidungen im Programm.
- Fällt Ihnen das Kalorieneinsparen nicht leicht, dann verändern Sie weiterhin andere Dinge. Überprüfen Sie in zwei Monaten Ihr Gewicht. Nehmen Sie anschließend, was die Möglichkeit einer Kalorieneinsparung angeht, eine Neueinschätzung vor.

Alkohol hatte lange Zeit seine medizinischen Befürworter, und die Öffentlichkeit neigt dazu, zu akzeptieren, dass die Herzinfarktraten in Frankreich deshalb niedriger sind, weil das Weintrinken dort zum nationalen Habitus gehört. In die Liste einer der Entzündung entgegenwirkenden Ernährung bezieht die Harvard Medical School auf ihrer Website unter anderem auch *einen* Drink pro Tag mit ein (zwar wird dieser »Drink« nicht genauer spezifiziert, vermutlich ist damit jedoch ein Bier oder ein Glas Wein gemeint). Und das aus nur einem einzigen Grund: Der eine Drink am Tag senkt offenbar die Werte des C-reaktiven Proteins (CRP), das einen deutlichen Hinweis auf eine Entzündung gibt. Mehr als ein Drink (die Quelle des Alkohols scheint dabei keine Rolle zu spielen) erhöht den CRP-Wert allerdings. Im Allgemeinen wurde Alkohol als Entzündungsfaktor eingestuft. Er wird sehr schnell verstoffwechselt, ähnlich dem Kristallzucker, und er gehört aus unserer Sicht in die gleiche Kategorie wie Kristallzucker, wenn es um den potenziellen Schaden überall im System geht.

Aber als Realisten sind wir uns zugleich darüber im Klaren, dass soziales Trinken in der westlichen Welt tief verankert ist und in Asien zunehmend Fuß fasst. Etwas aufgeben, was ihnen Freude bereitet, möchten die Menschen nicht. Darum schlagen wir Ihnen eine leichte Entscheidung vor: sich auf einen Drink am Tag zu beschränken, vorzugsweise als Bestandteil einer vollständigen Mahlzeit, sodass der Verstoffwechselungsansturm des Alkohols durch die Nahrung abgemildert wird. Unsere Hoffnung ist, dass Sie durch die Wahl von leichten Entscheidungen, die Ihr Mikrobiom neu konfigurieren und positive Botschaften an Ihr Epigenom und Ihr Gehirn senden, schon bald nicht mehr länger den Wunsch haben werden zu trinken. Ihnen wird es gut genug gehen, ohne dass Sie etwas trinken, und Ihr Wohlbefinden wird dadurch, dass Sie keinen Alkohol zu sich nehmen, nicht gemindert werden.

Gluten in Ihrer Ernährung zu reduzieren gehört ebenfalls in die Rubrik »Versuchsweise vorgenommene Entscheidungen«. Die Anzahl der Menschen, die aus Sicht der Schulmedizin gegen Gluten allergisch sind, ist verschwindend klein (am häufigsten wird sie bei Zöliakiepatienten diagnostiziert – einer Erkrankung, die an der Darmschleimhaut schwerwiegende Schäden hinterlässt). Allerdings herrscht der weitverbreitete, auf eine regelrechte Kampagne hinauslaufende Glaube, dass unzählige andere die negativen Auswirkungen von Gluten verspüren. Wie jeder, der Gluten vom Speiseplan zu entfernen versucht, bald entdecken wird, taucht es in vielen industriell verarbeiteten Produkten auf und stammt keineswegs bloß aus derjenigen Quelle, die einem dabei in den Sinn kommt, also aus Weizen und Weizenprodukten.

Zu den Symptomen einer Glutensensitivität, die verallgemeinernd oft als »Weizenwampe« bezeichnet werden, gehören Völlegefühl, Durchfall oder Verstopfung, ein Blähbauch und Bauchschmerzen. Diese Liste, bei der sich alles um die Verdauung dreht, wurde von manchen Verfechtern dieser Überzeugung auf weitere Symptome andernorts im Körper, zum Beispiel Kopfschmerzen, generalisierte Schmerzen wie etwa das Fibromyalgiesyndrom und Erschöpfung ausgedehnt. Die Selbstdiagnose ist dabei der am häufigsten eingeschlagene Weg, da Ärzte ihr Augenmerk auf spezifische allergische Reaktionen richten, die erkennbar auf Zöliakie oder auf die am deutlichsten ausgeprägte Alternative, die nichtzöliakische Glutensensitivität, verweisen. In der medizinischen Ausbildung werden noch verschiedene Erkrankungen mit weitgehend dem gleichen Symptombild, das Reizdarmsyndrom zum Beispiel, genau definiert; oder die Weizenallergie, die mitunter vorliegt, ohne dass eine Sensitivität für andere Glutenquellen zu verzeichnen ist.

Da wir Sie zunächst einmal vor allem dazu auffordern,

leichte Entscheidungen zu treffen, liegt es nahe, dass der Wechsel zu einer komplett glutenfreien Ernährung nicht mit dazugehört. Die Liste derjenigen Nahrungsmittel, die Sie ansonsten aufgeben müssten, ist lang (bereitgestellt von www.healthline.com):

Brot, Pasta oder Gebäck aus Weizen (beziehungsweise Weizenkleie, Weizenkeimen oder Weizenstärke)
Couscous
Weizenschrot
Hartweizengrieß
Weizenmehl
Dinkel
Fu (nach japanischer Art gerösteter, gedämpfter und danach getrockneter Seitan – zum Stichwort Seitan siehe weiter unten)
Gliadin (bestimmte in Ethanol lösliche Weizenproteine)
Weizenschrotmehl
Kamut
Mezze (ungesäuertes Brot)
Weizengrieß

Weizen ist nicht das einzige glutenhaltige Getreide. Ebenfalls verzichten müssten Sie daher auf

Gerste
Bulgur
Hafer (der Hafer selbst enthält kein Gluten, wird jedoch häufig in Betrieben verarbeitet, die glutenhaltiges Getreide produzieren, und kann deshalb verunreinigt sein)
Roggen
Seitan (ein Glutenprodukt; wird entweder direkt aus Weizengluten hergestellt, oder man gewinnt zuvor in einem ersten Schritt das Gluten aus Weizenmehl)

Triticale (eine Kreuzung aus Weizen als weiblichem und Roggen als männlichem Partner) und Secalotricum (eine Kreuzung aus Weizen als männlichem und Roggen als weiblichem Partner)
Gemüseburger

Gluten kann auch als Bestandteil von Gerstenmalz, Hühnerbrühe, Malzessig, dem einen oder anderen Salatdressing und Sojasoße auftauchen, ebenso in vielen gängigen Gewürzen und Gewürzmischungen. Eine glutenfreie Ernährung erfordert vollen Einsatz. Der Vollständigkeit halber listen wir nun noch diejenigen Getreide und getreideähnlichen Pflanzen auf, die im Rahmen solch einer Diät zugelassen sind.

Amarant
Pfeilwurzel
Buchweizen
Maniok
Hirse
Quinoa
Reis
Sorghumhirse
Soja
Tapioka

Selbstverständlich haben Sie außerdem die Möglichkeit, den Anteil der glutenhaltigen Nahrungsmittel zu verringern, anstatt sie komplett zu streichen. Beide fanden wir das faszinierend genug, um selbst zu versuchen, Gluten aus der eigenen Ernährung zu entfernen. Und von den Ergebnissen in Hinblick auf mehr Energie, einen ausgeglicheneren Appetit und eine gewisse Gewichtsabnahme sind wir richtig begeistert. Allerdings sollte man sich darüber im Klaren sein, dass die wissenschaftliche Anerkennung der »Weizenwampe« als weitverbreiteter Erkrankung und der Weizensensitivität als eines Problems, von dem Millionen Menschen betroffen sind, noch aussteht.

Falls Sie eine glutenfreie Ernährung nach wie vor faszinierend finden, dann nur zu: Probieren Sie sie aus! Experimentieren Sie eine Woche lang damit. Für Milliarden Asiaten bildet eine einfache Kost mit Reis anstelle von Weizen die Ernährungsgrundlage. Auch Pasta und die weit überwiegende Mehrzahl der Backwaren würden Sie bei dieser Ernährungsform streichen. Doch das ist nicht schwer, da mittlerweile glutenfreie Süßigkeiten auf dem Markt sind. Und nicht einmal auf die müssen Sie zurückgreifen, solange Sie, zubereitet mit glutenfreiem Mehl, Flan (z. B. Crème caramel) oder Gebäck aus nichtindustrieller Herstellung haben. Unser Experiment bringt wahrscheinlich ziemlich gute Resultate, da eine asiatische Ernährung minus Pasta, Brot, Torte, Obstkuchen und Plätzchen schon ziemlich gesund ist. Dabei können wir das strittige Thema Glutensensitivität zunächst einmal ausklammern.

Vegetarische Ernährungsformen hat man lange als eine gesunde Alternative betrachtet. Persönlich haben wir die Entscheidung getroffen, einen Schritt in Richtung einer Ernährung auf pflanzlicher Grundlage zu gehen. Rudy ist bereits seit seiner Zeit an der Uni Vegetarier. Konfrontiert mit einem vollen Terminkalender, nimmt er allerdings zwecks rascher Proteinzufuhr das eine oder andere Milchprodukt zu sich. In Indien lebt die Kaste der Brahmanen, der Priester, traditionell von fleischfreier Kost. Und kein Fleisch zu essen ist, da es hier um das Töten von Tieren geht, für viele Menschen eine humanitäre Maßnahme. Für die meisten bedeutet der Vegetarismus allerdings eine schwere Entscheidung. Mit ihrem von Natur aus hohen Ballaststoffanteil wirkt eine vegetarische Diät mit großer Wahrscheinlichkeit einer Entzündung entgegen und tut auch dem Mikrobiom gut. Doch warum sind dann lebenslange Vegetarier nicht frei von chronischen Erkrankungen? Viele sind in der Tat frei davon. Die gegenwärtig vorliegenden Daten zeigen, Vegetarier haben ein geringeres Risiko für

Herzerkrankungen
Kolorektalkarzinome (bösartige Darmtumore),
Eierstock- und Brustkrebs
Diabetes
Fettleibigkeit
Bluthochdruck

Diese Untersuchungsergebnisse weisen den Faktor Entzündungshemmung nicht eigens aus. Welchen Status Vegetarier haben, die zugleich Kristallzucker, eine hohe Stressbelastung und eine sitzende Lebensweise meiden, erfährt man nicht. Vegetarier zu sein steht auf jeden Fall, solange es keine Studie über Menschen gibt, die sich eine ganzheitliche Lebensführung mit dem Ziel, der Entzündung entgegenzuwirken, zu eigen gemacht haben, für eine sehr gute Entscheidung – vorausgesetzt, diese fällt Ihnen leicht. Als Vegetarier zu leben ist jedoch keineswegs ein Allheilmittel.

Sich an eine vegetarische Ernährung zu halten fällt einem, gemessen an einer *veganen Ernährungsform,* vergleichsweise leicht. Wie eine vegetarische basiert auch eine vegane Ernährung auf pflanzlicher Kost unter Ausschluss von Fleisch. Normalerweise schließt sie allerdings auch alle Milchprodukte (Milch, Sahne, Joghurt, Butter, Käse) aus, ebenso Eier und alle Produkte, in denen diese Bestandteile vorkommen. Damit man genügend Proteine erhält, gehört deshalb zu einer strikt veganen Ernährung die gewissenhafte Beachtung eines Ernährungsplans. Soja (in Tempeh oder Tofu) ist ein vollwertiges Protein und als solches im

Allgemeinen für viele Veganer wie auch Vegetarier eine wichtige Proteinquelle.

Ihr Körper benötigt neun Aminosäuren, jene Proteinbausteine, die er selbst nicht produzieren kann. Nicht alle müssen bei jeder Mahlzeit zur Verfügung stehen, und für Vegetarier genügt eine abwechslungsreiche Mischung aus verschiedenen Gemüsesorten, Früchten, Ölsaaten und Nüssen. Allerdings gibt es für Vegetarier (und Veganer) neben Soja einige Nahrungsmittel, die alle neun essenziellen Aminosäuren enthalten: unter anderem Quinoa, Buchweizen, Hanfsamen, Chia sowie die schlichte Nahrungsmittelkombination aus Reis und Bohnen.

Rudy begrenzt seine Sojaaufnahme auf eine Mahlzeit pro Woche, damit er nicht zu viele Phytoöstrogene zu sich nimmt – von Natur aus in Soja vertretene Nahrungsbestandteile, die dem menschlichen Östrogen ähneln. Gegenwärtig zeigen die Forschungsergebnisse tendenziell, dass Männer nicht Gefahr laufen, aufgrund der Phytoöstrogene über zu wenig Testosteron zu verfügen. Dessen ungeachtet hat Rudy, was seine Hormonaufnahme anbelangt, diese persönliche Entscheidung getroffen.

Von solchen Proteinquellen einmal abgesehen, würde man, um eine ausreichende Proteinversorgung sicherzustellen, als Veganer auf Kombinationen aus Nahrungsmitteln mit unterschiedlichen Aminosäuren setzen, damit man vollständig, also mit einem kompletten Protein, versorgt wird. (Üblicherweise verwendet man zu diesem Zweck in unterschiedlichen Kombinationen Hülsenfrüchte, Getreide, Kartoffeln und sogar Mykoprotein, also Quorn-Produkte.) Aus den gerade genannten Gründen haben wir die vegetarische Lebensweise unter den »schweren Entscheidungen« aufgeführt und die vegane Ernährung unter den »versuchsweise vorgenommenen Entscheidungen«. Rudy, der nun seit seiner Studienzeit gemeinsam mit der ganzen Familie vegetarisch lebt, genießt jedenfalls diese Lebensstilentscheidung in vollen Zügen.

DIE WISSENSCHAFTLICHE GRUNDLAGE FÜR DIE VERÄNDERUNGEN

Das Epigenom wie auch das Mikrobiom spielen eine ganz entscheidende Rolle dafür, dass die Nahrung auf einer viel tiefer gehenden Ebene Auswirkungen auf Ihren Körper hat, als man dies je erwartet hätte. Als im Jahr 1942 der Ernährungswissenschaftler Victor Lindlahr seinem Buch den Titel gab *You Are What You Eat* (*Du bist, was du isst*), hat er nicht nur eine weitverbreitete Redensart geprägt, sondern um Jahrzehnte diejenige Forschung vorausgesehen, die dann später den Zusammenhang zwischen den Genen und der Ernährung bekräftigte. Mittlerweile zeigen zahlreiche Studien, die in erster Linie an Mäusen vorgenommen wurden: In der Tat ist die Ernährung der wichtigste Einflussfaktor auf die Zusammensetzung des mikrobiellen Genoms, das wir in unserem Darm beherbergen. Zum Beispiel verändert sich durch einen abrupten Übergang von einer veganen zu einer auf Nahrungsmitteln tierischen Ursprungs sich stützenden Kost das Mikrobiom innerhalb weniger Tage. In einer Studie an der University of California, San Francisco, wurden Mäuse entweder mit einer Nahrung gefüttert, die viele tierische Fette enthielt und stark gezuckert war (Junk Food), oder mit einer, die fettarm war und auf pflanzlichen Bestandteilen basierte (vegan). Als man die Ernährung der Tiere dann von vegan auf Junk Food umstellte, veränderte sich (wie an den Fäkalien abgelesen werden konnte) ein Großteil der Darmmikroben innerhalb von drei Tagen – gleichgültig, über welche Erbanlagen die bei dem Versuch zum Einsatz kommenden Tiere verfügten. Die Nahrung spielte eine weitaus größere Rolle als die Gene. Dieses Untersuchungsergebnis hilft uns zu verstehen, warum eineiige

Zwillinge ungeachtet ihrer identischen Genome im Mikrobiom ebenso viele Unterschiede aufweisen können wie zwei Geschwister, die keine Zwillinge sind und deshalb ähnliche, jedoch keineswegs identische Genome haben.

Auch auf die Epigenetik hat die Ernährung einschneidende Auswirkungen, wie wir bereits an anderer Stelle – am Beispiel der niederländischen Hungersnot während des Zweiten Weltkriegs – sehen konnten. Im ländlichen Gambia beispielsweise gibt es eine Regenzeit (= Hungerzeit), in der die Nahrung protein- und energiearm ist, und eine Trockenzeit (= Erntezeit), in der sich die Kost aus sehr vielen Gemüsearten und energiereichen Nahrungsmitteln zusammensetzt. Die in der Hungerzeit gezeugten Kinder von 84 Müttern hatten ein niedrigeres Geburtsgewicht und wiesen in ihrem Genom mehr genetische Modifikationen (Methylierung) auf als die in der Erntezeit gezeugten Kinder von 83 Müttern. (Ferner unterschieden sich während der beiden Jahreszeiten die Blutproben der Mütter in Bezug auf die Vitamin-B- und die Folsäurewerte ganz erheblich, was den epigenetischen Veränderungen entsprach.)

Die von Müttern, die zur Zeit der Empfängnis eine ungesunde Ernährung hatten, zur Welt gebrachten Kinder haben anschließend auch mit höherer Wahrscheinlichkeit eine Insulinresistenz und einen Typ-2-Diabetes entwickelt. Selbstverständlich unterstreichen diese Tatsachen die Notwendigkeit, dass alle schwangeren Frauen sich gesund ernähren müssen. Doch den entscheidenderen Punkt hat bereits vor fast zweihundert Jahren der bekannte französische Schriftsteller und Gastronom Jean Anthelme Brillat-Savarin zum Ausdruck gebracht, als er schrieb: »*Dis-moi ce que tu manges, je te dirai ce que tu es.*« – »Sag mir, was du isst, und ich sage dir, was du bist.«

DIE UMSETZUNG DER WISSENSCHAFTLICHEN ERKENNTNISSE MÖGLICH MACHEN

Menschen auf der Suche nach Informationen über Ernährungsformen geraten unter den Einfluss dreier Kräfte. Angeblich beruhen alle drei auf einer wissenschaftlichen Grundlage, allerdings widersprechen sie einander.

Erstens gibt es da die übliche Empfehlung, sich ausgewogen zu ernähren. Diese Empfehlung verändert sich allmählich. In ernährungsphysiologischen Studien ist sie gut belegt. Nur kommen ihr die Menschen nicht nach, darin liegt das Problem. Entgegen allen fundierten wissenschaftlichen Erkenntnissen geht etwa die Ernährung der US-Amerikaner weiterhin unbeirrt in die falsche Richtung (mit anderen Worten, sehr fettreich, stark gesüßt, übermäßig viele Kalorien, Abhängigkeit von Junk Food und Fast Food).

Zweitens kommen Studien auf dem neuesten Stand der wissenschaftlichen Forschung hinzu. Diese Studien können ausgesprochen faszinierend sein, und die Studien zum Thema Entzündung und Ernährung stellen einen wichtigen Durchbruch dar. Hier besteht das Problem darin, dass Versuche mit Menschen auf einer breiten Basis nicht vorhanden sind, außerdem verschiedene Forschungsergebnisse einander widersprechen.

Punkt drei ist die jeweils aktuelle Trenddiät zur Gewichtsreduzierung. Bei solchen Diäten, die sich anscheinend fast von Tag zu Tag ändern, werden üblicherweise übertriebene Behauptungen aufgestellt. Und die stützen sich auf »bahnbrechende« Forschungsergebnisse, die womöglich nicht haltbar sind oder jedenfalls gehörig verdreht wurden. Mitunter existiert in Wahrheit gar keine wissenschaftliche Forschung, auf die sich die jüngste Diät berufen könnte. Trotzdem hat die Öffentlichkeit nichts Eiligeres zu tun, als dem neuesten Modetrend so lange hinterherzulaufen, bis ein neuer Trend propagiert wird.

Zu einigen innovativen Forschungen haben wir klar Stellung bezogen, obwohl auf breiter Basis durchgeführte Versuche mit Menschen dort noch ausstehen. Der Entzündung – wie etwa mit der mediterranen Kost – entgegenzuwirken, halten wir für einen wissenschaftlich fundierten Ansatz. Auf jeden Fall überschneidet sich eine entzündungshemmende Ernährung in fast jedem Bereich mit den üblichen Ernährungsempfehlungen und liefert so eine zweite Quelle wissenschaftlicher Anerkennung. Nichtsdestoweniger gibt es in einer der Entzündung entgegenwirkenden Ernährung auch unklare Bereiche, die man sich offen und ehrlich ansehen sollte.

Fettsäuren sind ein Paradebeispiel für solch einen unklaren Bereich. Zunehmend ist in den zurückliegenden Jahren ein Bewusstsein dafür entstanden, dass Omega-3-Fettsäuren, die in fettreichem Fisch vorkommen, gut für Sie sind. Und so rät die Ernährungsempfehlung normalerweise jedem von uns, solchen Fisch ein- bis zweimal in der Woche zu essen. Eine weitere Gruppe von Fettsäuren, diejenige der Omega-6-Fettsäuren, verkompliziert die ganze Geschichte allerdings. Ihr Körper benötigt beide, Omega-3- und Omega-6-Fettsäuren, und da er sie selbst nicht produzieren kann, müssen sie über die Nahrung zugeführt werden. Etwas macht sie zu einer ganz besonderen Substanz: Im Unterschied zu anderen Fettsäuren dient die Omegagruppe nicht in erster Linie der Energiezufuhr, sondern biologischen Prozessen, unter anderem der Produktion von roten Blutkörperchen.

Diversen Studien zufolge kommt es offenbar ganz entscheidend darauf an, den Omega-6-Wert niedrig zu halten, da zwischen hohen Werten und Entzündungen ein enger Zusammenhang besteht. Bei Herzerkrankungen und Gelenkrheumatismus, so konnte gezeigt werden, tritt eine Besserung ein, wenn Omega-3- und Omega-6-Fettsäuren wieder in ein gesundes Verhältnis zueinander kommen. Aufgrund des starken Einsatzes von Speiseölen mit mehrfach ungesättigten Fettsäuren fällt bei allen westlichen Ernährungsformen der Anteil an Omega-6-Fettsäuren zu hoch aus. Aber genau diese aus pflanzlichen Quellen gewonnenen Öle – Mais-, Soja-, Färberdistelöl und dergleichen – galten einst als die gesündesten, wobei sich diese Behauptung vor allem auf die Risikofaktoren für einen Herzinfarkt stützte.

Heutzutage führt die Beweislage in eine ganz andere Richtung. Studien bei Ureinwohnern (die verarbeitetes Pflanzenöl nur in geringem Umfang verwenden und keine industriell verarbeiteten und verpackten Nahrungsmittel essen) zeigen, dass in ihrer Ernährung die Relation von Omega-6- zu Omega-3-Fettsäuren ungefähr 4:1 beträgt. Demgegenüber ist der Anteil an Omega-6-Fettsäuren in der westlichen Ernährung fünfzehn- bis vierzigfach zu hoch. Das Durchschnittsverhältnis beträgt 16:1. Bei einem derart hohen Niveau machen die Omega-6-Fettsäuren die Vorzüge der Omega-3-Fettsäuren zunichte. Genetische Studien sind in diesem Bereich nicht leicht durchführbar. Doch haben wir uns wahrscheinlich, so wird spekuliert, in Jäger-Sammler-Gesellschaften dahingehend entwickelt, Nahrung mit einem noch geringeren Anteil von Omega-6-Fettsäuren zu verzehren, sodass das Verhältnis zwischen Omega-6- und Omega-3-Fettsäuren damals eher bei 2:1 lag. Im Körper näher an ein Verhältnis von 1:1 heranzukommen scheint einigen Fachleuten zufolge ideal zu sein.

Unter den an Omega-6-Fettsäuren reichen Nahrungsbestandteilen stehen die Speiseöle an der Spitze. Weitere Nahrungsmittel kommen allerdings hinzu, wie Sie der folgenden Aufstellung entnehmen können:

Hauptquellen von Omega-6-Fettsäuren

Verarbeitete Pflanzenöle – den höchsten Anteil an Omega-6-Fettsäuren hat Sonnenblumen-, Mais-, Soja- und Baumwollöl
mit Sojaöl industriell verarbeitete Nahrungsmittel
Rindfleisch von Tieren aus Getreidemast
Hühner- und Schweinefleisch aus Massentierhaltung
Eier von Hühnern ohne freien Auslauf
fettreiche Fleischstücke von Tieren aus konventioneller Aufzucht

Bei den Ölen mit mehrfach ungesättigten Fettsäuren, die in der normalen Krankheitsvorsorge eine wichtige Rolle spielen, zeigt sich, dass sie in puncto Entzündung erhebliche Nachteile haben. Leinöl ist das einzige pflanzliche Speiseöl mit einem geringen Anteil an Omega-6- und einem hohen Anteil an Omega-3-Fettsäuren. Färberdistel-, Raps- und Olivenöl haben keinen sonderlich hohen Anteil an Omega-3-Fettsäuren, dafür aber den niedrigsten Omega-6-Anteil unter all den Speiseölen, die gemeinhin verkauft werden. Und Olivenöl schneidet hier am besten ab.

»Schlechte« gesättigte Fette wie Schweineschmalz, Butter, Palmöl und Kokosöl haben, und das macht die ganze Angelegenheit noch unübersichtlicher, einen niedrigen Omega-6-Anteil. Das ist einer der Gründe, weshalb man in den gängigen Ernährungsempfehlungen begonnen hat, sich für ein ausgewogenes Verhältnis zwischen gesättigten und mehrfach ungesättigten Fetten auszusprechen. Der wahre Übeltäter, so scheint es, ist jedoch weniger die Nahrung, die wir in ihrem natürlichen Zustand essen, vielmehr sind es die industriell verarbeiteten Nahrungsmittel. Sojaöl kostet nicht viel, ist ohne Weiteres verfügbar und eignet sich zur Verwendung in Hunderten von abgepackten Nahrungsmitteln.

Das Fleisch von Rindern, die in Mastparzellen mit Getreide gefüttert werden, damit sie in kürzester Zeit möglichst viel Masse ansetzen, enthält einen weit höheren Anteil an Omega-6-Fettsäuren als das von Rindern, die Gras fressen können (von dem weitverbreiteten Antibiotika- und Hormoneinsatz in der Fleisch- und Milchindustrie gar nicht zu reden). Ebenfalls einen hohen Anteil an Omega-6-Fettsäuren findet man bei Schweinen und Hühnern aus Massentierhaltung mit konventioneller Getreidemast und bei Eiern von Hühnern, die in Legebatterien gehalten werden.

Aus diesem Grund wurde in unserer Liste der Wechsel zu Rindfleisch von Tieren, die auf der Weide Gras fressen durften, nebst natürlich aufgezogenen Bio-Hühnern und ihren Eiern unter »schwerere Entscheidungen« aufgeführt. Auf die Bezeichnung »freilaufende Hühner« beziehungsweise »Freilandhaltung« allein sollte man sich nicht verlassen, da die Tiere möglicherweise trotzdem noch manch konventionelles Futter erhalten. Zu einer schwereren Entscheidung wird diese Option durch den Umstand, dass Sie dafür mehr Geld bezahlen müssen und die Einkaufsquellen vielfach keine Supermärkte sind.

Das unausgewogene Verhältnis der Omega-6- zu den Omega-3-Fettsäuren haben wir ganz gewiss nicht thematisiert, um Sie zu beunruhigen, sondern nur, um Ihnen vor Augen zu führen, wie außerordentlich komplex die Wechselbeziehung zwischen Nahrung und Körper sein kann. Die Fettsäuren in Ihrer Nahrung wieder in ein ausgewogenes Verhältnis zu bringen, läuft letztlich auf ein paar einfache Schritte hinaus. Dabei liegt der Akzent generell, wie bereits an anderer Stelle angesprochen, auf dem Übergang zu einer auf pflanzlichen Zutaten basierenden Kost – zu der sich ja auch wir Autoren entschieden haben –, selbst wenn die Ernährung nicht strikt vegetarisch ist.

Die Fettsäuren wieder in ein ausgewogenes Verhältnis bringen

- Kochen Sie mit Färberdistel- oder Olivenöl; Rapsöl ist nicht gleich gut geeignet, aber akzeptabel.
- Essen Sie ungesalzene oder nur schwach gesalzene Baumnüsse, zum Beispiel Walnüsse, Mandeln, Pekan- und Paranüsse. Schränken Sie den Verzehr von fettreichen Nüssen wie Cashew-, Macadamia-, aber auch Erdnüssen ein.
- Essen Sie Ölsaaten, zum Beispiel ungesalzene Chiasamen, Sonnenblumen- und Kürbiskerne, Hanf- und Leinsamen.
- Essen Sie fettreichen Fisch, aber lieber nicht über 175 g in der Woche. Falls Sie vegetarisch leben, sollten Sie stattdessen mehr fettarme Baumnüsse wie Walnüsse und Mandeln, außerdem Ölsaaten essen.
- Vermeiden Sie abgepackte Nahrungsmittel, auf deren Zutatenliste Sojaöl ziemlich weit oben rangiert.
- Verwenden Sie zum Kochen kein Soja-, Sonnenblumen- oder Maisöl.
- Reduzieren Sie den Verzehr von Rinder-, Schweine- und Hühnerfleisch aus konventioneller Produktion – oder streichen Sie es komplett von Ihrem Speiseplan.
- Bei allem Fleisch oder Geflügel: Kaufen Sie magere Stücke und schneiden Sie von anderen Stücken das Fett weg.

Es liegen Hinweise vor, dass nicht nur der Anteil der Omega-6-Fettsäuren an unserer Nahrung geringer, sondern zugleich der Anteil der Omega-3-Fettsäuren wesentlich höher sein sollte. Die Ernährung der US-Amerikaner umzukrempeln ist daher eine Riesenherausforderung (und bei Vegetariern, die weitgehend auf Tofu und ganze Sojabohnen setzen, eine noch größere Herausforderung). Soll man also einen entschiedenen Vorstoß in Richtung Omega-3-Fettsäuren unternehmen? Nach Auffassung einiger Fachleute sollte deren Anteil an unserer Nahrung tatsächlich höher sein als derjenige der Omega-6-Fettsäuren. Aus unserer Sicht ist hier allerdings lange noch nicht das letzte Wort gesprochen worden. Unter den Eingeborenenpopulationen haben einzig und allein die Inuit mit ihrer traditionell aus dem Meer stammenden Nahrung und ihrem hohen Fischverzehr die Relation umgekehrt: Die Omega-3-Fettsäuren stehen bei ihnen zu den Omega-6-Fettsäuren in einem Verhältnis von 4:1. In der ersten Begeisterung über die Omega-3-Fettsäuren hat man die Inuit als Menschen mit sehr niedrigem Herzinfarktrisiko seinerzeit zu einem Vorbild erklärt. Spätere Studien ergaben dann freilich, dass das Beweismaterial für diese Behauptung auf schwachen Füßen stand und obendrein die blutverdünnenden Eigenschaften der Omega-3-Fettsäuren der Grund sein könnten, weshalb es bei den Inuit eine überdurchschnittlich hohe Schlaganfallsterblichkeit gibt. Vielleicht noch wichtiger ist der folgende Punkt: Angesichts von »Wunder«-Nahrung oder -Nährstoffen aus dem Häuschen zu geraten oder sich über »verbotene« Dinge Sorgen zu machen stiftet nur Verwirrung. Die große Stärke der menschlichen Verdauung liegt in ihrem Anpassungsvermögen. Wir sind die ultimativen Allesfresser – zugleich aber auch die einzigen Geschöpfe, die ihre Ernährung abwandeln, je nachdem welche Vorstellungen wir im Kopf haben und in welche Traditionen wir hineingeboren werden.

Innovative Ideen respektieren wir ebenso wie Traditionen. Beides kann freilich auch als Ausrede dienen, um sich fundierten wissenschaftlichen Erkenntnissen zu widersetzen und stattdessen lieber Modetrends zu folgen. Wir halten es für das Beste, den hier beschriebenen Weg der leichten Entscheidungen einzuschlagen. Doch mit der Ernährung ist die

Geschichte selbstverständlich noch nicht zu Ende. Was die Nahrung zur Veränderung Ihres Mikrobioms, Ihres Epigenoms und Ihrer Hirnaktivität beizutragen vermag, das findet seine Ergänzung durch Faktoren aus fünf weiteren Bereichen Ihrer Lebensführung. Manchmal wirken sie durch Entzündungshemmung, andere Wirkungszusammenhänge bringen hier allerdings ebenfalls großen Nutzen. Leichte Entscheidungen mit lebensverändernden Auswirkungen können aus vielen Richtungen kommen.

STRESS:
DER VERBORGENE FEIND

Wenn man uns sagt, dass wir den Stress in unserem Leben verringern sollen, verhallt solch eine Aufforderung meist unbeachtet. In der heutigen Zeit zu leben *ist* Stress. Der äußere Druck, dem wir ausgesetzt sind (man spricht in dem Zusammenhang auch von den Stressoren), macht unser Dasein zu hektisch, zu anstrengend und verlangt uns übermäßig viel ab. Entkommen aber kann dem Stress niemand. Menschen aufzufordern, weniger Stress zu haben, ist ungefähr so, als würde man einen Fisch auffordern, von weniger Wasser umgeben zu sein. Wir können zwar versuchen, den Stress, weil er einfach so sehr überhand nimmt, achselzuckend als Normalität abzutun – der Körper hingegen kann das nicht. Selbst eine rundum positiv anmutende Erfahrung, beispielsweise im Lotto zu gewinnen oder eine Urlaubsreise anzutreten, kann die gleichen Stresshormone auslösen wie negative Ereignisse.

Bis auf ein paar extrem leistungsorientierte Kaliber, die für sich geltend machen, erst unter Stress richtig aufzublühen, akzeptieren die meisten Menschen, dass Stress schädlich ist. Ein Adrenalin-Junkie wird vielleicht – mit voller Rückendeckung durch die Medienberichterstattung, die einem nach Aufregung lechzenden Leben ein Loblied singt – ohne jede Absicherung durch Seile in kürzester Zeit eine steile Felswand hochklettern, er wird Fallschirm springen oder (beim sogenannten Alligator-Wrestling) mit einem Alligator ringen. Für die medizinische Forschung aber stellt sich das alles ganz anders dar. Das Aufwallen der Stresshormone, in erster Linie Adrenalin und Cortisol, kann als Nervenkitzel, als ein besonderer Kick gedeutet werden. Was sich allerdings auf der physiologischen Ebene tatsächlich abspielt, bleibt dem Blick verborgen. Diese Hormone bewirken eine Kaskade von Reaktionen, unter anderem eine Erhöhung der Herzfrequenz und des Blutdrucks – was Ihr Körper lediglich für kurze Zeit unter ganz speziellen Voraussetzungen wie beispielsweise akuter Gefahr unbeschadet aushalten kann. Wenn die Stressreaktion länger andauert oder wiederholt eintritt, beginnt sie überall im Körper am Gewebe und an den Organen Schäden anzurichten.

Die verborgene Gefahr geht vom chronischen Stress aus, der so konstant vorhanden ist und so tief liegt, dass wir uns selbst einreden, wir hätten uns an ihn angepasst. Der Körper erzählt indes eine andere Geschichte. Stellen Sie sich bitte folgende Situation vor:

Ein Soldat, Opfer einer Kriegsneurose, wurde von der Front nach Hause gebracht. Er sieht ganz benommen aus, als stünde er unter Betäubung, und macht einen verwirrten Eindruck. Er fühle sich erschöpft, so klagt er, könne jedoch nicht schlafen. Schrille Geräusche, die er unvermittelt hört, versetzen ihn in Alarmbereitschaft. Und befindet er sich innerlich nicht in Aufruhr, dann wirkt er geistig stumpf und oft ziemlich deprimiert.

Das entspricht dem klassischen Erscheinungsbild von akutem Stress, sobald er über den Punkt hinaus angedauert hat, bis zu dem der Körper sich angemessen erholen kann. Lange galt eine Kriegsneurose als Zeichen von Schwäche oder Feigheit, doch heute wissen wir, dass sie eine physiologische Grundlage hat. Ungeachtet der Tatsache, dass unsere Stresstoleranz, ebenso wie die Schmerzempfindlichkeit, von Mensch zu Mensch ganz unterschiedlich groß ist, erleiden alle Soldaten eine Kriegsneurose, wenn sie – wie zum

Beispiel die Kampftruppen, die während des Ersten Weltkriegs in den Schützengräben permanent unter Beschuss standen – Stunde um Stunde akutem Stress ausgesetzt sind.

Stellen Sie sich nun vor, dass Sie sich am Abend gemütlich hinsetzen, um fernzusehen, als plötzlich beim Nachbarn nebenan der Hund zu bellen beginnt. Sie versuchen, dem Bellen nicht weiter Beachtung zu schenken, doch der Hund hört einfach nicht auf. So etwas zählt natürlich nicht zu akutem Stress. Sie werden nicht in einer klassischen Kampf- oder-Fluchtreaktion urplötzlich aufspringen. Dennoch sind Sie hier genau jenen drei Faktoren ausgesetzt, die jeglichen Stress verschärfen.

Wiederholung: Der Hund bellt ohne Unterlass und hört damit nicht auf.

Unvorhersehbarkeit: Das Bellen kam aus dem Nichts, und wann es zu Ende sein wird, wissen Sie nicht.

Fehlende Kontrolle: Den Hund geradewegs davon abzuhalten, dass er weiterbellt, diese Möglichkeit haben Sie nicht.

Genau diese drei Faktoren stecken im Allgemeinen hinter dem Problem des chronischen Stresses. Ein im Krieg an vorderster Front kämpfender Soldat ist davon selbstverständlich ungleich schlimmer betroffen. Immer wieder unter Beschuss zu stehen, zu unvorhersehbaren Zeiten und ohne in der Lage zu sein, die feindliche Artillerie zu stoppen, ist faktisch eine vieldutzendfach größere Gefahr als diejenige, die vom Bellen des Nachbarhundes ausgeht. Die Stressreaktion existiert aber, um Sie vor Gefahr zu schützen. Zwar weiß das höhere Gehirn zwischen einem bellenden Hund und einem Stellungskrieg zu unterscheiden, das untere Gehirn allerdings ist in einer evolutionären Zeitspanne, die Millionen Jahre zurückliegt, stecken geblieben. Es signalisiert, dass die Stresshormone durch das endokrine System ausgeschüttet werden sollen – nicht massenhaft, sondern sorgsam geregelt. Doch das Tropf-Tropf einer niederschwelligen Stressreaktion wirkt ebenso zersetzend wie die chinesische Wasserfolter, und zwar aus demselben Grund. Treten winzige und vermeintlich harmlose Stressbelastungen in ausreichend großer Zahl auf, ist die Bahn frei für den vollständigen Zusammenbruch.

Die verschärfenden Stressfaktoren zu vermeiden sollte jedermanns Ziel sein. Darin besteht aus unserer Sicht wahre Stressbewältigung. Zahlreiche in der Auswahlliste ab der übernächsten Seite zu findende Stressoren können gar nicht komplett außer Kraft gesetzt werden; die Lebensumstände in unserer Zeit lassen das nicht zu. Allerdings gibt es einige Möglichkeiten, die Reaktionen Ihres Körpers entscheidend zu verbessern, indem Sie in die Rückkopplungsschleife vorteilhaftere Botschaften einspeisen. Erst einmal sprechen wir über die Entscheidungsoptionen und darüber, was sie im Einzelnen bedeuten. Anschließend werden wir darauf zurückkommen, welche wissenschaftlichen Erkenntnisse für die Stressbewältigung von Belang sind.

Die Entscheidungsoptionen lesen: Wie in jedem Abschnitt zu einem Aspekt unserer Lebensführung gliedert sich die Übersicht über die zur Wahl stehenden Entscheidungsmöglichkeiten in drei Teile – je nach Schwierigkeitsgrad der Entscheidung und abhängig davon, inwieweit bis heute ihre Wirksamkeit nachgewiesen werden konnte.

Teil 1: leichte Entscheidungen
Teil 2: schwerere Entscheidungen
Teil 3: versuchsweise vorgenommene Entscheidungen

Sollten Sie die Erinnerung daran, was eigentlich die drei unterschiedlichen Entscheidungsniveaus kennzeichnet, ein wenig auffrischen wollen, dann lesen Sie bitte noch einmal ein wenig im entsprechenden Abschnitt über die Ernährung auf S. 171 ff. Behalten Sie zugleich im Hinterkopf, dass jede Entscheidung, die Sie hier vornehmen, von Dauer sein soll.

Sofort stellt sich die Frage, ob Sie gleich eine zweifache Wahl treffen sollten: eine die Ernährung und eine zweite den Stress betreffende Entscheidung? Wir wissen, dass manche Menschen eine gewisse Dringlichkeit verspüren, Veränderungen in mehr als nur einem Bereich in Gang zu setzen. Wenn Sie leichte Entscheidungen in zwei Bereichen sehen – das gilt nicht nur für die Bereiche Ernährung und Stress, sondern für zwei ganz beliebige unter den sechs Lebensstilbereichen, auf die wir zu sprechen kommen – bleibt es Ihnen überlassen, sich gleich zwei Bereiche zu wählen. Wir halten dies allerdings nicht für die beste Vorgehensweise. Überschneiden sich bei Ihnen zwei Entscheidungen, dann erhöht sich die Wahrscheinlichkeit eines Fehlschlags. Dauerhafte Veränderung hängt davon ab, dass Sie die Dinge vereinfachen und die neue Veränderung jeweils in den vorhandenen Lebensstil integrieren. Je *eine* Veränderung scheint uns da genug zu sein. Denken Sie dran: Wenn Sie lediglich eine Veränderung in der Woche vornehmen, beläuft sich das auf 52 Veränderungen im Jahr: Welch ein enormer Umschwung!

Sie werden sofort bemerken, dass unter den Entscheidungsmöglichkeiten, die sich auf Stress beziehen, das Meditieren an erster Stelle aufgeführt wird. Ein komplett der Meditation vorbehaltener Abschnitt folgt an anderer Stelle ab S. 246 ff. In erster Linie wird das Thema dort erörtert. Meditation ist unseres Erachtens die wichtigste Strategie, um die Stressreaktion reduzieren und das Geist-Körper-System wieder in ein Gleichgewicht bringen zu können. Behalten Sie das bitte im Kopf, auch wenn hier noch viele weitere Optionen aufgeführt werden. Was die Liste der schwereren Entscheidungen angeht, empfehlen wir Ihnen, sich mit den negativen Emotionen auseinanderzusetzen. Die dazugehörigen Erläuterungen werden Sie im Abschnitt über die Emotionen finden, der auf S. 288 beginnt. Darin sehen wir jedenfalls eine weitere ganz wichtige Möglichkeit, sich vor Stress zu schützen.

Stress: Die Entscheidungsoptionen

Kreuzen Sie zwei bis fünf Punkte an, bei denen Sie Ihren gegenwärtigen Umgang mit Stress ohne Weiteres verändern können. Die schwereren Entscheidungen sollten erst folgen, nachdem Sie Ihre leichten Entscheidungen, eine pro Woche, vorgenommen haben.

TEIL 1: LEICHTE ENTSCHEIDUNGEN

- Meditieren Sie täglich (siehe S. 246 ff.).
- Sorgen Sie dafür, dass es am Arbeitsplatz weniger Hintergrundgeräusche und Ablenkungen gibt.
- Vermeiden Sie Multitasking. Widmen Sie sich jeweils nur einer Aufgabe.
- Seien Sie nicht länger für jemand anderen eine Stressursache (siehe S. 217 f.).
- Bringen Sie Veränderung in Ihre täglichen Aktivitäten, Ihre Auszeiten und die Freizeit inbegriffen (siehe S. 218 f.).
- Machen Sie mindestens dreimal pro Woche pünktlich Feierabend.
- Hören Sie auf, Ihren Stress auf Familienmitglieder und Freunde abzuladen.
- Meiden Sie Menschen, die für Sie eine Quelle von Druck und Konflikten sind.
- Bleiben Sie mit Menschen, die Ihnen wichtig sind, in Kontakt.
- Verringern Sie langweilige, eintönige Arbeiten.
- Reduzieren Sie den Alkoholkonsum auf ein Glas Wein am Tag, das Sie zum Essen trinken.

- Suchen Sie sich ein Hobby.
- Entfernen Sie sich möglichst schnell aus stressigen Situationen.
- Finden Sie für die Entspannung vom täglichen Stress ein körperliches Ventil.

TEIL 2: SCHWERERE ENTSCHEIDUNGEN
- Suchen Sie sich die sinnvollste Arbeit, die Sie finden können.
- Seien Sie der Manager, nicht der Arbeiter.
- Stellen Sie die Sicherheit über das Geld.
- Legen Sie Geld zurück für die Zukunft. Verschaffen Sie sich einen umfassenden Versicherungsschutz.
- Erhöhen Sie Ihre Akzeptanz.
- Widersetzen Sie sich nicht mehr, soweit Sie dazu in der Lage sind.
- Bürden Sie sich nicht länger zu viel Verantwortung auf.
- Hören Sie auf, Arbeit mit nach Hause zu nehmen. Lassen Sie all Ihre beruflichen Verpflichtungen am Arbeitsplatz zurück.
- Nehmen Sie sich häufiger einen Tag frei von der Arbeit.
- Sorgen Sie dafür, dass Sie keine langweilige, eintönige Arbeit mehr verrichten müssen.
- Erfreuen Sie sich jeden Tag an der Natur.
- Suchen Sie sich einen engen Vertrauten.
- Finden Sie einen guten Ratgeber.
- Machen Sie sich eine Vorstellung von der Zukunft zu eigen.
- Werden Sie jemand, der Stress heilt (siehe S. 225 ff.).
- Befassen Sie sich mit Ihren negativen Emotionen – Wut, Angst, Besorgnis, Selbstverurteilung, Niedergeschlagenheit (siehe S. 288 ff.).

TEIL 3: VERSUCHSWEISE VORGENOMMENE
ENTSCHEIDUNGEN
- Werden Sie Ihr eigener Chef.
- Arbeiten Sie an einer sicheren Selbsteinschätzung und an einem höheren Selbstwertgefühl.
- Werden Sie zum engen Vertrauten eines anderen Menschen.
- Werden Sie zu einem guten Ratgeber.
- Nehmen Sie an einem Kurs zum Thema Krisenbewältigung teil.
- Gehen Sie durch Therapie seelische Probleme an, die schon lange vorhanden sind.

ERKLÄRUNGEN ZU DEN ENTSCHEIDUNGSOPTIONEN

Wie man das Meditieren – und somit eine erstklassige Strategie zur Stressbewältigung – erlernt, darüber werden wir in einem eigenen Abschnitt sprechen. Ansonsten haben wir unser Augenmerk, wie Sie sicher feststellen konnten, auf die Arbeit und den Arbeitsplatz gerichtet. Aus zwei Gründen: Erstens muss fast jeder, in einer zwangsläufig zu Stress führenden Atmosphäre, mit anderen Menschen zusammenarbeiten; zweitens würde die andere Hauptquelle von Stress, die zwischenmenschlichen Beziehungen, ein komplett eigenes Buch erfordern, wenn man bedenkt, wie sehr sich sämtliche Familien voneinander unterscheiden. Indem Sie Veränderungen am Arbeitsplatz vornehmen, lernen Sie, wie man die allgemeingültigen Prinzipien anwendet. Und jegliche Stressreduzierung wird sich unweigerlich bei Ihnen zu Hause positiv auswirken.

Bleiben wir zunächst einmal beim Thema Arbeitsplatz, dann lassen sich alle Arten von Druck drei Kategorien zuordnen: Zeitdruck, Druck von Kollegen und Leistungsdruck. Solange Abgabe- beziehungsweise Fertigstellungstermine,

Mitarbeiter/innen und Leistungsvorgaben Bestandteil unserer Arbeit sind, wird kaum jemand von solch einem Druck frei sein. Wie stellen Sie sich also auf diese Konstanten ein? Die meisten Menschen sind reaktiv. Ihren immer wieder in Erscheinung tretenden Verhaltensmustern schenken Sie kaum Beachtung, deshalb bleibt ihrem Umgang mit Stress ausgesprochen wenig Erfolg beschieden.

Ungeeigneter Umgang mit Stress

Von wie vielen der nachfolgend aufgeführten Möglichkeiten, mit dem alltäglichen Druck am Arbeitsplatz umzugehen, machen Sie Gebrauch?

Ich reagiere emotional. Hin und wieder platzt mir der Kragen.
Über den Druck, dem ich ausgesetzt bin, beklage ich mich – vorwiegend bei denjenigen, die ihn nicht verursachen.
Stress gebe ich weiter, lade ihn bei jemand anderem ab.
Menschen, die mir den größten Stress machen, lasse ich links liegen, blende sie aus, so gut ich kann.
Mit dem Stress finde ich mich so lange ab, bis ich Gelegenheit zur Entspannung erhalte (indem ich beispielsweise ins Fitnesscenter gehe oder warte, bis der Zeitpunkt gekommen ist, einen Cocktail zu trinken).
Den Druck auf mich selbst und auf andere erhöhe ich noch, da ich davon ausgehe, dass mich das stärker und leistungsfähiger macht.

Solche Verhaltensmuster laufen im Allgemeinen unbewusst ab. Denn bei rationaler Betrachtung werden sie der Aufgabenstellung – die schädlichen Auswirkungen des Stresses zu verringern – nicht gerecht. Bei Stress handelt es sich um eine Rückkopplungsschleife. Das Eingangssignal (die Ausgangsgröße) ist der Stressor; also beispielsweise ein knapp bemessener Fertigstellungstermin, ein unausstehlicher Chef, ein nicht realisierbares Verkaufsziel. Das Ausgangssignal (das Resultat) besteht in Ihrer Reaktion. Überall können Sie, indem Sie das Eingangs- oder das Ausgangssignal verändern, in die Rückkopplungsschleife eingreifen. Je bewusster Sie dabei vorgehen, umso größer sind Ihre Chancen, die negativen Konsequenzen des Stresses zu vermindern.

In unserer Auswahl der leichten Entscheidungsoptionen sind manche auf das Eingangs-, andere auf das Ausgangssignal ausgerichtet. Zum Beispiel können Sie auf Multitasking verzichten. Bei Untersuchungen des Gehirns konnte gezeigt werden, dass Multitasking die Leistungsfähigkeit verringert, indem es zu mehr Unaufmerksamkeit und Zerstreutheit führt. Vielleicht lassen sich das Außengeräusch und die Ablenkungen reduzieren, von denen Sie am Arbeitsplatz umgeben sind. Beide Veränderungen betreffen das Eingangssignal. Und nun können Sie beim Ausgangssignal Ihre Reaktion auf den Stress zum Positiven verändern: zum Beispiel damit aufhören, Ihren Stress an andere weiterzugeben, und sich aus stressigen Situationen möglichst schnell entfernen.

Vor allem aber, das ist wohl die bedeutsamste leichte Entscheidung, können Sie *aufhören, für andere eine Ursache von Stress zu sein*. Dazu gehört mehr Selbstgewahrsein als bei den anderen leichten Entscheidungen. Und die Entwicklung von mehr Selbstgewahrsein kommt unter allen uns bekannten Dingen dem am nächsten, was man als ein Allheilmittel bezeichnen kann. Einige ungeeignete Möglichkeiten, mit Stress umzugehen, haben wir bereits angesprochen. Im Grunde laufen sie auf den Versuch hinaus, den Stress, mit dem man selbst klarkommen sollte, an andere weiterzugeben. Viele von uns tun das ungewollt, indem sie den Stress in sich hineinfressen und dadurch die Kommunikationskanäle verschließen, über die sich das Problem eigentlich lösen ließe. Ein Besuch im Fitnesscenter mag *für Sie* gut sein, trägt jedoch zu einer besseren Atmosphäre am Arbeitsplatz nichts bei. Ist der Chef reizbar, hat das nur zur Folge, dass die Mitarbeiter unter Stress stehen.

Wer es sich zur Gewohnheit macht, an den Dingen herumzunörgeln und sie zu kritisieren, verursacht Stress. Nörglern fällt es außerdem schwer, andere zu loben und sie wertzuschätzen. Wer sich in Perfektionismus ergeht und erst dann zufrieden ist, wenn selbst das allerletzte i-Tüpfelchen sitzt, verursacht Stress. Auch ganz alltägliches Verhalten am Arbeitsplatz wie Cliquenbildung oder Klatsch und Tratsch hinter dem Rücken anderer sind, bei realistischer Betrachtung, eine Quelle von Stress mit unabsehbaren emotionalen Folgen. Im Prinzip handelt es sich hier um Mobbing, nicht mehr und nicht weniger, und Mobbing verursacht selbstverständlich Stress. Schauen Sie sich Ihr Verhalten ganz genau an, lesen Sie anschließend auf S. 226 f., wie Sie stattdessen Stress heilen können. Werden die Resultate solch eines erhöhten Selbstgewahrseins allmählich für Sie sichtbar, dann können Sie sich den schwereren Entscheidungen auf der Liste mit den unterschiedlichen Optionen zuwenden, bei denen es hauptsächlich um tiefer verwurzelte Gewohnheiten geht, mit denen sich nicht so leicht brechen lässt.

Die Zeiteinteilung bietet ebenfalls zahlreiche Ansatzpunkte für den Stressabbau, denen die meisten Menschen keine Beachtung schenken. Variieren Sie Ihre Aktivität im Lauf des Tages, das eröffnet Ihnen viele Möglichkeiten. Büroarbeit verrichtet man im Sitzen, der menschliche Körper ist jedoch dazu da, sich zu bewegen. Einmal pro Stunde von seinem Stuhl aufzustehen reicht schon aus, um den negativen Auswirkungen einer nichtkörperlichen Arbeit entgegenzuwirken. Im Rahmen eines Forschungsprojekts haben vor Jahrzehnten College-Athleten auf Geheiß eines Physiologen der Yale University viele Tage im Bett liegend verbracht – schließlich bestand ja genau darin das herkömmliche Prozedere bei Krankenhauspatienten, die sich von einer Operation erholen sollten, oder bei Müttern, die gerade ein Baby zur Welt gebracht haben. Nachdem die Athleten zwei Wochen im Bett gelegen hatten, war ein derart starker Abbau der Muskulatur zu verzeichnen, als wäre diese zwei Jahre lang überhaupt nicht trainiert worden. Überraschenderweise wurde der Schaden nicht einfach nur durch den Aufenthalt im Bett verursacht. Die Schwerkraft spielte ebenfalls eine Rolle. Wenn die Versuchspersonen den Tag über hier und da aufgestanden und einer geringfügigen Aktivität nachgegangen sind, blieb der Muskelschwund weitgehend aus. Das ist ein Grund, weshalb man heutzutage in der postoperativen Kranken- und der Wöchnerinnenpflege großen Wert auf baldiges Aufstehen und Umhergehen legt.

Vom Aufstehen und Umhergehen abgesehen sollten Sie im Verlauf eines Arbeitstages mindestens einmal pro Stunde Raum schaffen für eine Auszeit, in der Sie einfach ausspannen, und für eine Phase, in der Sie sich nach innen wenden – meditieren oder einfach nur mit geschlossenen Augen ruhig dasitzen. Diese Aktivitäten ermöglichen dem gesamten System einen Neustart. Außerdem werden Sie sich seelisch stärker zentriert fühlen. Mit ein paar einfachen Schritten, so stellt sich heraus, begegnet man wirkungsvoll der in aller monotonen Arbeit angelegten Tendenz zur Abstumpfung des Geistes. Gerade diese Art von niederschwelligem Stress entgeht vielfach unserer Aufmerksamkeit.

Die schwereren Entscheidungen bedürfen keiner Erläuterung – mit dieser einen Ausnahme: »Seien Sie der Manager, nicht der Arbeiter.« Einer altbekannten Pointe zufolge sagt der Chef: »Ich bekomme keine Herzinfarkte, ich verteile sie.« Psychologisch steckt darin etwas Wahres. Je unabhängiger Sie sind, desto weniger befinden Sie sich in der Situation, Anweisungen von oben entgegennehmen zu müssen, und umso niedriger ist Ihr Stresspegel. Dieser Befund hat nichts damit zu tun, wie viele Stunden Sie arbeiten. Je höher Sie die Karriereleiter hochklettern, mit umso größerer Wahrscheinlichkeit werden Sie Ihre Arbeit lieben – sie freilich auch mit nach Hause nehmen. Menschen, die ihre Arbeit lieben, berichten gewöhnlich, dass sie achtzig Stunden in der Woche arbeiten, teils in der Firma, teils zu Hause.

Allein der Firmen- oder Konzernchef legt niemand Höhergestelltem Rechenschaft ab (Letzterem rauben stattdessen allerdings die Erwartungen der Aktionäre den Schlaf), womit wir bei unserer ersten Entscheidung mit experimentellem Charakter angelangt wären. Hier geht es darum, durch die Gründung einer eigenen Firma mehr Unabhängigkeit zu erlangen, für die meisten von uns eine Idealvorstellung. Unabhängigkeit bedeutet allerdings mehr, als bloß Ihr eigener Chef zu sein. Eine langfristige Perspektive für Ihr Leben zu entwickeln bietet eine viel stärker sinnstiftende Art von Unabhängigkeit. Wenn Sie an Ihren tief liegenden seelischen Problemen arbeiten, eröffnet sich Ihnen die Möglichkeit zu einer seelischen Freiheit, die Sie von Ihrer Vergangenheit und den Verletzungen, die Sie mit sich herumtragen, unabhängig macht. Sinnvolle Entscheidungen dieser Art reichen zwar über jede enger gefasste Definition von Stressbewältigung hinaus, aber gerade solch ein Wandel bewirkt, dass sich das Leben eines Menschen transformiert.

DIE WISSENSCHAFTLICHE GRUNDLAGE FÜR DIE VERÄNDERUNGEN

Stress war der erste Bereich, in dem die Geist-Körper-Verbindung nachgewiesen werden konnte, und damit zugleich der Türöffner für die heutzutage in so großer Zahl vorliegenden Untersuchungen und Bestätigungen. Auf das Thema »Stress« hat man sich wohl vor allem aus einem Grund konzentriert: Es war vergleichsweise unkompliziert. Aus Hirngewebe einen Neurotransmitter wie Serotonin oder Dopamin zu extrahieren ist eine anspruchsvolle und schwierige Arbeit. Statt in Echtzeit zu arbeiten, muss man dabei mit Proben aus totem Gewebe herumhantieren, und bei den Versuchspersonen beziehungsweise -objekten handelt es sich nur selten um Menschen. Stresshormone wie Cortisol und Adrenalin schießen hingegen in Echtzeit ins Blut und können anhand einer frisch entnommenen Blutprobe umgehend untersucht werden. Außerdem sind die physischen Auswirkungen der Kampf- oder Fluchtreaktion an uns selbst leicht zu beobachten.

Aussagekräftige Forschungsergebnisse gaben Aufschluss darüber, wie die entsprechenden Prozesse im Einzelnen abliefen. So konnten die Stressforscher etwa belegen, dass bei Stress Unvorhersehbarkeit, Wiederholung und Kontrollverlust die drei verschärfenden Faktoren waren. In einem klassischen Experiment hat man Mäuse in Käfige gesteckt, in denen ihnen leichte elektrische Stromstöße versetzt wurden. Jeder Stromstoß für sich genommen war im Grunde harmlos. Allerdings erhielten die Mäuse in dem Experiment immer wieder Stromstöße, dies geschah in willkürlich bemessenen Intervallen, und sie hatten keine Möglichkeit, sich den Stromstößen zu entziehen. Schon nach wenigen Tagen wirkten die Tiere abgestumpft und teilnahmslos. Ihre Immunreaktion war ernstlich beeinträchtigt, und manche von ihnen gingen an den »harmlosen« Stromstößen zugrunde. Durch dieses Experiment wurde es möglich zu verstehen, wie niederschwelliger chronischer Stress den Körper schädigt. Zugleich räumte es auf mit dem Mythos, es sei ein Zeichen von Schwäche oder Ausdruck anderer charakterlicher Mängel, wenn jemand einer immer wiederkehrenden

Stressbelastung nicht standzuhalten vermag – unsere Physiologie kann gar nicht anders.

Im Zeitalter der Epigenetik ist man mit solchen Erkenntnissen bis zur tiefsten Ebene unserer Physiologie vorgedrungen, verbunden mit der wachsenden Hoffnung, dass die Menschen ihre Stressreaktion modifizieren und zum Vorteil verändern können. Nicht nur die Nahrung, die Sie zu sich nehmen, sondern auch Ihr Stresspegel kann epigenetische Modifikationen hervorrufen und Genaktivitäten verändern. Für eine Studie zu den Auswirkungen des Holocaust auf die Genaktivität suchten Forscher an der Mount Sinai's Icahn School of Medicine in New York sich eine Auswahl von achtzig Kindern mit mindestens einem Elternteil, der den Holocaust überlebt hatte, und verglichen sie mit fünfzehn »demografisch gesehen ähnlichen« Kindern, deren Eltern nicht den Holocaust durchgemacht hatten. In einem bewegenden, in Ichform abgefassten Bericht schildert ein Kind eines Überlebenden, Josie Glausiusz, in einer Ausgabe von *Nature* (Juni 2014) die Ergebnisse.

Für die Dauer von zwei Wochen waren Glausiusz' Vater, ihre »Mutter und drei überlebende Brüder im Frühjahr 1945 zusammen mit 2500 weiteren Gefangenen aus Bergen-Belsen, dem deutschen Konzentrationslager, in dem mein Vater seit dem 6. Dezember 1944 eingekerkert worden war, in einen Zug verfrachtet worden«, schreibt sie. »Vierzehn Tage lang, in denen die Familie von winzigen Rationen aus irgendwoher ergatterten rohen Kartoffelschalen und Mais überlebte, schlängelte sich der ›verlorene Zug‹ scheinbar ziellos durch Ostdeutschland, blockiert durch die Vorstöße der russischen und der US-amerikanischen Armee, bevor er in einem Waldstück unweit der kleinen brandenburgischen Ortschaft Tröbitz zum Halten kam.«

Was die in den Güterwagen festgehaltenen Passagiere nicht wussten: In der Nacht hatten ihre deutschen Schergen die Lokomotive abgekoppelt und mit ihr das Weite gesucht. Auf einmal erschienen zwei russische Kavalleristen auf weißen Pferden und brachen der Reihe nach die Schlösser auf, mit denen man die KZ-Insassen gefangen gehalten hatte.

Aufgewachsen mit dieser grauenhaften Geschichte, nahm Glausiusz 2012 als Freiwillige an der Mount-Sinai-Studie teil. Die wurde unter der Leitung von Rachel Yehuda durchgeführt, Neurowissenschaftlerin und Direktorin der Abteilung für traumatischen Stress in der Mount Sinai School of Medicine. Ziel der Studie war, »ausfindig zu machen, ob das Risiko für eine traumatisch bedingte seelische Erkrankung biologisch von einer Generation an die nächste weitergegeben wird. Insbesondere wollten die Forscher sehen, ob solch ein Risiko durch epigenetische Markierungen vererbt werden kann.«

Im Bericht darüber, was ihre Teilnahme an der Studie mit sich brachte, schreibt Glausiusz: »Im Verlauf der Studie habe ich zur Ermittlung meiner emotionalen Gesundheit als Tochter von Holocaust-Überlebenden, außerdem um festzustellen, ob meine Eltern unter einer posttraumatischen Belastungsstörung (PTBS) litten, einen Online-Fragebogen ausgefüllt. Eine Psychologin hat mir zu den Kriegserlebnissen meiner Eltern sowie zu meiner Geschichte von Depression und Angst Fragen gestellt. Ich habe mich Blut- und Urintests zur Messung des Hormons Cortisol unterzogen, das den Körper in die Lage versetzt, auf Stress zu reagieren. Ferner wurde die Methylierung von GR-1F untersucht, dem Promotor eines Gens, das einen Cortisol bindenden und damit zur Beendigung der Stressreaktion beitragenden Glukokortikoidrezeptor kodiert.«

Die Forschungsergebnisse erwiesen sich als ein wenig widersprüchlich, je nachdem welcher Elternteil als Holocaust-Überlebender unter PTBS litt. Um das Ganze zu vereinfachen: Der springende Punkt war, herauszufinden, ob epigenetische Markierungen dazu führten, dass im Blutkreislauf der Kinder mehr oder weniger Cortisol zirkulierte. Kinder, bei denen beide Eltern PTBS hatten, so stellte man fest, wiesen in höherem Maß eine Genaktivität zur Produktion des Glukokortikoidrezeptors auf, der die Stressreaktion zu beenden hilft, indem er Cortisol bindet (es, mit anderen Worten, unwirksam macht).

Uneinheitliche Resultate gab es, wenn lediglich *ein* Elternteil mit PTBS vorhanden war. Es scheint, »dass Kinder eines Vaters mit PTBS ›wohl anfälliger für Depression oder chronische Stressreaktionen‹ sind, sagt Yehuda. Bei den Nachkommen einer Mutter mit PTBS scheint [jedoch] das Gegenteil der Fall zu sein.« Bei diesen Kindern zeigte sich, dass der Cortisolspiegel niedriger war. Weshalb?

Eine mögliche Erklärung: »Mütter, die den Holocaust überlebt haben, sagt [Yehuda], fürchteten häufig die Trennung von ihren Kindern. ›Wenn man vielfach Verlusterfahrungen gemacht hat und voller Besorgnis ist, weiterhin seine Lieben zu verlieren, wird man sich vielleicht buchstäblich zu sehr an sie klammern.‹ Holocaust-Nachkommen klagen häufig darüber, dass ihre Mutter zu sehr an ihnen hängt.«

»Obgleich Yehuda nicht genau zu benennen vermag, welche funktionellen Zusammenhänge diesen Veränderungen zugrunde liegen, kommt es ihrer Ansicht nach väterlicherseits zu epigenetischen Modifikationen möglicherweise vor der Empfängnis, bei der Mutter hingegen entweder vor der Empfängnis oder während der Schwangerschaft.«

Wir haben uns schwer damit getan, Ihnen hier solch schreckliche Erfahrungen aufzuzeigen. Aber diese Holocaust-Studie markierte einen Durchbruch. Laut Yehuda »ist das«, soweit ihrem Team bekannt, »der erste am Menschen gewonnene Beleg ... für eine epigenetische Markierung bei einem Nachkommen aufgrund einer Erfahrung, die ein Elternteil vor der Empfängnis durchlaufen hat.« (Ein früheres, bereits an anderer Stelle angesprochenes Experiment an Mäusen hatte gezeigt, dass abhängig davon, ob die Mutter sich gut oder schlecht um ihren Nachwuchs kümmerte, bei den Kleinen epigenetische Markierungen entstanden, die sich auf die Stressreaktion auswirkten. Umsorgendes Verhalten seitens einer guten Mutter führte bei den Nachkommen zu einem weniger ängstlichen Verhalten nebst einem niedrigeren Cortisolspiegel.) Zugleich sollte beachtet werden, dass die Studie umstritten ist, hauptsächlich weil die Biochemie der Geschlechtsunterschiede sehr komplex ist und die von Yehuda ermittelten Unterschiede gering waren oder es, wie sie es formulierte, lediglich »um Nuancen« ging. Ebenso sollte man beachten: In der Psychiatrie war aufgrund verschiedener Studien – ohne über die Einsicht in die daran mitwirkenden epigenetischen Faktoren zu verfügen – schon lange bekannt, dass die Auswirkungen einer PTBS an die Kinder von Holocaust-Überlebenden weitergegeben werden können.

DIE UMSETZUNG DER WISSENSCHAFTLICHEN ERKENNTNISSE MÖGLICH MACHEN

»Graue Haare«, so sagt ein geflügeltes Wort, »sind erblich: Du bekommst sie von deinen Kindern.« Das funktioniert in beiden Richtungen, so zeigt die Wissenschaft. Zu wissen, wie Stress in der Familie weitergegeben wird, ist uns vermutlich viel wichtiger, als zu wissen, wie es am Arbeitsplatz geschieht. Die beste Herangehensweise aber ist an beiden Orten dieselbe: Werden Sie zu jemandem, der Stress heilt. Ihr heutiges Verhalten hat wahrscheinlich bis weit in die Zukunft reichende Konsequenzen.

Sobald Sie dessen gewahr sind, dass Sie nicht einfach nur ein Opfer sind, sondern zugleich eine potenzielle Quelle von Stress, wandelt sich Ihr Verhalten. Hier folgen nun ein paar positive Entscheidungen, mit denen Sie den Stress, der Sie am Arbeitsplatz umgibt, abbauen können. Und auf familiäre oder ganz allgemein auf zwischenmenschliche Beziehungen lassen sie sich ebenso gut anwenden.

Wie Sie Stress heilen können

Wie viele dieser positiven Verhaltensoptionen setzen Sie bereits in die Tat um?

Andere fragen, wie sie sich fühlen und sich ihre Antwort aufmerksam anhören.
Nicht darauf beharren, Ihren Willen durchzusetzen.
Stets jedermann Respekt erweisen. Niemals jemanden herabsetzen oder ihn/sie zum Sündenbock machen.
Niemals jemanden vor anderen kritisieren.
Beiträge und Anregungen von möglichst vielen Menschen akzeptieren.
Die Arbeit der anderen loben und wertschätzen.
Loyal sein, damit andere Ihnen gegenüber loyal sind.
Keinen Klatsch über andere verbreiten oder über sie lästern.
Warten, bis Sie ruhig geworden sind, bevor Sie eine Situation angehen, die Sie erzürnt.
Mitarbeitern und Angestellten genügend Raum geben, sodass sie ihre eigenen Entscheidungen treffen können.
Offen sein für neue Ideen, egal woher sie kommen.
Nicht einen kleinen Kreis unter Ausschluss aller anderen bevorzugen.
Sich mit Spannungen befassen, sobald sie auftreten, anstatt sie zu verleugnen oder zu hoffen, dass sie sich von selbst in Wohlgefallen auflösen werden.
Kein Perfektionist sein, den man nie zufriedenstellen kann.
Beide Geschlechter gleichberechtigt behandeln.

Falls Sie sich bereits die meisten oder alle hier aufgeführten Verhaltensweisen zu eigen gemacht haben, können wir Ihnen gratulieren – Sie sind schon ein Stressheiler. Die meisten von uns müssen jedoch eine bewusste Anstrengung unternehmen, die eigenen Gewohnheiten zu ändern, sei es ein wenig oder viel. Zwar nimmt niemand von uns als Versuchsperson an einem Stress-Laborexperiment teil, doch auf ganz reale Weise ist unser Leben das Labor, in dem wir mit einer Vielzahl von Stressbelastungen konfrontiert sind. Uns bleibt es dabei überlassen, Selbstgewahrsein zu entwickeln, damit wir verstehen können, welche Rolle wir in einer Welt spielen, der all die Anforderungen, der Druck und die Krisen über den Kopf zu wachsen scheinen. Jede/r Einzelne von uns ist die Quelle der Heilung – eine Wahrheit, die auch dadurch kein bisschen gemindert wird, dass man sie ein weiteres Mal ausspricht.

KÖRPERTRAINING: GUTE VORSÄTZE IN DIE TAT UMSETZEN

Worin besteht das Geheimnis des Körpertrainings? Die Antwort lässt sich in einem einzigen Slogan zusammenfassen: Weitermachen, nicht aufhören. Besser bleibt man sein Leben lang auf allen Ebenen aktiv, anstatt lediglich in der Schule und auf der Uni Sport zu treiben, um sich dann mit fortschreitenden Jahren bequem zurückzulehnen. Das große Ziel ist nicht, dass Sie ins Schwitzen kommen, sondern dass Sie beständig sind. Dazu bedarf es freilich einer bewussten Entscheidung: einer Entscheidung, an die Sie sich anschließend bereitwillig halten. Und je mehr Sie sich körperlich betätigen, umso größer, das ist die gute Nachricht, wird auch Ihr Wunsch nach Körpertraining sein. Körperliche Aktivität wird ziemlich schnell zu einer lieb gewonnenen Gewohnheit, und ganz abgesehen davon trägt sie dazu bei, dass sich im Gehirn neue Nervenbahnen bilden.

Das Leben, das wir heutzutage führen, hat das Körpertraining zu einem Segen und zu einem Fluch gemacht. Auf uns lastet nicht länger das Joch, physische Knochenarbeit verrichten zu müssen, darin liegt der Segen. Allerdings ist der Segen, das macht den Fluch aus, übers Ziel hinausgeschossen. Den meisten Menschen verlangt das moderne Leben nicht genug ab. Ungeachtet des Preises, den unser Körper dafür zu entrichten hat, ist es uns so aber offenbar ganz recht. Vor die Wahl gestellt, bevorzugen es die meisten Menschen

still zu sitzen, anstatt sich hin- und herzubewegen
angenehmen Ablenkungen (Fernsehen, Videospielen, Internet) nachzugehen, anstatt Sport zu treiben
geistige statt körperliche Arbeit zu leisten
physische Herausforderungen durch Maschinen übernehmen zu lassen, statt sie mit eigener Muskelkraft zu erledigen
ihre Kinder mehr Zeit am Computer und weniger Zeit beim Spielen draußen im Freien verbringen zu lassen

All diese Entscheidungen sind charakteristisch für unsere Zeit, und dieser Trend setzt sich nach wie vor fort. Solange das so bleibt, werden die Schattenseiten eines weitestgehend im Sitzen verbrachten Lebens, zum Beispiel ein erhöhtes Vorkommen von Fettleibigkeit und Typ-2-Diabetes, die Gesellschaft weiter heimsuchen. Und ebenso lange werden die Vorzüge körperlicher Betätigung – mit Blick auf die Herz-Kreislauf-Gesundheit, auf die Vermeidung einiger Formen von Krebs und auf eine bessere seelische Verfassung – lediglich verpasste Gelegenheiten sein, nichts weiter. Nur 20 Prozent der erwachsenen US-Amerikaner hatten beispielsweise 2013 regelmäßig ein Körpertraining im empfohlenen Umfang: entweder ein moderates für zweieinhalb Stunden pro Woche oder bei halb so großem Zeitaufwand ein intensives Ausdauertraining. Jemand im Alter zwischen 18 und 64 widmet sich mit doppelt so hoher Wahrscheinlichkeit solch einer körperlichen Betätigung wie jemand jenseits der 64 – in Zahlen ausgedrückt: 31 Prozent gegenüber 16 Prozent –, obwohl zwei Gruppen offenkundig am stärksten von physischer Aktivität profitieren: die ganz jungen und die ganz alten Menschen.

Für unsere Ahnen war Ruhe ein Luxus. Für die meisten von uns besteht der Luxus darin, ins Fitnesscenter zu gehen. An der Schwelle zum 20. Jahrhundert stammten noch rund

80 Prozent der Kalorien, die zum Betreiben einer Landwirtschaft aufgewendet wurden, aus der Muskelkraft des Landwirts. Und zwar ungeachtet der Erfindung von landwirtschaftlichen Geräten und dem weitverbreiteten Einsatz von Pferden, um Pflüge, Erntemaschinen und Wagen zu ziehen. Das sind die Voraussetzungen, unter denen wir uns entwickelt haben: in einem Leben, das uns unablässig anstrengende körperliche Aktivität abverlangte. Unser Körper war an sehr viel mehr Aktivität hervorragend angepasst, als man annehmen würde. Es gibt Belege dafür, dass urzeitliche Jäger/Sammler durchaus siebzig Jahre alt werden konnten. Verkürzt wurde ihr Leben durch äußere Umstände – Krankheit, Kindersterblichkeit, Witterungseinflüsse –, nicht durch eine körperspezifische Gebrechlichkeit.

Da kaum jemand von uns noch jagen, Früchte und dergleichen sammeln, den Boden bestellen oder sein eigenes Brot backen muss – die Liste ließe sich endlos fortführen –, ist uns praktisch keine unbedingt notwendige körperliche Arbeit mehr geblieben. Daher belassen wir es, mag auch noch so oft jemand für eine gesunde Ernährung und für ausreichende körperliche Bewegung die Werbetrommel rühren, meist bei guten Absichten, die dann nicht in die Tat umgesetzt werden. Da unsere Bereitschaft, gute Ratschläge zu befolgen, so gering ist, stellen wir in unserer Liste der Lebensstilprioritäten die Stressbewältigung über das Körpertraining. Die Zahl der Menschen, die den im Leben auf ihnen lastenden Druck zu verringern versuchen, ist wahrscheinlich größer als die Zahl derer, die sich aus dem Sessel erheben, um mit Körpertraining zu beginnen.

Wir sind Realisten und wissen, dass man keinen Menschen motiviert, seine Gewohnheiten zu ändern, indem man mit ihm schimpft. Schuldgefühle führen allenfalls dazu, dass eine Mitgliedschaft im Fitnessclub ungenutzt bleibt. Ebenso wenig wird die Antwort auf die Frage, ob unterm Strich die Freude oder das Leid überwiegt, Ihnen einen Motivationsschub geben. Wer körperliche Bewegung liebt, hat sehr wahrscheinlich bereits von klein auf ein Faible fürs Laufen, fürs Gewichtheben oder sonstige sportliche Betätigungen an den Tag gelegt. Der Körper eines solchen Menschen ist entsprechend konditioniert, und die Rückkopplungsschleife, die zu einem Hochgefühl beim Laufen oder der »angenehmen Ermüdung« eines Fitnesstrainings führt, wird zur Quelle der Freude. Wem hingegen jedes Körpertraining fremd und ungewohnt ist, für den gilt das Gegenteil. Training wirkt sich auf den Körper ähnlich aus wie harte körperliche Arbeit, führt (anfangs) zu Müdigkeit und Muskelkater. Der Körper eines untrainierten Menschen ist ans Stillsitzen gewöhnt, dessen negative Auswirkungen in erster Linie langfristig sichtbar werden. Bis eine Herzerkrankung, ein Typ-2-Diabetes oder extremes Übergewicht tatsächlich zum Vorschein kommen, können Jahre vergehen.

Daher wollen wir Ihnen leichte Entscheidungen anbieten, die unter Umständen die Rückkopplungsschleife verändern. Mit anderen Worten: Eine kleine Aktivität führt dazu, dass man mehr tun will. Außerdem kommt es unbedingt darauf an, die empfohlenen Veränderungen ein Leben lang beizubehalten. Schubweise aktiv zu werden und dazwischen lange Phasen der Inaktivität zu haben, tut Ihnen nicht gut. Regelmäßigkeit und Stetigkeit vorausgesetzt, stellt sich Anpassung auf ganz natürliche Weise ein. Steigen Sie lieber jeden Tag eine Treppe hoch, als im Winter sechsmal den Schnee von der Zufahrt wegzuschaufeln.

Die Entscheidungsoptionen lesen: Wie in jedem Abschnitt zu einem Aspekt unserer Lebensführung gliedert sich die Übersicht über die zur Wahl stehenden Entscheidungsmöglichkeiten in drei Teile – je nach Schwierigkeitsgrad der Entscheidung und abhängig davon, inwieweit bisher ihre Wirksamkeit nachgewiesen werden konnte.

Teil 1: leichte Entscheidungen
Teil 2: schwerere Entscheidungen
Teil 3: versuchsweise vorgenommene Entscheidungen

Sollte Ihre Erinnerung daran, was eigentlich die drei unterschiedlichen Entscheidungsniveaus kennzeichnet, einer kleinen Auffrischung bedürfen, dann lesen Sie doch bitte noch einmal ein wenig im entsprechenden Abschnitt über die Ernährung auf S. 171 ff. Behalten Sie zugleich im Hinterkopf, dass jede Entscheidung, die Sie hier treffen, von Dauer sein soll.

Körperliches Training: Die Entscheidungsoptionen

Kreuzen Sie zwei bis fünf Veränderungen an, die Sie auf Ihrer jetzigen Stufe der körperlichen Aktivität ohne Weiteres vornehmen können. Die schwereren Entscheidungen sollten erst folgen, nachdem Sie Ihre leichten Entscheidungen, eine pro Woche, in die Tat umgesetzt haben.

TEIL 1: LEICHTE ENTSCHEIDUNGEN

- Stehen Sie einmal in der Stunde auf, um sich zu bewegen.
- Steigen Sie, wenn Sie einen Aufzug benutzen, erst einmal die Stufen zur ersten Etage hoch, ehe Sie per Knopfdruck den Aufzug kommen lassen.
- Erledigen Sie die Hausarbeit selbst, anstatt eine Reinigungskraft anzustellen.
- Unternehmen Sie nach dem Essen einen flotten Spaziergang.
- Parken Sie Ihr Auto in einer Ecke weit hinten auf dem Parkplatz (vorausgesetzt, dort ist es sicher und die Beleuchtung gut).

- Verlängern Sie, falls Sie Ihren Hund ohnehin schon täglich spazieren führen, den Spaziergang und schlagen Sie ein flotteres Tempo an.
- Gehen Sie zu Fuß, statt den Wagen zu nehmen, wenn Ihr Ziel nicht mehr als höchstens einen Kilometer weit entfernt ist.
- Kaufen Sie sich ein Fitness-Stepbrett und nutzen Sie es – beim Fernsehen oder Musikhören – täglich eine Viertelstunde.
- Gehen Sie dreimal am Tag für fünf bis zehn Minuten nach draußen.
- Fangen Sie an zu gärtnern, Golf zu spielen oder sich einer vergleichbaren Aktivität zu widmen, die Ihnen wirklich Freude bereitet.
- Planen Sie fünf bis zehn Minuten am Tag für Lockerungsübungen ein.
- Erledigen Sie mehr als die Hälfte der rund um Ihr Haus anfallenden Arbeit selbst.
- Arbeiten Sie, während Sie fernsehen, mit leichten Hanteln.

TEIL 2: SCHWERERE ENTSCHEIDUNGEN

- Suchen Sie sich einen aktiveren Freundeskreis und nehmen Sie an den gemeinsamen Aktivitäten teil.
- Falls Sie mit Kindern in den Park gehen, spielen Sie mit ihnen, anstatt bloß zuzuschauen.
- Nehmen Sie, wenn Sie einen Aufzug benutzen, bis zur dritten oder vierten Etage erst einmal die Treppe, ehe Sie per Knopfdruck den Aufzug kommen lassen.
- Planen Sie eine gemeinsame Bewegungsübung mit Ihrem/Ihrer (Ehe-)Partner/in.
- Kaufen Sie sich ein Fitness-Stepbrett und nutzen Sie es täglich eine halbe Stunde, während Sie fernsehen oder Musik hören.

- Fangen Sie wieder an, eine Sportart zu betreiben, die Sie früher mit Freude ausgeübt haben.
- Gehen Sie insgesamt drei Stunden pro Woche zu Fuß.
- Erledigen Sie all Ihre Gartenarbeit selbst.
- Helfen Sie auf ehrenamtlicher Basis Bedürftigen beim Hausputz, beim Anstreichen oder bei Reparaturen.
- Unternehmen Sie bei gutem Wetter jedes Wochenende eine Wanderung.
- Buchen Sie im Fitnesscenter einen Trainer.

TEIL 3: VERSUCHSWEISE VORGENOMMENE ENTSCHEIDUNGEN

- Besuchen Sie regelmäßig einen Kurs, in dem Fitnesstraining angeboten wird.
- Fangen Sie an, Yoga zu praktizieren (siehe S. 236 ff.).
- Übernehmen Sie die Leitung einer Wandergruppe.
- Trainieren Sie für einen Wettkampfsport und geben Sie nicht klein bei.
- Finden Sie für Ihr Körpertraining eine/n regelmäßigen Mitstreiter/in.
- Fangen Sie an, Tennis zu spielen.

ERKLÄRUNGEN ZU DEN ENTSCHEIDUNGSOPTIONEN

Die einfachen Entscheidungen, die wir Ihnen hier unterbreiten, sind wirklich ganz leicht in die Tat umzusetzen. Doch damit Sie in Kombination mit der zusätzlich beim Hanteltraining verbrachten Zeit den offiziellen Richtwert von zweieinhalb Stunden moderaten Ausdauertrainings pro Woche erreichen, müsste schon einiges zusammenkommen. Ebenso gut könnten allerdings, falls Sie ein inaktives Leben führen, solche Empfehlungen für Sie so klingen, als stammten sie von einem anderen Stern. Nun die gute Nachricht: Sich allein schon aus dem Sessel zu erheben hat größten

Nutzen. Von einem komplett im Sitzen verbrachten Leben loszukommen ist *der* große Schritt, um den negativen Auswirkungen eines Lebens vorzubeugen, in dem der Körper überhaupt nicht trainiert wird. Das Erkrankungsrisiko steigt, sofern Sie sich nicht bewegen, mit zunehmendem Alter stark an. Hochgradiger Bewegungsmangel führt letztlich zu einer um 30 Prozent erhöhten Sterblichkeitsrate bei Männern und einer verdoppelten Mortalitätsrate bei Frauen. Die sogenannten »neuen Alten« – Senioren, die weit über ihr 65. Lebensjahr hinaus aktiv und vital bleiben – haben einen der ungesündesten Trends im gesellschaftlichen Leben umgekehrt.

Je mehr Aktivitäten Sie hinzunehmen, desto positiver wird Ihr Körper reagieren. Wenn Sie dazu übergehen, die zwei Kilometer, die Sie bisher gejoggt sind, künftig zu laufen, werden die heilsamen Effekte größer werden. Was Ihr Herz, Gehirn, Kreislaufsystem, Ihre Blutfette und Ihr Blutzucker am meisten benötigen, ist *irgendeine* Aktivität! Anschließend können Sie dann darüber nachdenken, eine oder mehrere weitere Aktivität/en hinzuzufügen.

Werden Sie im mittleren Lebensalter körperlich aktiv, dann verringern Sie das Risiko, chronisch zu erkranken. Statistische Messungen haben immer wieder bestätigt, dass es sich so verhält. Doch im Unterschied zu anderen Risikofaktoren ist das Körpertraining mehr als einfach nur eine statistische Größe. Es verbessert das Leben jedes/jeder Einzelnen von uns, auf allen Aktivitätsebenen. Bei sehr alten Menschen, den über Achtzigjährigen, kann ein wenige Minuten dauerndes Hanteltraining mit minimaler Anstrengung (beispielsweise unter Verwendung einer nur zweieinhalb Kilo schweren Hantel) den Muskeltonus verdoppeln oder verdreifachen.

Für uns steht nicht im Blickpunkt, wie viel Gewicht Sie heben oder wie schnell Sie laufen können. Wir wollen einen ausgeglicheneren Kurvenverlauf herbeiführen, sodass körperliche Aktivität nicht primär eine Angelegenheit der jungen Leute ist und die Kurve dann bei der mittleren Altersgruppe und bei den alten Menschen stark abfällt. Für einen ausgeglicheneren Kurvenverlauf zu sorgen ist sehr viel mehr wert, als in Ihrer Jugend zwar wirklich aktiv zu sein, sich dann jedoch im Alter kaum noch zu bewegen. Ihr Körper passt sich an das an, was Sie *andauernd,* nicht aber an das, was Sie hier und da mal tun. Darin besteht auch das Geheimnis, wie man das Körpertraining zu einer erfreulichen Sache machen kann – je mehr Sie von der Rückkopplungsschleife zwischen den Muskeln und dem Gehirn Gebrauch machen, umso mehr Leben bringen Sie in sie hinein. Genau wie ein Bizeps oder ein Bauchmuskel bei Nichtbeanspruchung verkümmert, müssen auch die Rückkopplungsschleifen des Körpers in Anspruch genommen werden. Je mehr Botschaften sie übermitteln, desto lebendiger werden sie.

Selbstverständlich hoffen wir, dass Sie schließlich zu den schwereren Entscheidungsoptionen übergehen werden. Aber lassen Sie sich Zeit damit. Wenn Sie zwei Monate lang zu Fuß die Treppen zur zweiten Etage hochgehen, ehe Sie per Knopfdruck den Aufzug kommen lassen, folgt der nächste Schritt – bis zur dritten oder vierten Etage zu Fuß zu gehen – mühelos. Falls Sie hingegen morgen beschließen, gleich bis zur vierten Etage die Treppen hochzugehen, werden Sie sich vermutlich erschöpft fühlen, und Ihr Körper wird die Botschaft erhalten: »Das ist Arbeit.« Das aber ist nicht die richtige Botschaft, nicht wenn Sie beabsichtigen, das Treppensteigen zu einer angenehmen Entscheidung zu machen.

Müssten wir die allerwichtigste Aktivität mit dem größten Nutzeffekt für Körper *und* Geist heraussuchen, dann bestünde sie darin, *Yoga* zu praktizieren, *Hatha-Yoga* genauer gesagt. *Hatha-Yoga* ist lediglich *ein* Glied der uralten, insgesamt acht Glieder umfassenden Yoga-Überlieferung. Die anderen sieben haben mit dem Geist und dem Verhalten zu tun, doch den Körper darf man beim Streben nach Erleuchtung nicht außen vor lassen. Im Sanskrit hat *Yoga* die Bedeutung »Einheit«, »Vereinigung«. Das Wort ist mit dem deutschen Wort *Joch* verwandt. So geheimnisumwittert die Vorstellung von Erleuchtung auch anmuten mag – angesichts seines Ziels, Geist, Körper und Seele miteinander in Einklang zu bringen, ergibt Yoga Sinn. Bei jeder Körperhaltung (oder *Asana*-Position), die im Yoga gelehrt wird, geht es darum, die physische Energie im Körper durch eine entsprechende Ausrichtung des Geistes zu lenken.

Diese beiden sind keineswegs voneinander getrennt. Bewegt sich das Bewusstsein, dann tut dies auch die Energie. Die Lehren des Hatha-Yoga können ziemlich subtil und auch esoterisch sein. Der Fluss der Lebensenergie (*Prana*), reguliert durch den Atem, kann auf außerordentlich klare Art und Weise trainiert werden. Noch klarer und genauer ist der Fluss der unmittelbar mit dem Bewusstsein zusammenhängenden Lebensenergie (*Shakti*). Eine einzelne Silbe in einem Mantra beispielsweise übt, so wird gelehrt, Einflüsse aus, die sich, ausgehend vom Geist und vom Körper, auf das gesamte Umfeld erstrecken.

Das ist ein so faszinierendes Thema, dass wir dem Bewusstsein als dem Dreh- und Angelpunkt zwischen dem alltäglichen und dem grundlegenden Wohlbefinden einen eigenen Abschnitt widmen. Hatha-Yoga geht einen Schritt in diese Richtung. Es verbessert die Körperwahrnehmung, bringt Sie in Ihre Körperlichkeit zurück, erhöht Ihre Konzentrationsfähigkeit und verleiht Ihnen zugleich Muskelspannkraft. Paradoxerweise wird diese Praxis in Indien vor allem von Männern, hierzulande hingegen in erster Linie von Frauen ausgeübt. In Indien steht das Streben nach höherer Bewusstheit theoretisch allen Menschen offen, in der

Praxis hat man jedoch die Frauen davon ausgeschlossen. In den USA und teils auch in Europa haben Männer für Yoga nur Geringschätzung übrig, weil es sich nicht um Hantel- oder Ausdauertraining handelt. Beide Einstellungen sind ziemlich fehl am Platz und sollten sich unbedingt ändern.

DIE WISSENSCHAFTLICHE GRUNDLAGE FÜR DIE VERÄNDERUNGEN

Derzeit ist die Epigenetik des Körpertrainings noch so neu, dass nur wenige Studien vorliegen. Nichtsdestoweniger hat die Epigenetik diesbezüglich den größten Beitrag geleistet: Ganzheitlich (holistisch) zu sein, das wissen wir jetzt, ist nicht einfach nur eine persönliche Präferenz, sondern eine Notwendigkeit für jedermann. Da Hunderte, mitunter Tausende Genaktivitäten durch Lebensstilentscheidungen verändert werden, lassen sich Körpertraining und Ernährung nicht voneinander trennen, Ernährung und Stress auch nicht. Aus der so veränderten Perspektive ergeben sich weitreichende Konsequenzen.

Die Gesundheitsdienstleister beispielsweise haben die Risiken eines vorwiegend im Sitzen verbrachten Lebens lange verharmlost. Hat man vor dreißig Jahren einem Arzt die Frage gestellt, was denn daran auszusetzen sei, wenn man keiner körperlichen Aktivität nachgehe, kam damals kaum mehr zur Sprache als eine Inaktivitätsatrophie – der Schwund an Muskelgewebe bei mangelnder Beanspruchung der betroffenen Muskulatur. Heute begreifen wir, dass ein breites Spektrum von Geist-Körper-Problemen auf eine sitzende Lebensweise zurückführen ist, von Herzerkrankungen über Angststörungen und Depression bis hin zu Bluthochdruck und Diabetes. Das emotional anrührende Bild von der rundlichen Großmutter, die in ihrem Schaukelstuhl sitzt, wurde zu einem Sinnbild für schlechte Gesundheit und eingeschränktes Wohlbefinden.

Solche negativen Auswirkungen kann man den Statistiken über die Gesamtbevölkerung entnehmen. Die Epigenetik wird jedoch eines Tages eine ausgefeilte persönliche Risikoanalyse vorlegen können. Denn was auf eine große Zahl von Menschen zutrifft, trifft auf Sie, die Einzelperson, mitunter nicht zu. Auf die Gesamtbevölkerung bezogen ist es etwa eine gut belegte Tatsache, dass man – gemäß der schlichten Formel: Kalorien werden in größerer Zahl aufgenommen als verbraucht – aufgrund von Inaktivität Körperfett ansetzt. Allerdings musste, wie wir bereits gesehen haben, der alte Glaubenssatz »zugeführte Kalorien gleich körperlich verwertete Kalorien« längst revidiert werden.

Um Aufschluss über einen eventuellen genetischen Zusammenhang zwischen der physischen Aktivität und dem Körperfett zu erhalten, hat eine an der Universität Lund in Schweden durchgeführte Studie die Auswirkungen von körperlicher Aktivität auf epigenetische Genmodifikationen in Fettzellen untersucht. In der Genaktivität, so stellten die Forscher fest, führte das Körpertraining zu epigenetischen Veränderungen (durch Methylmarkierungen), die sich auf die Fettspeicherung im Körper auswirkten. Bei dreiundzwanzig gesunden Männern im Alter von fünfunddreißig Jahren schauten sie sich die Genome von Fettzellen an, bevor und nachdem die Probanden für die Dauer von sechs Monaten ungefähr zweimal pro Woche an Programmen zur Verbesserung der Ausdauer teilgenommen hatten. Die Forscher fanden heraus, dass das Körpertraining epigenetische Veränderungen in mehr als siebentausend Genen hervorrief. Viele davon führten ihrerseits zu genomweiten Veränderungen in der DNS-Methylierung bei Fettzellen und beeinflussten die Aktivität im Sinn eines verbesserten Fettzellenstoffwechsels.

Die Methylierung kann Methylgruppen entfernen, sofern sie durch Histone in geeigneter Weise zugänglich gemacht worden sind. Die Histone wirken bei der epigenetischen Modifikation mit der DNS zusammen, indem sie die DNS für epigenetische Markierungen freilegen oder sie verbergen. Der Schalter steht, mit anderen Worten, entweder zur Verfügung oder nicht.

Durch das Körpertraining wandeln sich die Methylierungsmuster: Manche Gene werden durch Methylmarkierungen deaktiviert, »zum Verstummen gebracht«, andere hingegen durch Demethylierung wieder aktiviert. Hierbei handelt es sich um komplexe Veränderungen, im Wesentlichen aber werden Schalter für entzündungsfördernde Gene ausgeschaltet (runterreguliert), während entzündungshemmende Gene eingeschaltet (hochreguliert) werden. Durch die in zunehmender Zahl vorhandenen Belege über Lebensstilveränderungen wird es zweifellos dazu kommen, dass die Geschichte von der Entzündungshemmung für das gesamte Geist-Körper-System Geltung erlangt.

Gewichtsreduzierung: Dieses Ziel haben fast alle Menschen vor Augen, wenn sie mit dem Körpertraining beginnen. Allerdings führt das Körpertraining, was das angeht, zu unterschiedlichen Resultaten. Die Anzahl der durch körperliche Aktivität aufgebrauchten Kalorien ist geringer, als viele Menschen meinen. Bei einem halbwegs strammen Spaziergang verbrennt man 280 Kalorien pro Stunde. Wandern, Gartenarbeit, Tanzen und Hanteltraining verbrennen circa 350 Kalorien stündlich. Wer mit weniger als 20 Stundenkilometern Fahrrad fährt, verbrennt mit rund 290 Kalorien in der Stunde kaum mehr Kalorien als beim Gehen. Bei intensiver körperlicher Aktivität – Laufen, Schwimmen oder Ausdauertraining – steigt der Energieverbrauch auf ungefähr 475 bis 550 Kalorien pro Stunde. Aber selbst bei einem intensiven Baseballspiel werden lediglich rund 440 Kalorien in der Stunde verbrannt. Bedenkt man, dass ein mittelgroßer Blaubeer-Muffin 425 Kalorien enthält, gibt es gute Gründe, weshalb das Körpertraining allein noch nicht die Lösung für eine Gewichtsreduktion sein kann.

Machen wir uns hingegen eine ganzheitliche Perspektive zu eigen, dann verändert sich, wenn Sie körperlich aktiv werden, so viel anderes, dass Kalorien an Bedeutung verlieren. Im Rahmen einer Studie wurden übergewichtige Menschen in drei Gruppen eingeteilt. Die Teilnehmer/innen der ersten Gruppe sind zwei Kilometer weit gelaufen, diejenigen der zweiten Gruppe zwei Kilometer gejoggt und die der dritten Gruppe zwei Kilometer gegangen. Am Ende des Versuchszeitraums war die Gewichtsreduktion in jener Gruppe am größten, in der die Teilnehmer die Strecke im Gehen zurückgelegt hatten. Einer der Gründe dafür betrifft den Stoffwechsel. Sobald Ihnen der Schweiß ausbricht, wechselt Ihr Körper vom aeroben Stoffwechsel, bei dem er Kalorien verbrennt, in den anaeroben Stoffwechsel, bei dem dies nicht gilt. Man hat also durchaus die Möglichkeit, mit geringerer Anstrengung mehr zu erreichen. Dafür Sorge zu tragen, dass einem das Körpertraining leichtfällt, man aber kontinuierlich bei der Stange bleibt, scheint der entscheidende Punkt zu sein. Aber auch diesen Lichtblick trübt die Tatsache, dass jedes Körpertraining, da es physische Arbeit beinhaltet, Sie hungriger machen kann. Außerdem baut man durch intensives Training Muskelmasse auf, die schwerer ist als Körperfett. Wir haben diese Variablen mit in Betracht gezogen und kommen ein weiteres Mal auf folgenden Grundsatz zurück: Sie sind gut beraten, wenn Sie einfache Veränderungen vornehmen und damit weitermachen, nicht aufhören.

Wie sich das Bemühen um Gewichtsabnahme epigenetisch auswirkt, darüber hat man bisher sehr wenig herausgefunden. Die Fettleibigkeit bei Erwachsenen geht anscheinend einerseits auf die Kindheit zurück, andererseits auf Pubertätserfahrungen, die bis in die späteren Jahre hineinreichen. Schlechte Gewohnheiten und essen im Übermaß, beides hat sich durch Methylierung möglicherweise bis in die Genaktivität eines Menschen hinein ausgeprägt. Zugleich stellt sich die Frage, inwieweit von fettleibigen Eltern ein epigenetischer Einfluss auf die Kinder ausgeht. An anderer Stelle haben wir die Daten aus der niederländischen Hungersnot im Zweiten Weltkrieg ins Spiel gebracht. Allerdings basieren diese Belege auf extremem Hunger. Der Hunger wurde dann zum Auslöser von genetischen Modifikationen, die offenkundig das Fettleibigkeitsrisiko bei Kindern vergrößerten – je nachdem, ob die Kindesmutter während der Hungersnot oder zur Zeit des Überflusses schwanger war. Epigenetische Markierungen mit Blick auf die in ihr jeweils wirksam werdende Ursache voneinander zu unterscheiden, ist demgegenüber eine ganz andere Angelegenheit. Denn fettleibige Eltern können schlechte Essgewohnheiten wie auch die von eigenen Erfahrungen herrührenden epigenetischen Markierungen ohne Weiteres vor und während der Schwangerschaft weitergeben.

Von ebenso großer Bedeutung könnte die spanische Studie sein, bei der 204 fettleibige oder übergewichtige Teenager einer zehnwöchigen Kur zur Gewichtsreduzierung unterzogen wurden. Abgesehen von dem Risiko, ein fettleibiger Erwachsener zu werden, bringt Fettleibigkeit in der Pubertät, das ist allgemein bekannt, ein erhöhtes Risiko für zahlreiche Erkrankungen im Erwachsenenalter mit sich. Diese Studie beinhaltete ein facettenreiches Programm. Die Teenager wurden mit individuell auf sie abgestimmter Nahrung verköstigt, ferner hat man individuelle Programme für ihr Körpertraining entwickelt. Darüber hinaus fanden wöchentlich Treffen statt, bei denen man ihnen neben weiteren Informationen zur Ernährung und zu ihrem Training auch mit psychologischer Beratung zur Seite stand.

Am Ende der zehn Wochen wählten die Forscher diejenigen Versuchspersonen aus, die aus ihrer Sicht auf das Programm entweder sehr stark oder sehr schwach angesprochen hatten. Referenzpunkte waren dabei für sie der sogenannte Body-Mass-Index (BMI) und der Grad ihrer Gewichtsabnahme. Der Blick auf ihr Epigenom ließ einige deutliche Korrelationen erkennen. Bei den sehr stark und den sehr schwach ansprechenden Versuchspersonen zeigten sich an 97 verschiedenen Stellen entlang ihres DNS-Strangs Unterschiede bezüglich der Methylierung. Einem Bericht der Epigenetik-Website EpiBeat zufolge bestand zugleich ein Zusammenhang mit dem Thema Entzündung: »Die betroffenen Zellen gehören zu Netzwerken, die mit Krebs, der Entzündungsreaktion, dem Zellzyklus, der Immunzellenwanderung sowie der Entwicklung und Funktion des hämatologischen Systems in Verbindung stehen.«

An fünf Stellen unterschieden sich die Veränderungen derart deutlich voneinander, dass man lediglich die betreffenden Methylmarkierungen zu untersuchen bräuchte, um vorhersagen zu können, wer auf ein Programm zur Gewichtsreduzierung schwach oder stark ansprechen würde. Je besser jemand auf das Programm ansprach, umso deutlicher fielen die Unterschiede aus. Diese Resultate zeigen zwei Möglichkeiten: Erstens, durch die Erstellung eines epigenetischen Profils werden wir unter Umständen in die Lage versetzt, im Voraus sagen zu können, wem das Abnehmen leicht- beziehungsweise wem es schwerfallen wird. Zweitens werden wir die durch ein Körpertraining begünstigten Genaktivitäten genau benennen können.

Eine Präzisierung der genetischen Zusammenhänge löst das Problem allerdings nur zum Teil. Ursprünglich hatte man angenommen, die Methylierung erfolge im Mutterleib und dauere ein Leben lang an. Jetzt wird jedoch erkennbar, dass epigenetische Veränderungen dynamisch sind, unablässig – und vielfach sehr schnell, innerhalb von vierundzwanzig Stunden – vonstatten gehen. Als Demethylasen bezeichnete chemische Substanzen, die Methylmarkierungen entfernen können, stehen mit einem speziellen (für das Fettgewebe und eine fettleibigkeitsbezogene Transkription zuständigen) Gen in Verbindung. Varianten dieses einen Gens hängen enger mit einem Risiko für Fettleibigkeit zusammen als irgendein anderes Gen. Inzwischen, so berichten Epigenetikforscher an der University of Alabama, Birmingham, geht man davon aus, dass die im FTO-Gen kodierten Instruktionen ein Protein hervorbringen, das als Demethylase fungiert. Dieses Protein schaltet wahrscheinlich diejenigen Gene ein oder aus, die zu Fettleibigkeit führen. Wie das genau funktioniert, ist allerdings nicht bekannt. Und ebenso wenig weiß man, warum das FTO-Gen mit Fettleibigkeit in Zusammenhang steht. Die entscheidende Erkenntnis aber ist, dass regelmäßiges Körpertraining »das erhöhte Fettleibigkeitsrisiko, das mit den Varianten des FTO-Gens verbunden ist, weitgehend beseitigt. Für niemanden sind die Gene also so etwas wie ein Verhängnis«, erklärt Molly Bray, die Leiterin des Teams.

Was das Mikrobiom anbelangt, liegen wenige Studien vor, die hier eine direkte Brücke zum Körpertraining schlagen. Ein faszinierender Befund kommt allerdings aus Irland, wo ein Team aus dem University College Cork vierzig professionelle Rugbyspieler mit einer aus gesunden erwachsenen Männern bestehenden Kontrollgruppe verglichen hat. Die Athleten hielten sich vor Saisonbeginn gerade in einem Trainingslager auf, also in einem kontrollierten Umfeld – sie aßen gemeinsam und spielten gemeinsam Rugby. Die Forscher sahen sich die Blutmarker für Entzündung an, die zugleich mit der immunologischen Widerstandskraft und mit dem Stoffwechsel in Zusammenhang stehen. Das Mikrobiom der Athleten wies eine weitaus höhere Diversität auf. Und auch bei den Markern für Entzündung, für die immunologische Widerstandskraft und den Stoffwechsel schnitten sie im Vergleich zur Kontrollgruppe besser ab. Obgleich das bessere Abschneiden der Athleten zum Teil auf die Ernährung zurückzuführen sein könnte, handelt es sich hier offenbar um eine bedeutsame, wenn vielleicht auch ziemlich allgemeine Erkenntnis darüber, wie das Mikrobiom auf körperliches Training anspricht.

Mit Rücksicht auf den derzeitigen Stand der Wissenschaft sind Sie unseres Erachtens, ganz praktisch betrachtet, am besten beraten, wenn Sie durch positive Lebensstilentscheidungen auf die Demethylierung vertrauen – wenn Sie, mit anderen Worten, jetzt Ihr Möglichstes tun, die heilsam wirkenden Gene zu regulieren, und dabei Ihr Augenmerk auf die Verminderung von Entzündungsmarkern gerichtet halten. Bis heute gibt es keine Möglichkeit, einzig und allein die mit dem Körpergewicht zusammenhängenden Veränderungen anzupeilen. Aber für die meisten Menschen ohne massives Übergewicht besteht dazu auch gar keine Notwendigkeit. Ein allgemeines Programm von der Art wie das von uns empfohlene ist die beste bislang auf der Grundlage solider Wissenschaft entwickelte Medizin.

MEDITATION: DAS HERZSTÜCK IHRES WOHLBEFINDENS

Der Titel dieses Abschnitts wirft eine Frage auf: Sollte die wichtigste Entscheidung zur Steigerung Ihres Wohlbefindens darin bestehen, dass Sie zu meditieren beginnen? Meditation bringt einen immer größer werdenden Nutzen. Je mehr Sie meditieren, desto besser sind die Resultate. Aber wie viele Menschen fangen zwar an zu meditieren, hören jedoch nach einer Weile wieder auf? Nach unserer Erfahrung ist das ein größeres Problem, als jemanden davon zu überzeugen, dass sie oder er zu meditieren beginnt. Die gleichen stressigen Drucksituationen, die viele Menschen dazu bringen, die stille Oase der Meditation aufzusuchen, veranlassen sie auch, diese wieder zu verlassen. Die Ausflüchte laufen normalerweise darauf hinaus, dass man nicht genügend Zeit hat oder einfach vergisst zu meditieren. Viele betrachten die Meditation als eine Art Pflaster, das helfen soll, die von einem besonders schlimmen Tag hinterlassenen Wunden oder Verletzungen zu verarzten. »Heute fühle ich mich gut. Da brauch' ich nicht zu meditieren« geht einher mit der Vorstellung von Meditation als einem schnell wirkenden Muntermacher, quasi einer Art Protein-Shake.

Unser Augenmerk richtet sich in diesem Abschnitt darauf, weshalb Meditation eine lebenslang ausgeübte Praxis sein sollte. Wir wissen, dass es hier um eine große Lebensstilveränderung geht: um eine höchst ungewöhnliche Art von Verpflichtung. Und das kann ganz schön unbequem sein. Halten Sie inne, um zu meditieren, so durchbrechen Sie die gewohnte Alltagsaktivität. Dieses Innehalten isoliert Sie vom Kontakt mit anderen Menschen. Die Nutzeffekte der Meditation, ihre heilsamen Auswirkungen, sind jedoch weitgehend unsichtbar. Trotz alledem gilt: Sich der Meditation zu widmen bringt auch unvergleichlich großen Nutzen.

Meditation unter dem Aspekt physischer Resultate zu betrachten ist eine ausgesprochene Marotte unserer Zeit. Nichtsdestoweniger waren Studien zum Blutdruck, zur Herzfrequenz und zu stressbedingten Symptomen der Türöffner, dem die Meditation im Westen ihre öffentliche Akzeptanz verdankt. Kam die Empfehlung zum Meditieren von Ihrem Arzt, dann stellte sich gar nicht erst die Frage, ob Sie »daran glauben« sollten – ganz anders als im Osten, wo Meditation traditionell zur Erleuchtung beitragen sollte, eine Vorstellung, die der Westen misstrauisch beäugte. Hier galt Erleuchtung als unergründliches Mysterium und als etwas, was wahrscheinlich außer Reichweite bleibt, es sei denn für Swamis, Yogis, Gurus und Mystiker.

Diese Weggabelung existiert nach wie vor. Von Meditation als Lebensstilentscheidung fühlen sich diejenigen Menschen angesprochen, die wollen, dass es mit ihrer Gesundheit bergauf geht. Von Meditation als spiritueller Entscheidung fühlen sich Menschen angesprochen, die einen Zustand gesteigerter Bewusstheit erreichen wollen. Wir gehen stark davon aus, dass die Menschen aus dieser zweiten Gruppe jahrelang, ja vielleicht ein Leben lang regelmäßig meditieren. Ihr Ziel mag unsichtbar sein, es ist jedoch ein klares Ziel und motiviert auf lange Sicht. Beginnt man hingegen zu meditieren, damit man sich besser fühlt, dann gibt es an Tagen, an denen es einem bereits gut geht, keinen triftigen Grund zum Meditieren.

MEDITATION UND ERFOLG

Unsere Methode zur Überwindung dieses Problems ist simpel: Machen Sie die Meditation zum Herzstück Ihres totalen Wohlbefindens. Entscheiden Sie sich für die Meditation, nicht weil Sie derart motiviert sind zu meditieren, sondern weil die Meditation Ihnen als Mittel dienen wird, etwas zu bekommen, was Sie sich sehr stark wünschen. Nur ein an Verlangen geknüpftes Bedürfnis wird wirklich in Erfüllung gehen. Verlangen ist die stärkste Motivationskraft. Eine Notwendigkeit fürs Meditieren besteht im Leben der meisten Menschen freilich nicht wie eine Notwendigkeit, etwas zu essen, ein Dach überm Kopf zu haben, in Gesellschaft anderer Menschen zu sein, Geld und Sex zu haben. *Ein* starkes Verlangen ist jedoch allgemein genug und dauerhaft genug, um hierfür infrage zu kommen: Erfolg. Ließe sich Meditation mit Erfolg verknüpfen, so unser Eindruck, dann würden viel mehr Menschen dabeibleiben.

Um diese Verbindung herzustellen, müssen wir allerdings umdenken. Beide Fraktionen – diejenigen, die sich wünschen, dank des Meditierens gesünder zu sein, ebenso wie diejenigen, die nach größerer Bewusstheit streben – richten ihr Augenmerk auf ein Ziel, das völlig anders beschaffen ist als der weltliche Erfolg. Würde man die hervorstechendsten Charakterzüge von Millionären, Großunternehmern und Vorstandsvorsitzenden großer Firmen auflisten, könnte man ihren Erfolg nicht aufs Meditieren zurückführen. Doch auch das Klischee des ehrgeizigen, von Konkurrenzdenken geprägten, rücksichtslosen Aufsteigers entspricht nicht der Wirklichkeit.

Erfolg ist im Endeffekt ein überzeugenderes Wort, das über eine stärkere Motivationskraft verfügt als *Prävention*, *Wellness* oder *Wohlbefinden*. Und die Eigenschaften hochgradig erfolgreicher Menschen lassen sich durchaus mit den positiven Auswirkungen von Meditation in Verbindung bringen.

Elemente des Erfolgs

Die Fähigkeit, gute Entscheidungen zu treffen
ein starkes Selbstwertgefühl
fähig sein, zielgerichtet vorzugehen und sich zu konzentrieren
nicht leicht abzulenken
gegenüber Anerkennung oder Ablehnung durch andere immun sein
ausreichend vorhandene Energie für lange Arbeitstage
nicht leicht zu entmutigen
emotionale Resilienz; die Fähigkeit, nach Misserfolgen und Rückschlägen wieder auf die Beine zu kommen
Intuition und Einsicht; in der Lage sein, Situationen schneller zu erfassen als andere
ein nicht versiegender Strom neuer Ideen und Lösungen
ein kühler Kopf in einer Krisensituation
gut mit Situationen umgehen können, in denen die Stressbelastung hoch ist

Sofern diese Attribute noch nicht als die entscheidenden Merkmale im Kontext von Erfolg angesehen werden, dann sollten sie es. Jedes dieser Merkmale wird durch Meditation verstärkt. Wie viele Menschen sind sich darüber im Klaren, dass sie bessere Entscheidungen treffen können, wenn sie meditieren, oder in Krisensituationen einen kühleren Kopf bewahren können? Das Klischee vom Nabelschau betreibenden, in sich selbst versunkenen Meditierenden ist ebenso falsch wie dasjenige vom rücksichtslosen Aufsteiger, der sich seinen Weg zum Erfolg bahnt. Bei vielen Menschen im Westen hat Meditation vor allem deshalb Anklang gefunden, weil Ärzte und Psychologen eine Möglichkeit fanden, die Vorstellung vom weltentsagenden Yogi mit langem Bart, der mutterseelenallein in seiner Himalaja-Höhle sitzt, zu umgehen. Erst in jüngster Zeit hat allerdings die Erforschung veränderter Genaktivitäten den Nachweis erbracht, dass Meditation tausendfach Veränderungen mit ganzheitlichen Konsequenzen für den Geist und den Körper bewirkt.

Ein großer Fortschritt! Doch die Einstellungen sollten sich unbedingt noch weiter gehend verändern. Wenn Erfolg durch Äußerlichkeiten – Geld, Besitztümer, gesellschaftliche Stellung und Macht – definiert wird, bleibt er bloß einigen wenigen vorbehalten, die gewöhnlich von einem privilegierten familiären Hintergrund aus ins Leben starten. Was aber, wenn man Erfolg anders, als Zustand innerer Erfüllung definiert? Wenden Sie sich nach innen, dann können Sie genau in diesem Augenblick erfolgreich sein, denn Erfolg ist ein schöpferischer Prozess. Und Sie engagieren sich bereits in solch einem Prozess. Denn wahrer Erfolg ist etwas, was wir leben – nicht ein Endzustand, den wir erreichen. Diese Botschaft hat Deepak dreißig Jahre lang in der Welt verbreitet und gibt mit dem eigenen Leben selbst ein Beispiel. Jahr für Jahr geht er mit dieser Botschaft in die Wirtschaftswissenschaftlichen Fakultäten, hält Vorträge vor Vorstandsvorsitzenden und kommt in Büchern wie diesem darauf zu sprechen – und Rudy stellte irgendwann fest, dass er und Deepak, bereits bevor sie einander begegnet sind, den gleichen Weg eingeschlagen hatten.

Die Entscheidungsoptionen lesen: Wie in jedem Abschnitt zu einem Aspekt unserer Lebensführung gliedert sich die Übersicht über die zur Wahl stehenden Entscheidungsmöglichkeiten in drei Teile – je nach Schwierigkeitsgrad der Entscheidung und abhängig davon, inwieweit bis heute ihre Wirksamkeit nachgewiesen werden konnte.

Teil 1: leichte Entscheidungen
Teil 2: schwerere Entscheidungen
Teil 3: versuchsweise vorgenommene Entscheidungen

Sollten Sie die Erinnerung daran, was eigentlich die drei unterschiedlichen Entscheidungsniveaus kennzeichnet, ein wenig auffrischen wollen, dann lesen Sie bitte noch einmal ein wenig im entsprechenden Abschnitt über die Ernährung auf S. 171 ff. Behalten Sie zugleich im Hinterkopf, dass jede Entscheidung, die Sie hier vornehmen, von Dauer sein soll.

Meditation: Die Entscheidungsoptionen

Markieren Sie zwei bis fünf Punkte, die Sie an Ihrer jetzigen Lebensführung, die Meditation betreffend, ohne Weiteres verändern können. Die schwereren Entscheidungen sollten erst folgen, nachdem Sie die leichten Entscheidungen, eine pro Woche, vorgenommen haben.

TEIL 1: LEICHTE ENTSCHEIDUNGEN

- Nehmen Sie sich mittags Zeit, zehn Minuten lang ganz für sich allein mit geschlossenen Augen dazusitzen.
- Erlernen Sie eine einfache Atemmeditation für eine jeweils zehnminütige Morgen- und Abendsitzung (die Anleitung folgt auf S. 253 f.).
- Bringen Sie mehrmals am Tag eine Achtsamkeitsmethode zur Anwendung (die Anleitung finden Sie auf S. 253 f. im Kontext der Atemmeditation).
- Fangen Sie an, für jeweils zehn Minuten zweimal am Tag eine einfache Mantra-Meditation zu praktizieren (die Anleitung folgt auf S. 254 f.).
- Finden Sie einen Freund beziehungsweise eine Freundin für gemeinsame Meditation.

- Nehmen Sie sich die nötige Zeit, in sich zu gehen, wann immer Sie es hilfreich finden, mindestens aber einmal am Tag.

TEIL 2: SCHWERERE ENTSCHEIDUNGEN
- Schließen Sie sich einem organisierten Meditationskurs an.
- Verbringen Sie mehr Zeit beim Meditieren: zweimal am Tag zwanzig Minuten.
- Machen Sie die Meditation zu einer Praxis, in der Sie sich gemeinsam mit Ihrem/Ihrer (Ehe-)Partner/in üben.
- Erweitern Sie Ihre Praxis, indem Sie vor der Meditation ein paar einfache Yogapositionen ausführen.
- Fügen Sie fünf Minuten *Pranayama* (Atemtechnik) hinzu, bevor Sie mit der Meditation beginnen (die Anleitung folgt auf S. 255 f.).
- Bringen Sie Ihren Kindern bei, wie man meditiert.

TEIL 3: VERSUCHSWEISE VORGENOMMENE ENTSCHEIDUNGEN
- Bringen Sie etwas über die spirituellen Traditionen in Erfahrung, die den Hintergrund Ihrer Meditation bilden.
- Nehmen Sie an einem Meditationsretreat teil.
- Werden Sie Meditationslehrer/in.
- Probieren Sie, älteren Menschen das Meditieren beizubringen.
- Probieren Sie, an einer Schule bei Ihnen vor Ort eine Einführung in Meditation zu geben.

ERKLÄRUNGEN ZU DEN ENTSCHEIDUNGSOPTIONEN

Bei den einfachen Entscheidungsoptionen dreht sich alles darum, dass Sie im Lauf des Tages ein wenig Zeit finden, in sich zu gehen. Am leichtesten geht das mithilfe einer Art Vormeditation: Sie sitzen lediglich mit geschlossenen Augen da oder können dieses »In-sich-Gehen« sogar nach Belieben selbst definieren – vorausgesetzt, Sie sind dabei ganz für sich allein und halten äußere Geräusche und sonstige Ablenkungen so weit wie möglich von sich fern. Selbstverständlich hoffen wir, dass Sie für die eigentliche Meditationspraxis bereit sind. Damit daraus aber eine dauerhafte Veränderung hervorgehen kann, sollten Sie nichts überstürzen, um nicht eine Verpflichtung einzugehen, die Sie dann vielleicht nicht einhalten können. Glücklicherweise sind viele Menschen überrascht, wie leicht sie am Meditieren Gefallen finden und Freude daran haben, jeden Tag eine Zeit lang in sich gehen zu können.

Atemmeditation: Diese einfache Technik macht sich die Geist-Körper-Verbindung zunutze. Ihr Atem ist ein elementarer Körperrhythmus, der mit der Herzfrequenz, der Stressreaktion, dem Blutdruck und vielen anderen physiologischen Rhythmen verbunden ist. Ebenso besteht hier aber eine Verbindung zu Ihrer Stimmungslage. Beachten Sie, welche Erleichterung Ihnen ein tiefes Luftholen bringt, wenn Sie verärgert sind, und wie flach Ihr Atem wird, wenn Sie Angst haben oder unter Stress stehen. Somit leistet die Atemmeditation einen Beitrag zur Wiederherstellung des gesamten Systems und verschafft Ihnen mühelos tiefe Entspannung.

Die Technik dieser Meditation ist einfach. Setzen Sie sich mit geschlossenen Augen an einen ruhigen Ort. Achten Sie, sobald Sie das Gefühl haben, zur Ruhe gekommen zu sein, auf den ein- und ausströmenden Atem. Forcieren Sie nichts. Versuchen Sie nicht, die Atmung in einen bestimmten Rhythmus zu bringen oder irgendeine Veränderung vorzunehmen. Falls Ihre Aufmerksamkeit durch abschweifende Gedanken oder Empfindungen abgelenkt wird, führen Sie

sie ganz sachte zurück zur Atmung. Manche Menschen finden es hilfreich, die Aufmerksamkeit auf die Nasenspitze zu richten. Dort kann man sich leicht auf die Empfindung des ein- und ausströmenden Atems konzentrieren. Achten Sie bis zum Ablauf der für die Meditation vorgesehenen Zeitspanne weiter auf Ihren Atem, aber bleiben Sie danach noch einen Moment lang sitzen und entspannen Sie sich. Springen Sie nicht gleich wieder auf, um umgehend etwas zu tun.

Mantra-Meditation: Einer der schwierigeren und besonders subtilen Zweige der spirituellen Überlieferung Indiens hat mit Klang (*Shubda*) zu tun. Die aus dieser Überlieferung hervorgegangenen speziellen Mantras wurden aufgrund dessen geschätzt, was sie auf der Schwingungsebene bewirken, nicht aufgrund ihrer Bedeutung.

Inwieweit es Auswirkungen auf das Gehirn haben könnte, wenn man ein bestimmtes Wort denkt, darüber herrscht in der Neuzeit kein Konsens. Dessen ungeachtet haben Tausende Menschen davon berichtet, dass das Meditieren mit einem Mantra zu einer tiefer gehenden, einer tiefgründigeren Erfahrung führt.

Manchmal werden Mantras – anhand von Kriterien, für die ein Meditationslehrer ausgebildet wurde (zum Beispiel anhand des Lebensalters, des Geburtsdatums oder diverser seelischer Prädispositionen) – in einer personalisierten Form zugeteilt, zugleich aber gibt es Mantras für den allgemeinen Gebrauch. Falls Sie es auf einen Versuch mit der Mantra-Meditation ankommen lassen möchten, können Sie nach derselben Methode vorgehen, wie sie gerade für die Atemmeditation beschrieben wurde. Sprechen Sie, während Sie ein- und ausatmen, in Gedanken das Mantra *So Hum*. Normalerweise sagt man beim Einatmen *So* und beim Ausatmen *Hum*.

Artikulieren Sie innerlich, während Sie atmen, langsam und bedächtig die beiden Silben. Zwingen Sie sich nicht, an das Mantra zu denken, und kehren Sie, falls Sie abgelenkt werden, ganz zwanglos und locker wieder zu dem Mantra zurück. In einigen Unterweisungen wird großer Wert darauf gelegt, dass die Mantra-Meditation keinem Rhythmus folgt, nicht einmal dem natürlichen Rhythmus des Atems. Einem anderen methodischen Ansatz zufolge denken Sie, während Sie ruhig dasitzen, *So Hum,* lassen das Mantra los und denken es erst dann wieder, wenn es erneut im Geist auftaucht. Sie rufen sich sanft in Erinnerung, es regelmäßig zu sagen und das Mantra nicht einfach unbeachtet ein Schattendasein fristen zu lassen. Es geht darum, ihm anderen Gedanken gegenüber ganz ungezwungen den Vortritt zu lassen. Kreieren Sie aber keinen eigenen Rhythmus für die Mantra-Rezitation; und versuchen Sie nie, sich das Mantra einzuhämmern.

Nachdem Sie eine vorgegebene Zeitspanne meditiert haben, sollten Sie unbedingt noch eine Weile still sitzen bleiben – oder besser: sich hinlegen – und sich entspannen, bevor Sie wieder aktiv werden. Da die Mantra-Meditation vielen Menschen in so tiefe Bereiche der eigenen Innenwelt führt, ist es einfach völlig unpassend, gleich wieder aufzuspringen, ohne dass Sie dem Geist erst einmal Gelegenheit geben, zu den Alltagsüberlegungen auf der Oberfläche zurückzukehren.

Pranayama: Da das Atmen so innig mit jeder körperlichen Aktivität verbunden ist, werden Sie vielleicht die Anwendung einiger uralter Methoden aus der Yoga-Überlieferung in Betracht ziehen wollen, bei denen es vor allem um den Atem geht. Diese können zwar, wenn man den eigenen Atem steuern beziehungsweise kontrollieren möchte, ziemlich kompliziert und zeitaufwendig sein, doch es gibt auch einfache Formen von *Pranayama,* wie diese Techniken genannt werden. Die von uns empfohlene Form des *Pranayama* dient der Verfeinerung der Atmung und sie vertieft die entspannende und beruhigende Wirkung Ihrer Meditation.

Aufrecht sitzend atmen Sie sachte abwechselnd über das linke und das rechte Nasenloch aus, und zwar in dieser Abfolge: Atmen Sie erst auf der rechten Seite ein, dann auf der linken Seite aus, anschließend auf der linken Seite ein und auf der rechten Seite aus. Wenn Sie sich ein paar Minuten darin üben, fällt Ihnen das ganz leicht.

Halten Sie zunächst Ihre rechte Hand so an die Nase, dass der Daumen am rechten Nasenflügel und zwei der mittleren Finger am linken Nasenflügel anliegen.

Verschließen Sie vorsichtig das linke Nasenloch und atmen Sie durch das rechte ein. Dann atmen Sie durch das linke Nasenloch aus, indem Ihre beiden Finger fortnehmen, und verschließen vorsichtig das rechte Nasenloch mit dem Daumen.

Bewegen Sie die Hand noch nicht von der Stelle. Atmen Sie nun durch das linke Nasenloch ein. Verschließen Sie dann dieses Nasenloch mit Ihren Fingern und nehmen Sie, um das rechte Nasenloch zu öffnen, den Daumen zur Seite – atmen Sie aus.

Das klingt kompliziert, wenn man es so beschreibt, aber im Grunde atmen Sie nur abwechselnd entweder über das eine oder über das andere Nasenloch aus und ein. Möglicherweise bekommen Sie den Dreh leichter raus, wenn Sie bei den ersten paar Versuchen zunächst auf der rechten Seite aus- und einatmen, dann die Position Ihrer Hand wechseln und links aus- und einatmen.

Bleiben Sie auf jeden Fall locker, wenn Sie – fünf Minuten lang – Ihr *Pranayama* praktizieren, ehe Sie zu meditieren beginnen. Die meisten Menschen atmen vornehmlich durch *ein* Nasenloch, aber der Atmungsschwerpunkt verlagert sich im Lauf des Tages von der einen auf die andere Seite. Manchmal atmen Sie vor allem rechts oder manchmal vor allem links, wahrscheinlich weil das eine Nasenloch weiter geöffnet ist als das andere. *Pranayama* soll den

Atem ausgleichen und verfeinern. Das kann sich zunächst sonderbar anfühlen. Sollten Sie also feststellen, dass Sie außer Atem geraten oder schlecht Luft bekommen, dann unterbrechen Sie die Übung, setzen Sie sich ruhig hin und atmen Sie wieder wie gewohnt. Setzen Sie diese Methode nie dazu ein, die Atmung in irgendeiner Weise zu forcieren. Jedes Aus- und Einatmen sollte ganz natürlich ablaufen. Versuchen Sie nicht, einen regelmäßigen Rhythmus zustandezubringen oder zu bewirken, dass Sie tiefere oder flachere Atemzüge machen. Für die Durchführung von *Pranayama* braucht man mehr Disziplin als für eine einfache Meditation. Wer aber *Pranayama* meistert, berichtet von einer tieferen Meditationserfahrung.

DIE WISSENSCHAFTLICHE GRUNDLAGE FÜR DIE VERÄNDERUNGEN

Nach und nach enthüllen das Genom und die Epigenetik uns immer mehr, wie Meditation wirkt. Wir haben 2014 die Effekte intensiven Meditierens getestet, indem wir die Aktivität von – über das gesamte menschliche Genom verteilten – Genen ermittelt haben. Durchgeführt wurde die Studie bei einem Retreat, organisiert vom Chopra Center in Carlsbad, Kalifornien, etwas außerhalb von San Diego.

64 gesunde Frauen aus der Community wurden zu einem einwöchigen Aufenthalt ins La Costa Resort eingeladen – das Chopra Center verfügt dort über eigene Einrichtungen – und dann nach dem Zufallsprinzip entweder einem Meditationsretreat oder bloß einem Entspannungsretreat zugeteilt, in dem es für die Teilnehmerinnen keine Meditationseinführung gab. Für die Studie dienten die Frauen im Entspannungsretreat als Kontrollgruppe. Dort verbrachten sie im Grunde einen einwöchigen Urlaub. Bei beiden Gruppen wurden im Lauf der Woche Blutproben genommen und im Hinblick auf altersrelevante Biomarker analysiert.

Darüber hinaus sind auch alle erdenklichen Veränderungen im seelischen und geistigen Wohlbefinden ermittelt worden, nicht nur während der einen Woche, sondern noch bis zu zehn Monate später. Bis zum fünften Tag kam es zu deutlichen Verbesserungen in der psychischen Verfassung beider Gruppen und zu vorteilhaften Veränderungen in ihrer Genaktivität; unter anderem zu einer geringeren Aktivität von Genen, die mit defensiven Stress- und Immunreaktionen zu tun haben (sicherlich erinnern Sie sich noch daran, dass Entzündung eine Abwehrreaktion des Immunsystems ist). In der Kontrollgruppe konnten solche vorteilhaften Veränderungen auf das zurückgeführt werden, was man gemeinhin als den urlaubsbedingten Erholungseffekt bezeichnet – also auf eine Situation mit sehr niedrigem Stressniveau, in der die Gene, die normalerweise mit Stress und Verletzungen befasst sind, »sich eine Ruhepause gönnen« können. Der Körper verhält sich so, als sei alles in Ordnung, und kann sämtliche Stressreaktionsgene herunterregeln.

Allerdings traten in der Meditationsgruppe weitere Veränderungen auf, die in der Kontrollgruppe nicht zu verzeichnen waren. Zum Beispiel kam es zu einer zwei- bis dreifachen Unterdrückung einer mit Virusinfektionen und mit dem Prozess der Wundheilung zusammenhängenden Genaktivität. Ferner gab es vorteilhafte Veränderungen bei denjenigen Genen, die mit dem Risiko für eine Alzheimererkrankung in Zusammenhang stehen. Diese Veränderungen deuten auf eine geringere Anfälligkeit der Meditierenden für eine Virusinfektion hin, während ihr System zugleich weniger auf die Notwendigkeit bedacht war, Wunden heilen oder sich um Verletzungen kümmern zu müssen.

Das vielleicht erstaunlichste Ergebnis bei den Meditierenden bestand in einer dramatisch zunehmenden Anti-Aging-Aktivität der Telomerase. In der jüngsten Ausgabe von Deepaks Buch über die Geist-Körper-Verbindung,

Quantum Healing,[10] wird die Bedeutung dieser Veränderung erläutert. Im Jahr 2008 erzielte Dr. Dean Ornish, der mit der Nobelpreisträgerin Elizabeth Blackburn zusammenarbeitende Pionier in Sachen Herzerkrankungen, einen Durchbruch: Er konnte zeigen, dass sich durch Lebensstilveränderungen die Genexpression verbessern lässt. Eine der interessantesten Veränderungen hatte mit der Produktion des Enzyms Telomerase zu tun (auf die Telomerase sind wir in diesem Buch bereits an anderer Stelle zu sprechen gekommen – vergleiche S. 87). Kurz zusammengefasst sitzt am Ende jedes DNS-Strangs – wie der Punkt am Ende eines Satzes – eine Art Schutzkappe in Form einer als Telomer bezeichneten chemischen Struktur. Mit zunehmendem Alter wird das Telomer offenbar schwächer, wodurch die Gensequenz an den Enden auszufransen beginnt.[11]

Angesichts vieler Forschungsergebnisse, die diese Auffassung bestärken, geht man heute davon aus, dass durch ein Mehr an Telomerase, dem für den Aufbau der Telomere zuständigen Enzym, der Alterungsprozess wohl bedeutend verlangsamt wird. Die Ornish-Blackburn-Studie hat ermittelt, dass bei Versuchspersonen, die dem von Ornish empfohlenen positiven Lebensstilprogramm folgten, die Telomerase tatsächlich zunahm.

Die Studie des Chopra Centers ist noch auf weitere Einzelheiten dieser Ergebnisse eingegangen, indem sie das Augenmerk insbesondere auf die seelischen und geistigen Elemente einer veränderten Lebensführung richtete. Das Ornish-Programm beinhaltet verschiedene Faktoren, unter anderem die Elemente Körpertraining, Ernährung und Stressbewältigung. Unter den entspannten und beschaulichen Umständen, unter denen die frisch in die Meditation eingeführten Teilnehmerinnen lebten, begann die Telomerase die Langlebigkeit der Chromosomen wie auch der sie umhüllenden Zellen zu erhöhen.

Verminderter Stress im Urlaub, das lässt sich ganz generell sagen, fördert die Gesundheit. Über den urlaubsbedingten Erholungswert hinaus brachte die eine Woche im Chopra Center für diejenigen Teilnehmerinnen, die sich einer intensiven und sinnvollen Meditation widmen konnten, noch weiteren Nutzen – etwa dem Alterungsprozess entgegenwirkende Effekte, eine verringerte Anfälligkeit für Virusinfektionen und die Unterdrückung von Genen, die ansonsten beim Auftreten von Verletzungen und zur Wundheilung aktiviert werden. Ebenso gilt es zu beachten, dass die Wirkungen schnell, nämlich innerhalb von ein paar Tagen, zustande kamen. Das steht in Einklang mit anderen Forschungsergebnissen, die zeigen, wie rasch das Epigenom sich verändern kann.

Das Fazit: Das ganze Jahr in Urlaub fahren können Sie nicht. Um die gleichen und noch weitere, darüber hinausgehende Resultate zu erzielen, können Sie jedoch meditieren.

Der nächste Schauplatz: Im Anschluss an eine derart faszinierende Studie haben wir ein Forschungsprojekt auf die Beine gestellt, das Möglichkeiten erkunden sollte, noch tiefer gehende Veränderungen herbeizuführen. Denn der Kraft der Entscheidung wohnt nach unserer Überzeugung ein unerschöpfliches Potenzial inne. Dieses Projekt nennen wir die »selbst gesteuerte biologische Transformationsinitiative« (SBTI, nach dem englischen Ausdruck Self-Directed Biological Transformation Initiative). Zu diesem Zweck haben wir ein Konsortium aus höchstrangigen, von sieben führenden Forschungseinrichtungen – der Harvard University, dem Massachusetts General Hospital, der Scripps Clinic, der University of California, San Diego, der University of California, Berkeley, der Mount Sinai's Icahn School of Medicine und der Duke University – kommenden Wissenschaftlern und Klinikern um uns versammelt. Ein besonderes Augenmerk gilt den gesundheitlichen Nutzeffekten der traditionellen Ayurveda-Anwendungen. Mindestens zweitausend Jahre lang hat man im Ayurveda, um die verjüngenden Kräfte des Körpers bestmöglich zur Geltung kommen zu lassen, der Ausgewogenheit von Körper, Geist und dem Umfeld, in dem wir leben, größte Bedeutung beigemessen. Mit wissenschaftlichen Methoden auf dem allerneuesten Stand der Forschung untersucht das SBTI-Projekt, welche Vorteile ein facettenreicher ayurvedischer Ansatz, der Ernährung, Yoga, Meditation und Massage mit einbezieht, für das Wohlbefinden hat. Anstatt uns *ein* mögliches Resultat genau anzusehen, wählen wir einen Ansatz, der das »Gesamtsystem« in Betracht zieht.

Der technologische Fortschritt hat dies jetzt möglich gemacht. Unsere kontrollierte Versuchsanordnung bedient sich tragbarer technischer Hilfsmittel, zum Beispiel mobiler Gesundheitssensoren, und nimmt eine Vielzahl spezialisierter Fachbereiche in Anspruch, die heutzutage einen enormen Aufschwung erleben: Genomforschung, Zell- und Molekularbiologie, Stoffwechselforschung, Lipidforschung, Mikrobiomforschung, Telomerase-Analyse, außerdem Biomarker für Entzündungen und für Alzheimer. Zu diesen Technologien brauchen wir hier nicht in die Einzelheiten zu gehen. Jede von ihnen umfasst ein umfangreiches Spezialwissen. (Als ein weiterer Aspekt kommen noch die persönlichen Einschätzungen der psychologischen Resultate am Chopra Center mit ins Spiel).

Wenn wir von den technischen Details absehen, reicht es zu sagen, dass es sich hierbei, soweit uns bekannt, um die erste klinische Studie handelt, die ausgehend von einem das Gesamtsystem erfassenden Ansatz einen Lebensstil studiert, insbesondere denjenigen des Ayurveda. Während die herkömmliche medizinische Forschung versucht, auf spezielle Erkrankungen abzielende neue Medikamente zu entwickeln und zu einer Einschätzung ihrer Wirksamkeit zu gelangen, halten wir es aus all den Gründen, die wir in diesem Buch dargelegt haben, nur für klug, in einer parallel dazu verlaufenden Bemühung weiter der Lebensstilschiene zu folgen. Damit grundlegendes Wohlbefinden zu einer vollgültigen Realität wird, müssen wir an den Punkt gelangen, an dem es verlässliche Daten liefert, so wie es gegenwärtig im SBTI-Projekt geschieht.

Veränderungen im Gehirn: Mit ein klein wenig Abstand betrachtet entdecken wir hier etwas ganz Erstaunliches – wir entdecken, dass der Geist buchstäblich die Fähigkeit hat, den Körper zu transformieren, und zwar in kurzer Zeit, mit einem Minimum an Anstrengung. Der Geist kann sogar bewirken, dass neue Gehirnzellen hervorgebracht werden. Schon seit den Siebzigerjahren hatten Studien gezeigt, dass während der Meditation im Gehirn etwas geschieht. Dies entspricht dem in der subjektiven Erfahrung wahrgenommenen Gefühl größerer Gelassenheit und Entspanntheit. Innerhalb der letzten zehn Jahre begann sich in der Forschung jedoch abzuzeichnen, dass Meditation auf lange Sicht auch strukturelle Veränderungen im Gehirn hervorrufen kann, insbesondere in Bereichen, die mit dem Gedächtnis in Zusammenhang stehen. Durch Meditation steigt das Selbstwertgefühl eines Menschen, ebenso seine Einfühlungsfähigkeit in andere Menschen. Damit einhergehend sinkt das Niveau der Stressbelastung. Bei Versuchspersonen, die lediglich acht Wochen lang Achtsamkeitsmeditation praktiziert haben, nimmt die Gehirnaktivität bereits zu. In der ersten Studie zur Dokumentation der Veränderungen, die auf lange Sicht durch Meditation in der grauen Materie, den sogenannten grauen Zellen des Gehirns, hervorgerufen werden, hat ein der Harvard University angegliedertes Forscherteam am Massachusetts General Hospital von diesen Resultaten berichtet.

Dieses Forschungsergebnis ist deshalb von solch großer Bedeutung, weil es zwischen den Empfindungen, die Menschen während der Meditation haben, und ihrer Physiologie eine Brücke schlägt. Nach dieser Art von Beleg verlangt man in der Neurowissenschaft. Aus der herkömmlichen Perspektive stellte sich das so dar: Obgleich die Meditierenden in der Meditation tatsächlich nur in einen Zustand tiefer Entspannung eintraten, berichteten sie, dass sie geistig und seelisch in allen möglichen Belangen von ihrer Praxis profitieren. In der Harvard-Studie hat man vierzehn Tage vor Beginn und direkt am Ende der Studie mittels Magnetresonanztomografie (MRT) bei sechzehn Teilnehmern Schnittbildaufnahmen vom Gehirn angefertigt. Nach Abschluss der Studie wurden weitere MRT-Aufnahmen gemacht. Schon vorher war bekannt gewesen, dass während der Meditation im Gehirn verstärkt Alphawellen zu verzeichnen sind. Alphawellen treten im Kontext tiefer Entspannung auf. Die MRT-Aufnahmen zeigten allerdings etwas Dauerhafteres: eine Verdichtung der grauen Materie (mehr Nervenzellen, mit anderen Worten, und mehr Nervenverbindungen) in bestimmten Hirnregionen wie dem Hippocampus, dem entscheidende Bedeutung für das Lernen und die Erinnerung zukommt, aber auch in anderen Regionen, die mit Selbstgewahrsein, Mitgefühl und Reflexion in Zusammenhang stehen.

Eine weitere Studie hat Langzeitmeditierende mit einer Kontrollgruppe verglichen und festgestellt, dass bei den Meditierenden in Bereichen des höheren Gehirns (des Kortex), die mit der emotionalen Regulation und mit der Reaktionskontrolle zusammenhängen, das Volumen der grauen Materie größer war als bei den Nichtmeditierenden. Eine berühmte, an tibetischen Mönchen vorgenommene Studie zeigte eine Aktivität in demjenigen Hirnbereich, der zu Mitgefühl in Verbindung steht.

Ein Verlust an grauer Materie (Gehirnzellen) und ihrer Verbindungen ist häufig Teil des Alterungsprozesses. Nun scheint es so zu sein, dass solch ein Verlust nicht mehr unweigerlich eintreten muss. Erblich bedingt sind manche ältere Menschen offenbar vor einem Verfall ihres Gedächtnisses und ihrer Gehirnzellen geschützt. Tatsächlich aber trifft gemäß den Standards, die an einer Gruppe solcher sogenannter *Super Ager* für eine Studie erstellt wurden, nur auf zehn Prozent der älteren Menschen, die nach eigener Einschätzung ein hervorragendes Gedächtnis haben, dies auch tatsächlich zu. Trotzdem gibt es von diesen Menschen viel zu lernen. Herauszufinden, was sie außergewöhnlich macht, ist eine vielversprechende Forschungsrichtung. Das Hauptaugenmerk sollte sich dabei auf ihr Gehirn im Vergleich zu demjenigen von jüngeren Kontrollgruppen und von »normalen« älteren Menschen richten.

DIE UMSETZUNG DER WISSENSCHAFTLICHEN ERKENNTNISSE MÖGLICH MACHEN

Auch wenn die wissenschaftlichen Ergebnisse nicht in Abrede zu stellen sind, braucht man mehr als nur Wissenschaft, um Menschen zu motivieren. Daher kommen wir ein weiteres Mal auf unsere Kernfrage, die Befolgung – oder Nichtbefolgung – von Ratschlägen, zu sprechen. Wir glauben, dass Erfolg auf Erfolg aufbaut. Halten Sie Ausschau nach positiven Veränderungen, sei es in Ihren äußeren Lebensumständen oder in Ihrer Innenwelt. Gefühle, so sagt uns die Wissenschaft, sind ein zuverlässiger Indikator für tatsächlich eintretende Veränderungen im Gehirn. Das positive Eingangssignal, das unser Gehirn erhält, wenn wir mehr Erfolg haben, fügt der Rückkopplung zwischen Geist und Körper ein neues Element hinzu.

Die Verbindung zu äußerem Erfolg – etwas, worüber Meditierende häufig berichten – bedarf erst noch einer wissenschaftlichen Abklärung. In dieser Sache werden Sie auf eigene Faust unterwegs sein. Und Sie sollten darauf achten, ob sich in Ihren äußeren Lebensumständen positive Veränderungen zeigen, die sich nur durch die Meditation erklären lassen. Niemand anderes als Sie allein kann das wirklich beurteilen. Oder vielleicht sind Sie sogar ziemlich unverhohlen der Überzeugung, dass Meditation einen Menschen schwächer macht, dafür sorgt, dass er weniger wettbewerbsfähig und weniger motiviert ist. Genau das Gegenteil trifft zu.

Hier kommt die Liste mit all den Punkten, die wir diesbezüglich im Sinn haben. Haken Sie innerhalb von einer oder zwei Wochen, nachdem Sie zu meditieren begonnen haben, jedes der nachfolgend aufgeführten Resultate ab, wenn Sie es an sich selbst festzustellen beginnen.

WAS DIE MEDITATION ZU MEINEM ERFOLG BEITRÄGT

- Ich treffe bessere Entscheidungen.
- Ich fühle mich entspannter. Wenn ich eine Entscheidung zu treffen habe, beunruhigt mich das nicht mehr so sehr.
- Meine Arbeit geht mir leichter von der Hand.
- Ich weile häufiger in meiner Komfortzone.
- Ich habe ein starkes Selbstwertgefühl.
- Mir fällt es leichter, aufmerksam zu sein und mich zu konzentrieren.
- Mir schießen weniger ablenkende Gedanken durch den Kopf.
- Ich bin nicht mehr so abhängig von äußerer Anerkennung.
- Ich kann mit besseren Ideen aufwarten.
- Bei der Arbeit verfüge ich über größere Energie.
- Was ich tue, erfüllt mich mit Begeisterung.
- Ich bin optimistischer.
- Von negativen Begebenheiten, die ich erlebe, erhole ich mich leichter.

- Ich werde besser darin, eine Situation einzuschätzen.
- Die Zusammenarbeit mit anderen geht reibungsloser vonstatten.
- Mir kommen mehr Einsichten.
- Probleme sind weniger entmutigend, ein Problem gleicht nun eher einer sich bietenden Gelegenheit.
- Mit Stress komme ich besser zurecht.
- Mit schwierigen Menschen kann ich leichter umgehen.
- Ich habe das Gefühl, körperlich in einer besseren Verfassung zu sein.
- Ganz generell habe ich den Eindruck, besser dazustehen.
- Allgemein bin ich nun besser gelaunt.

Studien (wie die von Ornish/Blackburn und vom Chopra Center) bestätigen, dass diese vorteilhaften Veränderungen eine biologische Basis haben. Sie beruhen auf einer der schwierigeren Entscheidungen: zweimal täglich zwanzig Minuten lang zu meditieren. Aber selbst wenn Sie beschließen, eine leichtere Entscheidung zu treffen, zum Beispiel sich in Ihrer Mittagspause fünf bis zehn Minuten Zeit zum Meditieren zu nehmen, werden Sie bald selbst erleben, wie vorteilhaft es ist, dass Ihr Geist-Körper-System sich entspannen kann und seine Ausgeglichenheit zurückerlangt.

Ebenso gut können Sie sich auf das verlassen, was Tausende von Meditierenden im Lauf der Jahre geäußert haben. Gegenüber dem westlichen Modell, das vor den Erfolg harte Arbeit und Anstrengung setzt, beinhaltet dies eine große Veränderung. Das verstehen wir, doch aus unserer Sicht sind Sie es sich selbst schuldig, sich solch einen wichtigen Durchbruch zunutze zu machen.

SCHLAF:
IMMER NOCH EIN
RÄTSEL, DOCH VÖLLIG
UNVERZICHTBAR

An der Empfehlung, die man üblicherweise erhält, damit man tief und fest schlafen kann, hat sich seit Jahrzehnten nichts geändert. Nach wie vor hat die medizinische Forschung nicht genau ausfindig gemacht, was der Schlaf eigentlich bewirkt. Doch das Warten darauf, dass das Geheimnis gelüftet wird, spielt eine untergeordnete Rolle. Im Vordergrund steht der Umstand, dass Schlaflosigkeit Ihr gesamtes System aus dem Gleichgewicht bringt. Ist die Fettleibigkeit dem Anschein nach sehr weit entfernt vom Schlaf, steht sie jedoch tatsächlich in enger Verbindung zu ihm. Inzwischen weiß man, dass die beiden Hormone, die den Appetit regeln, Ghrelin und Leptin, durch Schlafmangel aus dem Gleichgewicht geraten. Wenn das Gehirn keine normalen Hungersignale erhält, essen Sie am Ende zu viel. Und genauso wichtig ist, dass ihr Gehirn dann nicht weiß, wann Sie genug hatten.

Jede Nacht die empfohlenen acht Stunden Schlaf zu bekommen war für die Generation unserer Eltern einfacher. Heutzutage kommen die US-Amerikaner durchschnittlich auf 6,8 Stunden Schlaf und liegen damit knapp unterhalb des noch als gesund erachteten Minimums von sieben Stunden Schlaf. Ältere Erwachsene schlafen weniger, jedoch nicht etwa, weil sie weniger Schlaf brauchen. Aktuelle Forschungsergebnisse deuten darauf hin, dass eine kleine Gruppe von Gehirnzellen im Hypothalamus als eine Art »Schlafschalter« fungiert und die Anzahl dieser Zellen mit zunehmendem Alter geringer wird. Zuvor war die Ursache der Schlafstörungen bei älteren Menschen unbekannt gewesen. Nun sieht es so aus, als seien Veränderungen im Gehirn dabei mit im Spiel, was zu erklären hilft, weshalb Siebzigjährige im Durchschnitt eine Stunde weniger schlafen als Zwanzigjährige.

Unser Augenmerk gilt also eher der Schlaflosigkeit als dem Schlaf selbst. Für die meisten Menschen ist nicht eine diagnostizierbare Schlafstörung das Problem. Der ayurvedischen Überlieferung zufolge liegt die Wurzel der Schlaflosigkeit in einem Ungleichgewicht von Vata, einem der drei *Doshas,* der grundlegenden physiologischen Energien. Das biologisch mit Bewegung verknüpfte Vata verursacht Ruhelosigkeit aller Art. Wenn Vata aus dem Gleichgewicht geraten ist, fällt es Menschen schwer, beim Essen, der Verdauung, dem Schlaf und der Arbeit einen geordneten Ablauf beizubehalten. Stimmungsschwankungen und Angst hängen mit Vata zusammen. Selbstverständlich fordern wir niemanden auf, sich eine ayurvedische Sicht der Dinge zu eigen zu machen, finden es allerdings hilfreich zu erkennen, dass Vata den Geist und den Körper miteinander verbindet. Der Appetit, die Stimmung und die Energien – alles gerät aus dem Gleichgewicht, wenn es einem an Schlaf mangelt, dem natürlichen Heilmittel für ein Vata-Ungleichgewicht.

Die folgende Liste zeigt Ihnen, wie Schlaf und Vata gemeinsam aus dem Gleichgewicht geraten können.

Die Verbindung zwischen Vata und Schlaf

Beide kommen durch folgende Faktoren aus dem Gleichgewicht:

Angst, Niedergeschlagenheit
Überanstrengung
spätes Zubettgehen
kalte Temperaturen
unregelmäßiges Essen, schlechte Ernährung
seelischer Schock
körperliche Schmerzen
Erregung, Unruhe
Stress
Sorgen
Kummer
ein aggressives Umfeld
übermäßiger Lärm

Um sich die Verbindung zwischen Vata und Schlaf zunutze zu machen, sollten Sie als Erstes wieder zu tiefem, festem Schlaf finden. Wer eine vollwertige achtstündige Nachtruhe auf bloß fünf oder sechs Stunden Schlaf zusammenschrumpfen lässt, begibt sich auf einen gefährlichen Weg. Falls Sie mit Schlafstörungen ein Problem haben, Ihnen also entweder das Einschlafen schwerfällt oder Sie im Lauf der Nacht aufwachen, greifen Sie bitte nicht zu Pillen – Schlafhilfen jeglicher Art sind nicht das Gleiche wie das Herstellen eines natürlichen Schlafrhythmus.

Bei den Entscheidungsoptionen, die wir Ihnen unterbreiten, geht es vielmehr darum, die richtigen Rahmenbedingungen zu schaffen, unter denen der natürliche Schlafschalter im Gehirn aktiviert werden kann.

Die Entscheidungsoptionen lesen: Wie in jedem Abschnitt zu einem Aspekt unserer Lebensführung gliedert sich die Übersicht über die zur Wahl stehenden Entscheidungsmöglichkeiten in drei Teile – je nach Schwierigkeitsgrad der Entscheidung und abhängig davon, inwieweit bisher ihre Wirksamkeit nachgewiesen werden konnte.

Teil 1: leichte Entscheidungen
Teil 2: schwerere Entscheidungen
Teil 3: versuchsweise vorgenommene Entscheidungen

Sollte Ihre Erinnerung daran, was eigentlich die drei unterschiedlichen Entscheidungsniveaus kennzeichnet, einer kleinen Auffrischung bedürfen, dann werfen Sie bitte noch einmal einen Blick auf S. 171 ff. im Kapitel über die Ernährung.

Normalerweise sagen wir, dass Sie insgesamt eine Veränderung pro Woche vornehmen sollen und nicht eine Veränderung aus jedem Lebensstilabschnitt. Im Fall des Schlafs sind allerdings viele Veränderungen so simpel, da können Sie getrost mehrere Optionen wählen und zulassen, dass sie sich überschneiden. Behalten Sie nichtsdestoweniger zugleich im Hinterkopf, dass jede Entscheidung, die Sie hier treffen, von Dauer sein soll.

Schlaf: Die Entscheidungsoptionen

Kreuzen Sie zwei bis fünf Punkte an, in denen Sie Ihre derzeitigen Schlafgewohnheiten ohne Weiteres verändern können. Die schwereren Entscheidungen sollten erst folgen, nachdem Sie die leichten Entscheidungen vorgenommen haben.

TEIL 1: LEICHTE ENTSCHEIDUNGEN
- Verdunkeln Sie Ihr Schlafzimmer, so gut es irgendwie geht, am besten mit einem Verdunkelungsrollo. Tragen Sie, falls es nicht möglich ist, das Zimmer vollständig zu verdunkeln, eine Schlafmaske.
- Sorgen Sie dafür, dass es in Ihrem Schlafzimmer möglichst leise ist. Benutzen Sie, falls vollständige Ruhe unerreichbar bleibt, Ohropax oder Ähnliches. Das

Gleiche raten wir Ihnen, falls Sie morgens früh durch Geräusche geweckt werden.
- Stellen Sie sicher, dass Ihr Schlafzimmer warm genug ist und dort kein Durchzug herrscht.
- Nehmen Sie vor dem Zubettgehen ein warmes Bad.
- Trinken Sie vor dem Schlafengehen ein Glas warme Mandelmilch. (Sie ist reich an Calcium und fördert die Bildung von Melatonin, einem Hormon, das zur Regulierung des Schlaf-Wach-Rhythmus beiträgt.)
- Meditieren Sie zehn Minuten lang aufrecht sitzend im Bett. Lassen Sie sich anschließend in Ihre Schlafposition hinabgleiten.
- Vermeiden Sie es, in der letzten halben Stunde vor dem Zubettgehen zu lesen oder fernzusehen.
- Machen Sie vor dem Schlafengehen einen entspannenden Spaziergang.
- Nehmen Sie zur Linderung leichter Beschwerden eine Stunde vor dem Schlafengehen eine Aspirintablette.
- Drei Stunden vor dem Zubettgehen kein koffeinhaltiger Kaffee oder Tee.
- Nutzen Sie die Stunden nach Feierabend als Zeit zum Ausspannen.
- Meditieren Sie am Abend, nachdem Sie von der Arbeit nach Hause gekommen sind.
- Finden Sie Möglichkeiten, sich vom Stress zu entspannen.

TEIL 2: SCHWERERE ENTSCHEIDUNGEN
- Gewöhnen Sie sich in Bezug auf das Schlafen einen gut geregelten Ablauf an, indem Sie jeden Tag zur gleichen Zeit schlafen gehen und aufstehen.
- Entfernen Sie den Fernseher aus dem Schlafzimmer. Stellen sie sicher, dass das Schlafzimmer nur einem einzigen Zweck vorbehalten bleibt – dem Schlafen.

- Achten Sie auf Anzeichen von Angst, Besorgnis und Niedergeschlagenheit.
- Nehmen Sie keine Arbeit mit nach Hause.
- Lassen Sie sich vor dem Schlafengehen von Ihrem/Ihrer (Ehe-)Partner/in massieren.
- Kein Alkohol am Abend.
- Kaufen Sie eine bequemere Matratze.

TEIL 3: VERSUCHSWEISE VORGENOMMENE ENTSCHEIDUNGEN

- Experimentieren Sie mit solchen Kräutern und Kräutertees, die traditionell mit einem erholsamen Schlaf in Zusammenhang gebracht werden: Kamille, Baldrian, Hopfen, Passionsblume, Lavendel oder Kava-Kava/Rauschpfeffer (Beachten Sie, dass es sich bei den genannten Kräutern nicht um Arzneimittel mit wissenschaftlich nachgewiesener Wirksamkeit handelt).
- Kognitive Verhaltenstherapie (siehe S. 274 f.).
- Lassen Sie sich in einer Spezialklinik für Schlafstörungen untersuchen.
- Sesamöl-Massagen (siehe S. 273 f.).
- Pflanzliche ayurvedische Heilmittel für ein Vata-Ungleichgewicht (diverse frei verkäufliche Präparate sind im Internet oder in ausgewählten Naturkostläden erhältlich).

ERKLÄRUNGEN ZU DEN ENTSCHEIDUNGSOPTIONEN

Der Vata-Zusammenhang verbindet die meisten Entscheidungen mit den herkömmlichen Ratschlägen bei Schlafstörungen in der westlichen Medizin. Nur ein paar Punkte bedürfen einer zusätzlichen Erläuterung. Kommen wir zunächst einmal zu jenen Dingen, die gern außer Acht gelassen werden, jedoch die meisten Menschen wach halten: zu viel Licht im Schlafzimmer, zu viel Lärm und kleinere körperliche Beschwerden, die im Alltag der Aufmerksamkeit entgehen und einem erst dann auffallen, wenn man Anstalten unternimmt, sich schlafen zu legen. Falls Sie die Art von Schlaflosigkeit haben, die durch ein Aufwachen mitten in der Nacht oder zu früh am Morgen gekennzeichnet ist, sollte Ihre erste Gegenmaßnahme darin bestehen, sich um die drei gerade benannten Faktoren zu kümmern.

Die Neigung, mit zunehmendem Alter weniger zu schlafen, hängt mit Vata zusammen. Denn dieses *Dosha* nimmt dem Ayurveda zufolge mit dem Alter zu. Daher tut man gut daran, den Schlaf nicht als eine Selbstverständlichkeit anzusehen, selbst wenn man stets gewohnt war, tief und fest zu schlafen. Machen Sie sich unsere Empfehlungen zu eigen, um Problemen, die möglicherweise in Zukunft auf Sie zukommen, wirkungsvoll zu begegnen. Schlafmangel ist als möglicher Auslöser von Alzheimer in Betracht gezogen worden – auf S. 408 ff. können Sie eine faszinierende Erörterung des Zusammenhangs zwischen Schlaf und der Alzheimerkrankheit lesen, bei dessen Aufklärung Rudy eine maßgebliche Rolle gespielt hat. Mit Bluthochdruck, der sich bei fortschreitendem Alter tendenziell mit jedem Jahrzehnt erhöht, hängt Schlafmangel ebenfalls zusammen.

Massage wirkt natürlich ausgesprochen entspannend, und falls Sie eine/n sehr kooperativen (Ehe-)Partner/in haben, können Sie ihn/sie vielleicht dazu überreden, Ihnen beim Zubettgehen den Nacken und die Schultern zu massieren. Zur Beruhigung von Vata wird im Ayurveda *Abhyanga* empfohlen, eine täglich anzuwendende Spezialmassage mit Sesamöl – eine einfache, allerdings ein bisschen Schmiererei verursachende Prozedur. Erwärmen Sie ein paar Teelöffel voll Sesamöl (in Bioläden erhältlich; nehmen Sie nicht das dunklere Sesamöl, das man gewöhnlich für die asiatische Küche verwendet). Setzen Sie sich auf ein großes Badetuch, das Sie auf dem Fußboden ausgebreitet haben, damit es Öltropfen aufsaugen kann, und massieren Sie mit dem Öl die Arme, die Beine, den Nacken und den Oberkörper.

Mehr als ein ganz feiner Ölfilm auf der Haut ist nicht nötig. Am besten erfolgt diese Anwendung morgens nach dem Baden oder Duschen. Die Abhyanga gilt bei einem Vata-Ungleichgewicht als unübertreffliches Heilmittel, ferner ist sie eine gute Vorbeugung gegen Erkrankungen, die mit Vata verknüpft sind, wie Erkältungen und Grippe. Allerdings muss man die Bereitschaft mitbringen, diese Maßnahme dauerhaft durchzuführen.

Kognitive Verhaltenstherapie hat bei Menschen mit einer langfristigen Schlafstörung mitunter Wirkung gezeigt. Schlaflosigkeit fordert fast immer ihren seelischen Tribut. Wach im Bett zu liegen ist unangenehm und entmutigend. Wer unter Schlafstörungen leidet, verspürt eine immer stärker werdende Frustration, findet es entsetzlich, aufgrund des Schlafmangels weder genügend Energie zu haben noch klar denken zu können. Infolge der Schlaflosigkeit verbindet man mit der Situation an sich negative Assoziationen. Die kognitive Verhaltenstherapie versucht, dieses negative Denken zu revidieren. Überprüfen Sie bitte, ob die folgenden geistigen Muster und Verhaltensweisen auf Sie zutreffen.

> In der Überzeugung, wieder nicht einschlafen zu können, Angst haben vor der nächsten Nacht
> Ihr Bett und Ihr Schlafzimmer nicht mögen
> Sorge haben, überhaupt nicht zu schlafen
> sich frustriert hin und her wälzen
> sich in die Vorstellung hineinsteigern, nicht einschlafen zu können
> das Gefühl haben, Opfer zu sein
> jeden Kummer und jedes Leid Ihrer Schlafstörung zuschreiben

zu lange aufbleiben, weil Sie wissen, dass Sie ohnehin nicht einschlafen werden
mitten in der Nacht aufstehen, um zu lesen oder fernzusehen

Diese im Geist und im Verhalten tief verankerten Gewohnheiten verschlimmern die Schlafstörung. Darum lohnt es sich, mit ein paar kognitiven Maßnahmen zu experimentieren, die Sie selbst ergreifen können, ohne sogleich die Unterstützung eines Therapeuten oder einer auf Schlafstörungen spezialisierten Klinik in Anspruch nehmen zu müssen. An erster Stelle steht ein positives Denken, das wird durch den aktuellen Stand der wissenschaftlichen Erkenntnis gestützt.

- Schlafstörungen sind in den meisten Fällen vorübergehender Natur und hängen mit Stress zusammen. Sobald im Alltag die Stressbelastung nachlässt, verschwinden sie wieder.
- Wer unter Schlafstörungen leidet, schläft tatsächlich irgendwann in der Nacht ein – selbst wenn sie oder er meint, überhaupt nicht geschlafen zu haben.
- Der REM-Schlaf[12] (die Schlafphase mit intensiven Träumen) ist ein Zustand, den man ziemlich schnell erreichen kann, sogar bei einem kurzen Nickerchen am Nachmittag.
- Anders als man früher annahm, kann man versäumten Schlaf nachholen, indem man am Wochenende länger schläft.
- Auch bei zu wenig Schlaf kann das Gehirn ein paar Stunden lang seine Agilität wahren. Mit nur sechs Stunden Schlaf können Sie für eine Weile geistig rege sein und normal funktionieren, bevor sich Defizite bemerkbar machen.

Konzentrieren Sie sich, um Sorgen hinsichtlich Ihrer Schlafstörung zu vertreiben, auf diese positiven Gedanken. Entwickeln Sie einen realistischen Bezug zu den durch Schlaflosigkeit verursachten Problemen. Packen Sie nicht zusätzlich noch neue oder imaginäre Probleme obendrauf. Setzen Sie es sich zum Ziel, nicht länger auf den Schlafmangel fixiert zu bleiben und Ihre Energien stattdessen darauf zu richten, dass Sie eine Lösung für das Problem finden. Legen Sie zweitens, um das Gefühl, Opfer zu sein, zu überwinden, eine Liste an, auf der Sie alles notieren, was Sie zur Lösung des Problems unternehmen, und ziehen Sie das durch. Lassen Sie drittens nicht Ihren/Ihre (Ehe-)Partner/in dadurch etwas zu dem Problem beitragen, dass er/sie, nachdem Sie schlafen gehen wollen, das Licht anlässt, schnarcht oder sich in einem beengten Bett zu viel hin und her wälzt. Gewinnen Sie, falls Sie – aus welchem Grund auch immer – nicht getrennt schlafen können, Ihre/n Partner/in dafür, Ihnen bei der Lösung des Problems behilflich zu sein.

Wenn Sie in der Schlafstörung keine Heimsuchung, sondern eine Herausforderung sehen, wird sich Ihre Geisteshaltung verändern. Die Lösungen, zu denen wir hier Anregungen gegeben haben, sind vielfältig, und unzählige Menschen in Ihrer Lage haben gelernt, wie man tief und fest schläft. Auch Sie können das erlernen. Nichts spricht dagegen.

DIE WISSENSCHAFTLICHE GRUNDLAGE FÜR DIE VERÄNDERUNGEN

Eine unter angehenden Ärzten beliebte Pointe bringt die Erklärungsnot der Wissenschaft hinsichtlich der Frage, in welche funktionellen Zusammenhänge der Schlaf eingebunden ist beziehungsweise welchen Zweck er erfüllt, sehr schön auf den Punkt: »Die einzige sicher nachgewiesene Funktion des Schlafs besteht darin, die Schlaflosigkeit zu beheben.« Bis heute hat sich die Schlafforschung mehr auf das Gehirn konzentriert als auf das Genom. Wir wissen, dass sich im Schlaf die Hirnaktivität verändert. Und einige grundlegende Entdeckungen, beispielsweise wie unentbehrlich der REM-Schlaf ist, hat man bereits vor Jahrzehnten gemacht. Die Beeinträchtigung des normalen Schlafverhaltens, das wird ebenfalls deutlich, ist ein diskreter Fingerzeig, dass da andere Dinge im Spiel sind. Manche Menschen, die unter schwerer Depression leiden, berichten zum Beispiel, wenn sie nicht länger gut schlafen können, sei dies der erste Hinweis auf einen bevorstehenden Schub. Indem sie sich rasch um die Schlafstörung kümmern, können sie manchmal verhindern, dass sie diesen Schub tatsächlich erleben.

Darüber hinaus ist klar geworden, dass sich der Schlafrhythmus von Mensch zu Mensch unterscheidet. Nach dem Sprachgebrauch der Schlafforschung gibt es »Lerchen« (Frühaufsteher) und »Eulen« (Langschläfer), deren Schlafgewohnheiten fürs ganze Leben feststehen. Wie solche Gewohnheiten zustande kommen, weiß man nicht. Für die Epigenetik könnte das ein ergiebiges Forschungsfeld sein, schließlich bilden die epigenetischen Markierungen die Schnittstelle zwischen erblicher Prädisposition und persönlicher Erfahrung. Wird der natürliche Schlafrhythmus eines Menschen gestört, hat dies für den Körper bekanntlich weitreichende Konsequenzen. Wer beispielsweise in der Nachtschicht arbeitet, kann sich an das unnatürliche Schema von Wachen und Schlafen nie vollständig anpassen. Rund 8,6 Millionen US-Amerikaner arbeiten in Nacht- oder Wechselschicht und haben dadurch ein erhöhtes Risiko für Herz-Kreislauf-Erkrankungen, Diabetes und Fettleibigkeit. Da zwischen solchen Lebensumständen und Entzündung ebenfalls ein Zusammenhang besteht, könnte es hier eine enge Verbindung geben.

Wahrscheinlich muss die Gesellschaft auch für den zu frühen Beginn des Schulunterrichts einen Tribut zollen.

Schüler im Alter zwischen 13 und 16 sind, so beklagen die Lehrer, frühmorgens im Unterricht derart dösig, dass sie während der ersten und der zweiten Schulstunde im Grunde noch schlafen. Heranwachsende benötigen mehr Schlaf als Erwachsene, zwischen acht und zehn Stunden. In einer Studie hat man allerdings ermittelt, dass lediglich 15 Prozent der Teenager achteinhalb oder mehr Stunden Nachtschlaf haben. Bei 40 Prozent sind es bloß sechs Stunden oder weniger. Das typische adoleszente Verhaltensmuster – zu unterschiedlichen Zeiten schlafen gehen und abends lange aufbleiben – führt zu Problemen, die sich leicht vermeiden ließen. Für einen Heranwachsenden ist 23.00 Uhr der ideale Zeitpunkt, schlafen zu gehen. Das setzt freilich morgens einen späteren Schulbeginn voraus. Unter den Pädagogen ist zu dieser Frage eine landesweite Diskussion in Gang gekommen. Zumindest in *einem* US-amerikanischen Schulbezirk hat man den Schulbetrieb versuchsweise eine Stunde später beginnen lassen und festgestellt, dass sich bei den Klassenarbeiten ein deutlich besserer Notendurchschnitt ergab.

Wenn klar wäre, weshalb wir tatsächlich schlafen müssen, würde das die Wissenschaft einen großen Schritt voranbringen. Muss sich das Gehirn eine Weile ausruhen? Reaktiviert es seine Grundeinstellungen? Oder begibt es sich vielleicht in einen Modus, in dem es eventuell aufgetretene Schäden beheben oder für die Entstehung neuer Zellen sorgen kann? Die Beweislage lässt viele Schlüsse zu. Freuds Theorie, der zufolge Träume verschleierte Botschaften sind – Aussagen über den Zustand, in dem sich das Unbewusste eines Menschen befindet –, scheint nach zeitgenössischem psychiatrischem Verständnis (selbstverständlich vertreten nicht alle Psychiater diese Position) nicht stichhaltig zu sein. Heutzutage ist man der Ansicht, Träume und Traumbilder seien im Grunde Zufallsprodukte. Doch auch das lässt Spekulationen zu. Die Neurowissenschaft kann Shakespeares Beobachtung bei dem schuldbewussten Macbeth, der nicht einzuschlafen vermag, schwerlich übertreffen: »Den unschuldgen Schlaf; Schlaf, der des Grams verworrn Gespinst entwirrt, den Tod von jedem Lebenstag, das Bad der wunden Müh, den Balsam kranker Seelen, den zweiten Gang im Gastmahl der Natur, das nährendste Gericht beim Fest des Lebens.«

Ein umfassendes Verständnis des Schlafs muss letztlich unseren evolutionären Werdegang mit in Betracht ziehen. Das steht fest. Darum spielen die Gene, wenngleich auf eine bislang noch unbekannte Art und Weise, eine entscheidende Rolle. Gemeinsam mit einem Experten aus der Wissenschaft, Dr. Murali Doraiswamy, Professor für Psychiatrie an der Duke University, war Deepak Autor eines Artikels über den Schlaf. Weil die genetischen Verbindungen zwischen dem Schlaf des Menschen und demjenigen von Tieren faszinierend sind, haben wir uns überlegt, dass wir Ihnen einige der grundlegenden Erkenntnisse nahebringen, auch wenn sie für Ihren Schlaf ohne praktische Konsequenzen bleiben.

In besagtem Artikel weisen sie darauf hin, dass Babys den Großteil des Tages schlafend verbringen. Aber warum? Warum fallen uns kreative Lösungen manchmal im Schlaf ein? Oder kurz nach dem Aufwachen? (»Ein nächtens sich als schwierig erweisendes Problem kommt häufig am Morgen, nachdem die Schlafkommission sich damit befasst hat, zur Lösung.« – John Steinbeck) Durchlaufen Pflanzen Ruhezyklen, die das Gegenstück zum Schlaf sind?

Solche Rätsel haben durch eine jüngst an Mäusen vorgenommene Studie eine zeitgemäßere Darstellungsform erhalten. *Eine* Rolle, die der Schlaf spielt, so zeigte die Studie, könnte darin bestehen, dass er den Müll entsorgt, der sich im Gehirn angesammelt hat. Falls dies jedoch die einzige Erklärung ist, warum müssen wir dann ein Drittel unseres

Tages in einem unbewussten Zustand verbringen? Hätte die Evolution nicht ein System entwickeln können, den Müll zu entsorgen, während wir wach sind (ungefähr so wie das Harnlassen und die Darmentleerung)?

Werfen wir doch einen Blick auf ein paar Fakten, die dazu beitragen könnten, dass wir die Einsichten in das Phänomen Schlaf und die Rätsel, die es uns aufgibt, in den Griff bekommen. Im Schlafzustand ist das Bewusstsein des Organismus reduziert oder abwesend, und er verliert die Fähigkeit, von seinen Muskeln, abgesehen von den unbedingt notwendigen, Gebrauch zu machen (im Tiefschlaf sind Sie im Grunde gelähmt und können Ihre Gliedmaßen nicht bewegen). Von der Geburt bis ins Alter durchläuft die Zeitspanne, die ein Mensch in den verschiedenen Schlafphasen und überhaupt im Schlaf verbringt, dramatische Veränderungen. Babys schlafen fünfzehn Stunden oder mehr. Diese zeitliche Dauer verringert sich dann kontinuierlich bis auf zehn oder elf Stunden für Kinder und Heranwachsende, auf acht Stunden für Erwachsene und auf sechs Stunden für ältere Menschen (obwohl sie die gleichen acht Stunden brauchen wie einst in jüngeren Jahren).

Die Zeitdauer, die man im REM-Schlaf verbringt – im Unterschied zu den Schlafphasen außerhalb von REM –, nimmt im Lauf des Lebens ebenfalls ab. Frühgeburten verweilen den Großteil ihres Schlafs (ungefähr 75 Prozent) im REM-Schlaf, wohingegen Babys, die mindestens bis zur 39. Schwangerschaftswoche ausgetragen wurden, normalerweise allnächtlich acht Stunden im REM-Schlaf verbringen. Bei Erwachsenen verringert sich das auf eine bis zwei Stunden pro Nacht. Im REM-Schlaf zeigt das Gehirn eine hohe Aktivität (Gammawellen) und einen hohen Blutdurchfluss, manchmal höher als im Wachzustand. Wissenschaftler glauben, dies sei dann der Fall, wenn das Gehirn Handlungen und Erinnerungen durchspielt und zusammenfasst.

Man kann sich nur verwundert fragen, wovon die Träume eines neugeborenen Babys, das acht Stunden im REM-Schlaf verbringt, eigentlich handeln – konnte es doch im Wachzustand erst ganz wenige Erfahrungen sammeln.

Die meisten Tierarten, bei denen Studien durchgeführt wurden, schlafen anscheinend. Viele Primaten, Affen beispielsweise, schlafen ebenso viel wie wir, ungefähr zehn Stunden. Delphine und einige andere Meeresgeschöpfe können, um sich vor Räubern zu schützen, mit einem zur Hälfte wachen Gehirn schlafen (Halbseitenschlaf, unihemisphärischer Schlaf). Ein kompletter, sich auf beide Gehirnhälften gleichzeitig erstreckender Schlaf hätte vermutlich zur Folge, dass die Tiere ertrinken würden. Nach wie vor wird darüber diskutiert, ob Zugvögel vielleicht sogar im Flug schlafen können (mit nur einem geöffneten Auge; ganz ähnlich wie Menschen im Stehen ein Nickerchen einlegen können). Aus welchen Gründen auch immer, zumindest in Gefangenschaft brauchen Fleischfresser (Löwen zum Beispiel) mehr Schlaf als Pflanzenfresser (wie Elefanten und Kühe). Ob das Gleiche auch für die Fleischesser unter den Menschen gilt, verglichen mit denen, die sich vegan ernähren, wissen wir nicht!

All diese interessanten Sachverhalte führen uns vor Augen, dass der Schlaf in unsere Gene und in unser Verhalten einprogrammiert ist. Allerdings scheint der Schlaf, was die Evolution anbelangt, eine schlechte Überlebensfertigkeit zu sein. Da unsere Ahnen (und andere Lebewesen) durch den Schlaf Gefahr liefen, Raubtieren zum Opfer zu fallen, mussten die Vorteile, die er brachte, die Risiken mehr als aufwiegen – das ist das Einzige, worauf sich die Wissenschaftler einigen können. Im Unterschied zum Menschen können manche Tiere (etwa neugeborene Delfine) Schlafentzug einige Wochen lang überleben, ohne erkennbare Schäden davonzutragen. Bei den meisten Spezies werden jedoch nach längerem Schlafentzug die Körpertemperatur und der Stoffwechsel instabil, und sie sterben. Man nimmt an, circa zwei Wochen seien die längste Zeitspanne, in der ein Mensch Schlafentzug überleben könnte. Schon lange vorher sind allerdings zahlreiche körperliche und geistige Beeinträchtigungen zu verzeichnen. Die Fahrtüchtigkeit beispielsweise lässt nach nur einer Nacht, in der man schlecht geschlafen hat, deutlich nach.

Und schließlich hängt der Schlaf mit unserer Stimmung zusammen – merkwürdigerweise kann Schlafentzug Menschen sogar glücklich, ja mitunter manisch machen. Vor Jahrzehnten nutzten Ärzte diesen Umstand zur Behandlung von Depressionen (eine völlig unsinnige Vorgehensweise; im Wissen um den Zusammenhang zwischen schlechtem Schlaf und Depression können wir das heute sagen). Viele schöpferische Durchbrüche sind Träumen zugeschrieben worden, etwa die Melodie des Beatles-Songs »Yesterday« (Paul McCartney), die Strukturformel des Kohlenstoffs und des Benzols (August Kekulé) und die Erfindung der Nähmaschine (Elias Howe). Ja sogar die Entdeckung von Acetylcholin, einer chemischen Substanz, die zahlreiche Aspekte des Traumschlafs reguliert, kam Otto Loewi 1921 angeblich während zweier aufeinanderfolgender Nächte im Traum in den Sinn. In der ersten Nacht wachte er auf und kritzelte einige Notizen in sein Tagebuch, die er leider Gottes am Morgen nicht lesen konnte. In der zweiten Nacht war seine Schrift zum Glück besser leserlich. Das Experiment, das Loewi, basierend auf seinen Träumen, anschließend durchführte, brachte ihm den Nobelpreis ein. Auch Rudy hatte Träume, die ihm – auf der Grundlage historischer Fotos an den Wänden des Massachusetts General Hospital unweit von seinem Labor – halfen, eines der Alzheimer-Gene zu finden.

Die allgemein menschliche Erfahrung lehrt uns, Shakespeares schlichter Schlussfolgerung beizupflichten, dass der

Schlaf »das verstrickte Sorgenknäuel entwirrt.« Ohne ein umfassenderes Verständnis des Bewusstseins selbst jedoch fallen alle Argumente derselben Dunkelheit anheim, in der wir jedes Mal landen, sobald wir eingeschlafen sind.

DIE UMSETZUNG DER WISSENSCHAFTLICHEN ERKENNTNISSE MÖGLICH MACHEN

Wenn wir nun an den Punkt kommen, an dem es darum geht, die Erkenntnisse der Wissenschaft vom Schlaf in die Tat umzusetzen, werden Sie diesmal vielleicht fragen: »Welche Wissenschaft?« Es liegen jedoch hinreichend viele Daten über Schlafmangel vor, um zu unterstreichen, wie notwendig tiefer und fester Schlaf auf allen Altersstufen ist und welche gesundheitsschädlichen Konsequenzen es hat, wenn man nicht genügend Schlaf erhält. Machen Sie sich nicht weis, Sie hätten es sich antrainiert, mit weniger als sieben Stunden Nachtschlaf gut über die Runden zu kommen – nur ein Bruchteil der erwachsenen Bevölkerung gehört zu dieser Kategorie.

Und die genetische Verbindung? Wir wissen, der tägliche, der tagesperiodische Schlafrhythmus wird durch die innere Uhr, sogenannte »Uhr«-Gene, aufrechterhalten, deren Funktion durch komplexe Rückkopplungsschleifen gesteuert wird. Ein ganzes Netzwerk solcher Uhr-Gene entfaltet eine rhythmische Aktivität. Allerdings ist auch hier unbekannt, wie diese Aktivität zustande kommt. Bestimmte Varianten bei den Uhr-Genen sind damit in Zusammenhang gebracht worden, ob Sie ein Morgen- oder ein Abendmensch sind. Versuche, Schlafstörungen mit neuropsychiatrischen Erkrankungen in Verbindung zu bringen, haben mittlerweile dazu geführt, dass man Genmutationen in Uhr-Genen ausfindig machen konnte, die mit seltenen Schlafstörungen einhergehen.

Die Epigenetik reguliert, so wurde gezeigt, ebenfalls unsere tagesperiodischen (zirkadianen) Rhythmen und könnte in der Tat mit den Schlafstörungen eng verknüpft sein. Da Unterbrechungen der Schlafrhythmen mit zahlreichen Erkrankungen in Verbindung gebracht worden sind, zum Beispiel Alzheimer, Diabetes, Fettleibigkeit, Herzerkrankungen, Krebs und Autoimmunerkrankungen, gilt es, noch weitergehend zu erforschen, wie die Epigenetik mit der Schlafregulation zusammenhängt.

Erste Fortschritte hat es gegeben. Ein spezielles Uhr-Gen mit der Bezeichnung CLK dient als übergeordneter Regler für unseren Schlafzyklus, indem es andere für zirkadiane Rhythmen (Schlafzyklen) zuständige Gene ein- und ausschaltet. Tatsache ist, dass Hunderte Gene sich an einen 24-Stunden-Zyklus variabler Aktivität halten. Viele dieser Gene wirken sich auf Ihren Schlafzyklus, mithin auf Ihre Gesundheit aus. Dass die Epigenetik die Aktivitäten dieser für den Schlafzyklus zuständigen Gene modifiziert, konnte man ja schon zeigen. Daraus ist zu schließen, dass eine ganze Reihe von Lebensstilveränderungen mit Auswirkungen auf unsere Epigenetik höchstwahrscheinlich unseren Schlafzyklus beeinflussen.

Zu verstehen, welche lebensstilbedingten Aktivitäten, Erfahrungen und Belastungen uns in die Lage versetzen, einen regelmäßigen Schlaf zu haben, oder aber zu Schlafmangel führen, wird von großer Bedeutung sein. Zumindest muss Stress für Schlafmangel eine Rolle spielen. Stress ist, das haben wir bereits an anderer Stelle erörtert, ein Hauptfaktor für epigenetische Veränderungen, die zu Erkrankungen führen. Hier läuft das Ganze allerdings auf die Frage nach der Henne und dem Ei hinaus, da Schlafmangel Stress hervorruft und umgekehrt. Weitere epigenetische Forschungsergebnisse sind wünschenswert.

Unsere Empfehlungen zur Behebung von Schlafstörungen kommen Ihnen auch dann zugute, wenn Sie sich bereits eines normalen Schlafs erfreuen. Denn sie können seine Qualität verbessern. Der Schlafschalter im Gehirn ist an zwei einander entgegengesetzten Aktivitäten orientiert: Erregung und Entspannung. Erregung hält uns wach. Und wenn wir schlafen, weckt sie uns auf. Falls Sie mitten in der Nacht durch einen lauten Knall wach werden, ist das ein Beispiel für Erregung. Das Gleiche gilt für helles Licht, das Ihre Augen erfasst, oder für einen tropfenden Wasserhahn.

Wer sich ein bisschen anstrengt, kann mit solchen äußeren Auslösern zurechtkommen. Allerdings gibt es das schwerer erkennbare Problem der inneren Erregung, dem nicht so ohne Weiteres beizukommen ist. Wenn Sorgen Sie nachts wach halten, ist das ein Beispiel für innere Erregung – das Gehirn verweigert sich der Entspannung, lässt nicht los und denkt unaufhörlich weiter. Manche inneren Auslöser sind physischer Natur, beispielsweise wenn Sie mitten in der Nacht durch Schmerzen wach werden oder durch das Bedürfnis, die Blase zu leeren. Wir denken, hier ist der Vata-Zusammenhang von Nutzen, denn im Ayurveda geht man mit größter Selbstverständlichkeit davon aus, dass Körper und Geist zusammenwirken, was ganz sicher zutrifft, wenn es um den Schlaf geht.

In der westlichen Ausdrucksweise klingt das so: Erregungsauslöser senden zu viele Signale an die Rückkopplungsschleife des Gehirns. Besorgnis, Angst, Niedergeschlagenheit erhalten sich selbst aufrecht. Solange man keine Möglichkeit findet, ihre immer wiederkehrenden Muster zu durchbrechen, kommen die stets gleichen Gedanken zwanghaft ein ums andere Mal zurück. Dadurch wird das Signal unterbrochen, das vom Gehirn eigentlich beherzigt werden sollte – das Signal einzuschlafen. Für unsere Physiologie ist die ayurvedische Empfehlung, vor dem Schlafengehen geistige Überreizung zu vermeiden, ein kluger Ratschlag. Reiz führt zu Erregung. Unter normalen Voraussetzungen ist es recht einfach, Ihre Abende entspannender zu gestalten,

Angst und Niedergeschlagenheit bereiten jedoch ganz spezifische Schwierigkeiten. Das gilt vor allem, wenn es sich jemand so sehr zur Gewohnheit gemacht hat, sich zu sorgen oder generell in negative Denkmuster zu verfallen, dass der Schlafschalter des Gehirns gleichsam ins Abseits gedrängt wurde.

Das Gegenteil von Erregung ist Entspannung, eine Aktivität, die der moderne Mensch in seinem Tagesablauf allenfalls am Rand zulässt. Er entspannt sich, wenn die Arbeit ihm Zeit dazu lässt, anstatt das Sich-Entspannen zu einer vorrangigen Aktivität zu machen. Benötigt wird ein neues Modell, wie ein hochfunktionales Gehirn arbeiten sollte. Was kann man tun, um der Tendenz entgegenzuwirken, eine immer weiter gehende Reizsteigerung anzustreben und sich zugleich die Möglichkeit zur Entspannung zu versagen?

Das überzeugendste Modell für ein vollständig integriertes Gehirn hat der in Harvard ausgebildete und heute an der medizinischen Fakultät der University of California, Los Angeles, lehrende Psychiater Dr. Daniel J. Siegel dargelegt, der mit seinen Studien zur Neurobiologie der menschlichen Stimmungen und Geisteszustände Karriere gemacht hat. In unserem Buch *Super-Brain* haben wir Siegels grundlegender Einsicht, dass das Gehirn im Lauf des Tages einen kompletten Speiseplan von Aktivitäten braucht, von Herzen beigepflichtet. Eine umfassende Erörterung dieser Thematik können Sie bitte dort nachlesen.[13] Hier wollen wir Ihr Augenmerk auf eine kleine Auswahl mit lediglich drei der sieben bei Siegel auf dem Speiseplan zu findenden Gänge richten – auf drei Gänge, an denen es im Leben allzu vieler Menschen mangelt: Zeit für die Wendung nach innen, Zeit zum Abschalten und Entspannen, Zeit für Spiel und Kreativität.

Im Abschnitt über Meditation haben wir darauf hingewiesen, wie wichtig es ist, diese »Wendung nach innen« jeden Tag zu vollziehen. Wie schon der Ausdruck besagt, ist das die Zeit, in sich zu gehen und den Geist in all seiner Gelassenheit und seinem Frieden, aber auch in all seiner Tiefe zu erleben. »Zeit zum Abschalten und Entspannen« verbringt man, indem man nicht an die Arbeit und an Verpflichtungen denkt, sondern für ein Weilchen einfach rumhängt. Im Gras auf dem Rücken liegen und den Wolken zuschauen, das ist ideal dafür. »Zeit für Spiel und Kreativität« bedarf keiner Erläuterung. Aber wie viele von uns nehmen sich jeden Tag die Zeit, neckisch und verspielt zu sein, zu lachen und Spaß zu haben? Siegels Forschungsarbeit macht deutlich, dass eine enorme Heilwirkung davon ausgeht, wenn ein Patient, der sich in Psychotherapie begeben möchte, seinen Alltag mit diesen Gehirnaktivitäten, denen vielfach keine Beachtung geschenkt wird, bereichert. Weil es an bestimmten Aktivitäten mangelt, die für ein erfülltes und erfüllendes Leben – einschließlich normaler Stimmungen und Emotionen – unverzichtbar sind, funktioniert das Gehirn der Betreffenden nur unvollständig.

Bis Überreizung mit epigenetischen Veränderungen und Entzündung einhergeht, ist es lediglich eine Frage der Zeit. Werfen Sie, anstatt abzuwarten, bis die Wissenschaften hier auf der Höhe der Tatsachen angelangt sind, einen Blick auf Ihren Alltag. Wenn Sie gegen Ende des Tages erschöpft sind, wenn Sie sich abgehetzt fühlen, ohne Zeit zum Entspannen, wenn Sie nicht lachen, es Ihnen keine Freude bereitet, einfach hier zu sein, sind dies Signale, denen Sie Beachtung schenken sollten. Der Schlaf wahrt seine Geheimnisse. Aber wie wertvoll es ist, sich zu entspannen, und wie riskant, sich übermäßig vielen Reizen auszusetzen, liegt klar auf der Hand. Wenn Sie dafür sorgen, dass die Waage sich zur Seite der Entspannung hin neigt, wird das Gehirn in einen natürlichen Gleichgewichtszustand zurückkehren, und die Resultate werden unweigerlich dazu führen, dass Sie besser schlafen.

EMOTIONEN:
WIE MAN GRÖSSERE
ERFÜLLUNG FINDET

Emotionen sind ein weites Feld. *Eine* Aussage gilt freilich für jeden von uns: Kein anderer emotionaler Zustand ist so erstrebenswert wie der, glücklich zu sein. Zwar ist Glück ein Geisteszustand, aber unsere Stimmung übt auf den Körper einen tiefgreifenden Einfluss aus. Chemische Botschaften setzen jede Zelle darüber in Kenntnis, wie Sie sich fühlen. Auf die ihr eigene Art kann eine Zelle glücklich oder traurig, aufgewühlt oder zufrieden, fröhlich oder verzweifelt sein. Das Super-Genom bestätigt diese Tatsache zur Genüge. Sollte sich Ihnen jemals vor Angst der Magen zusammengekrampft haben, dann hat das »Magenhirn« Ihre Emotionen belauscht. Und werden in einer Familie gleich mehrere Generationen von Depressionen geplagt, dann spielen möglicherweise epigenetische Markierungen eine entscheidende Rolle. Die meisten Umfragen ergeben, dass sich rund 80 Prozent der Menschen als glücklich bezeichnen. Zugleich geht es jedoch, das zeigt eine andere Untersuchung, bestenfalls circa 30 Prozent der Menschen tatsächlich gut, während der Anteil von Depressionen, Angststörungen und Stress weiter zunimmt.

Es ist hochgradig unwahrscheinlich, dass man jemals ein »Glücks-Gen« entdecken wird. Bei komplexen Erkrankungen wie Krebs, so erklärt uns die neue Genetik, sind wahrscheinlich Hunderte verschiedene Gene mit im Spiel. Und an Komplexität übertreffen Emotionen jede Erkrankung.

Aber wir brauchen das Glücks-Gen gar nicht zu entdecken. Stattdessen sollten wir das Super-Genom mit möglichst vielen positiven Eingangssignalen versorgen und darauf vertrauen, dass es positive Ausgangssignale hervorbringt. Die Wissenschaft wird womöglich Jahrzehnte brauchen, um das komplexe Beziehungsgeflecht der Glück bewirkenden Genaktivität zu entschlüsseln. Inzwischen verknüpft das Super-Genom all die Eingangssignale miteinander, mit denen das Leben uns in Berührung bringt.

Denjenigen Eingangssignalen, die eine positive Genaktivität in Gang setzen, wollen wir jene gegenüberstellen, die eine schädliche Wirkung ausüben. Auf beiden Listen finden Sie Punkte, mit denen Sie inzwischen ziemlich gut vertraut sind. Aber die Zusammenfassung verschafft Ihnen einen besseren Überblick.

POSITIVE EINGANGSSIGNALE FÜR DAS SUPER-GENOM

Zwölf Dinge, durch die Glück gefestigt wird

Meditation
Liebe und Zuneigung
eine befriedigende Arbeit
kreative Ausdrucksmöglichkeiten
Hobbys
Erfolg
die Erfahrung von Wertschätzung
anderen von Nutzen sein
gesunde Nahrung, gesundes Wasser und gesunde Luft
langfristige Zielsetzungen
körperliche Fitness
ein geregelter, stressfreier Tagesablauf

Kaum vorstellbar, dass jemand, dessen Leben tagtäglich diese Dinge beinhaltet, nicht glücklich sein sollte. Aus dem gleichen Grund gilt es, diejenigen Dinge zu vermeiden, die das Super-Genom als negativ ansieht.

NEGATIVE EINGANGSSIGNALE FÜR DAS SUPER-GENOM

Vierzehn Dinge, durch die Glück beeinträchtigt wird

Stress
schädlich wirkende Beziehungen
eine langweilige, unbefriedigende Arbeit
unbeachtet bleiben und so behandelt werden, als sei es völlig selbstverständlich, dass man da ist
den ganzen Tag über permanent Ablenkungen ausgesetzt sein
mit einem sitzenden Lebensstil einhergehende Gepflogenheiten
negative Überzeugungen, Pessimismus
Alkohol, Tabak, Drogen
essen, wenn man schon satt ist
industriell hergestellte Nahrungsmittel und Fast Food
körperliche Erkrankungen, vor allem wenn sie Schmerzen bereiten
Angst und Besorgnis
Niedergeschlagenheit
unglückliche Freunde

Ständig wetteifern die beiden Seiten der menschlichen Erfahrung um unsere Aufmerksamkeit. Und zugegeben, die meisten Menschen können die von negativen Erfahrungen hinterlassenen Narben nur schwer heilen. Positive Eingangssignale beizusteuern ist hier sicher hilfreich. Als Erwachsener geliebt zu werden macht für jemanden, der als Kind ungeliebt war, einen gewaltigen Unterschied. Aber Glück wird sich niemals biotechnisch fabrizieren lassen. Bis wir zu Teil III des Buches kommen, der auf das Bewusstsein und das Genom eingeht, wird das Geheimnis der Emotionen ein Geheimnis bleiben. Jedenfalls sind alle Lebensstilentscheidungen, die wir Ihnen vorschlagen, es wert, dass Sie jede Anstrengung unternehmen. Das steht fest. Doch die Hinweise führen Sie noch weiter.

Die Entscheidungsoptionen lesen: Wie in jedem Abschnitt zu einem Aspekt unserer Lebensführung gliedert sich die Übersicht über die zur Wahl stehenden Entscheidungsmöglichkeiten in drei Teile – je nach Schwierigkeitsgrad der Entscheidung und abhängig davon, inwieweit bisher ihre Wirksamkeit nachgewiesen werden konnte.

Teil 1: leichte Entscheidungen
Teil 2: schwerere Entscheidungen
Teil 3: versuchsweise vorgenommene Entscheidungen

Sollte Ihre Erinnerung daran, was eigentlich die drei unterschiedlichen Entscheidungsniveaus kennzeichnet, eine kleine Auffrischung vertragen können, dann lesen Sie doch bitte noch einmal ein wenig im entsprechenden Abschnitt über die Ernährung auf S. 171 ff. Behalten Sie zugleich im Hinterkopf, dass jede Entscheidung, die Sie hier treffen, von Dauer sein soll.

Emotionen: Die Entscheidungsoptionen

Kreuzen Sie zwei bis fünf Punkte an, die Sie bezüglich der Emotionen ohne Weiteres an Ihrem jetzigen Lebensstil verändern können. Die schwereren Entscheidungen sollten erst folgen, nachdem Sie die leichten Entscheidungen vorgenommen haben.

TEIL 1: LEICHTE ENTSCHEIDUNGEN
- Schreiben Sie fünf konkrete Dinge auf, die Sie glücklich machen. Setzen Sie täglich eine dieser fünf Optionen bewusst in die Tat um.
- Bringen Sie jeden Tag für eine Sache Dankbarkeit zum Ausdruck.
- Bringen Sie jeden Tag einem Menschen gegenüber Wertschätzung zum Ausdruck.
- Verbringen Sie mehr Zeit mit Menschen, die glücklich sind, und weniger Zeit mit Menschen, die es nicht sind.
- Halten Sie sich bei den Mahlzeiten an den Grundsatz: »Nur gute Neuigkeiten!«
- Nehmen Sie sich, wenn Sie abends zu Bett gehen, einen Moment Zeit, um die positiven Dinge, die sich an dem Tag zugetragen haben, Revue passieren zu lassen.
- Vereinbaren Sie mit Ihrem/Ihrer (Ehe-)Partner/in einen kinderfreien Tag in der Woche.
- Tun Sie einmal in der Woche etwas, wodurch Sie einen Menschen für einen Moment glücklich machen.
- Lassen Sie sich für Ihre Freizeit etwas einfallen, seien Sie kreativ; beschränken Sie sich nicht aufs Fernsehen und aufs Surfen im Internet.

TEIL 2: SCHWERERE ENTSCHEIDUNGEN
- Fassen Sie ein langfristiges, Ihnen angemessenes Ziel ins Auge und versuchen Sie, es zu erreichen. Am besten eines, das Sie Ihr Leben lang anstreben (siehe S. 297 ff.).
- Finden Sie etwas, was Sie leidenschaftlich gern tun.
- Setzen Sie sich nicht so häufig den Hiobsbotschaften der Medien aus – begnügen Sie sich damit, bloß *eine*

Nachrichtensendung zu sehen oder bloß *eine* Onlinestory zu lesen.
- Greifen Sie jeden Tag auf die Liste mit den positiven und den negativen Eingangssignalen zurück (siehe S. 289 f.).
- Entfernen Sie sich, wann immer eine Situation Sie unglücklich macht, aus dieser Situation, sobald die Umstände es zulassen.
- Laden Sie Ihre Negativität nicht auf andere ab; versuchen Sie stattdessen, Verständnis aufzubringen und mitfühlend zu sein.
- Tun Sie einmal am Tag etwas, womit Sie einen Menschen für einen Moment glücklich machen.
- Lernen Sie, mit Negativität erst umzugehen, nachdem Sie sich beruhigt haben, nicht im Moment von Erregung oder Besorgnis.

TEIL 3: VERSUCHSWEISE VORGENOMMENE ENTSCHEIDUNGEN

- Schreiben Sie auf, was Sie persönlich sich unter einem höheren Leben vorstellen.
- Finden Sie heraus, welche kontraproduktive Gewohnheit Sie an sich haben, und entwickeln Sie schriftlich einen Plan, wie Sie diese überwinden wollen.
- Erkunden Sie, zu welchem Zeitpunkt in Ihrer Vergangenheit Sie am glücklichsten gewesen sind, und lernen Sie daraus.
- Nehmen Sie sich vor, Ihre emotionale Intelligenz zu erhöhen (siehe S. 306 ff.).

ERKLÄRUNGEN ZU DEN ENTSCHEIDUNGSOPTIONEN

Wohlbefinden hängt davon ab, dass man sich glücklich fühlt. Tatsächlich stellen die meisten Menschen diesen Zusammenhang jedoch nicht her. Stattdessen lassen Sie sich emotional treiben. Kürzlich hat eine Frau Ende der fünfzig bei Deepak Rat gesucht, die darauf bestand, ein Leben zu führen, in dem die Vermeidung von falschen Nahrungsmitteln ein ganz entscheidender Punkt war. Regelmäßig trieb sie Sport, hatte beruflich viel erreicht, besaß eine eigene Firma und liebte die Arbeit, die sie machte. Warum also wurde sie von Schmerzen geplagt, litt unter chronischen Schlafstörungen und Erschöpfung und befand sich die ganze Zeit in einer etwas bedrückten Stimmung?

Punkt für Punkt alle Einzelheiten ihrer Lebensweise aufzulisten dauerte eine halbe Stunde, dann stellte Deepak eine einfache Frage, die sich um die Schlafstörungen der Frau drehte. Denn offenkundig waren fast all ihre Probleme darauf zurückzuführen, dass sie nachts lediglich sechs Stunden schlief.

»Was haben Sie unternommen, damit Sie besser schlafen können?«, wollte er wissen.

»Eigentlich nichts«, antwortete sie. Die Frau hatte bereits verraten, dass ihr Ehemann schnarchte, der Hund bei Tagesanbruch auf ihr Bett sprang und sie schon beim geringsten Geräusch, das sie von draußen vernahm, wach wurde. Deepak wies sie auf ein paar simple Gegenmaßnahmen hin, doch sie hörte ihm kaum zu.

»Einen Augenblick«, sagte Deepak. »Glauben Sie, es ist wichtig, dass Sie auf sich selbst achtgeben?«

Sie ließ den Kopf hängen: »Darin bin ich nicht gut, ich weiß.«

»Aber bei so vielen Dingen, beispielsweise bei Ihrer Ernährung, sind Sie äußerst gewissenhaft.«

Nun blickte sie noch schuldbewusster drein. »Das tue ich für meine Familie. Ohne mich würden sie überhaupt nichts essen.«

Nun war klar, wie die Dinge lagen. Sie war ein Mensch, der sich mit dem Wohlergehen aller anderen belastete, nur nicht die Verantwortung für das eigene übernahm. Ihre persönliche Glücksvorstellung war mit Selbstaufopferung verknüpft. Bloß hatte sie es damit übertrieben, das war das Problem. Darüber hatte sie sich selbst vergessen und war bereit, jede erdenkliche Belastung auf sich zu nehmen, da dies ihrer Vorstellung von einer guten Ehefrau und Mutter entsprach.

Die kurzfristige Lösung war, sie dazu zu bringen, dass sie etwas unternahm, um nachts besser schlafen zu können. Die langfristige Lösung bereitete allerdings mehr Schwierigkeiten. Denn sie musste sich gewissermaßen selbst umschulen – musste selbst wieder daran glauben, dass das eigene Glück eine wichtige Rolle spielt. Sie hatte sich emotional treiben lassen. Infolgedessen war keine Verbindung zu einem Zustand wirklichen Wohlbefindens vorhanden. Das untergrub ihre gute Ehe und den großen beruflichen Erfolg, ebenso all die Schritte zu einer positiven Lebensführung, denen sie solch große Bedeutung beimaß.

Wir alle finden uns im Leben mit beträchtlichem Schmerz ab, ohne dass wir versuchen, Veränderungen vorzunehmen. Deshalb geht es hier bei unseren einfachen Entscheidungen darum, Ihre Aufmerksamkeit auf das zu richten, was Sie glücklich macht, und wirklich jeden Tag über Einzelheiten nachzudenken. Beispielsweise müssen Sie erleben, wie es sich anfühlt, einen Menschen wertzuschätzen. Wertschätzung ist, so wie Liebe, nichts Theoretisches. Im Gehirn muss die tatsächliche Empfindung verzeichnet werden, und sobald das geschieht, hat die Geist-Körper-Rückkopplungsschleife etwas Reales zu verarbeiten.

Wenn Sie sich am Abend einen Augenblick Zeit nehmen, die positiven Dinge, die Ihnen im Lauf des Tages widerfahren sind, Revue passieren zu lassen, bekräftigen und verstärken Sie jede positive Erfahrung. Sich bewusst daran zu erinnern ist gleichbedeutend mit einer Umschulung Ihres Gehirns.

Eine Art Filterungsprozess findet statt: Sie wählen lediglich diejenigen Dinge aus, die Sie verstärken wollen, während Sie die banalen, belanglosen und negativen Dinge herausfiltern. Sobald Ihnen das zur Gewohnheit wird, werden Sie in Ihrer persönlichen Erfahrung einen wirklichen Wandel durchlaufen. Sie werden erstaunt sein, wie viel Sie bisher übersehen oder als selbstverständlich hingenommen haben. Das Leben ist nicht von sich aus gut. Dazu ist es schon notwendig, dass Sie auf das Leben als etwas Gutes reagieren.

Bei den schwereren Entscheidungen ersuchen wir Sie, tiefer in das einzutauchen, was Sie innerlich glücklich macht. Auf uns alle geht ein mediales Trommelfeuer nieder. Es soll uns davon überzeugen, dass Konsum uns glücklich macht. Hingegen erhalten wir nur wenige Botschaften, die in die richtige Richtung weisen, indem sie uns vor Augen führen, dass Glück ein innerer Zustand ist. Auch aus diesem Grund müssen wir unbedingt bewusste Entscheidungen treffen – niemand wird das an Ihrer Stelle tun. Nur Sie allein können sich den Nachrichten entziehen, die rund um die Uhr verbreitet werden und uns mit Negativität überfluten. Nur Sie können etwas finden, wofür Sie sich begeistern.

Unbewusst haben Sie Ihren Geist mit den jahrein, jahraus gemachten Erfahrungen vollgestopft, die in Ihnen Erinnerungen von Tragödien, Katastrophen, Enttäuschungen und Frustrationen hinterlassen. In der vedischen Überlieferung (Indiens uralter Weisheitstradition) verbleiben solche Erinnerungen im *Chit Akasha* (wörtlich »Bewusstseinsraum«). Zugleich errichtet man in seinem *Chit* (Bewusstsein) ein Selbst. Aber in diesem Bewusstsein gibt es kein eigenes Fach für Gedanken, Erinnerungen und Erfahrungen, die objektiv, unpersönlich und darum ohne ein Selbst sind. Wie bei einer Sanddüne, auf der sich Milliarden von Sandkörnern ansammeln, haben die Winde Ihres Lebens im *Chit Akasha* Erfahrungsbruchstücke hinterlassen, und dort sind sie dann zu einem Teil von Ihnen geworden. Einer Sanddüne bleibt nichts anderes übrig, als passiv eine Ansammlung von all den umherfliegenden Bruchstückchen zu sein, die in ihre Richtung geweht werden. Hingegen können Sie sich entscheiden, sich Erfahrungen, die gleichbedeutend mit einem negativen Eingangssignal sind, nicht aussetzen zu wollen. Gehen Sie an dieser Stelle bitte zur Liste auf S. 290 zurück.

Erstrebenswerte Ziele: Die für den Alltag wahrscheinlich wertvollste Option unter den hier angebotenen Entscheidungsmöglichkeiten ist die Empfehlung, die Liste mit den positiven und negativen Eingangssignalen zurate zu ziehen. Indem Sie sich immer wieder in Erinnerung rufen, das Positive zu verstärken und das Negative auf ein möglichst geringes Maß zu reduzieren, können Sie viel bewirken. Wir legen allerdings großen Wert auf ein lebenslanges Glücklichsein. Dieses aber hängt vor allem davon ab, dass man sich ein erstrebenswertes Ziel setzt, das man schließlich irgendwann im Lauf der Zeit erreichen kann. Flüchtige Freuden haben nicht annähernd die gleiche Wirkung wie ein Ziel, das Sie nur erreichen können, indem Sie sich jahrelang darum bemühen und dabei Ihrem Dasein mit jedem Schritt mehr Bedeutung und Sinnhaftigkeit verleihen.

Worin wird Ihr erstrebenswertes Ziel bestehen? Das ist eine ganz besondere Entscheidung von großer Tragweite. Ein Kind großzuziehen, sodass es als Erwachsener ein erfülltes Leben führen kann, oder ein leidenschaftliches Engagement für eine karitative Arbeit zu entwickeln, verschafft manchen Menschen eine tiefe Befriedigung. Man kann ausgesprochen hochgesteckte Ziele haben, beispielsweise einen höheren Bewusstseinszustand erreichen zu wollen, oder ganz praktische, etwa ein familiengeführtes Unternehmen aufzubauen. Sie brauchen sich keineswegs ein für alle Mal zu entscheiden. Ihr Ziel kann sich und es sollte sich weiterentwickeln. Um ein Ziel zu finden, das einen lange Zeit trägt, kommt es darauf an, selbstgewahr zu sein. Das ist der springende Punkt. Dauerhaftes Glück hängt davon ab, dass Sie wissen, wer Sie sind und wozu Sie hier sind.

Niemand vermag alles zu sein. In Indien wird die Bestrebung, die Ihnen wirkliches Wohlergehen ermöglicht, Dharma genannt. Dharma ist von einem Wortstamm hergeleitet, der »halten« oder »hochhalten« bedeutet. Sind Sie in Ihrem Dharma, dann wird, so glaubt man, das Universum Sie halten. Aber jede/r von uns muss diese Theorie selbst auf die Probe stellen. Die Menschen unserer Zeit befinden sich in der glücklichen Lage, ihren eigenen Dharma finden zu können. In der indischen Tradition beschränkte die Entscheidung sich im Grunde auf die Arbeit, die Ihr Vater und Ihre Mutter verrichteten. Aber das Prinzip bleibt dasselbe: Suchen Sie innere Erfüllung, und Ihnen wird der Weg geebnet werden. Das Gegenteil bestünde darin, so wenig Wert auf unser Glück zu legen, dass man sich für mangelnde Erfüllung entscheidet. Niemand, der sich dafür entscheidet, darf indes erwarten, dass ihm vom Leben große Unterstützung zuteil wird. Unzufriedenheit zieht wie ein Magnet nur noch mehr Unzufriedenheit an.

Dharma kann in kleinere Bestandteile untergliedert werden. Das wollen wir nun tun. Denken Sie bitte über Ihr erstrebenswertes Ziel nach. Für Deepak besteht es im *Dienen*. Darin können Sie einen Sammelbegriff sehen, ein Stichwort, unter dem zahlreiche kleinere, spezifischere Dinge zusammengefasst werden – zum Beispiel freiwillig seine Zeit zur Verfügung stellen, an das denken, was andere benötigen, sich in eines anderen Menschen Probleme hineinversetzen, selbstlos handeln, und so weiter. Rudys Sammelbegriff lautet *positive Transformation*: Rudy möchte, dass dieser Planet, wenn er ihn eines Tages verlässt, gesünder und glücklicher sein wird, als er ihn vorgefunden hat.

Sie können sich Ihren eigenen Sammelbegriff suchen. Zu den Möglichkeiten, die Sie vielleicht inspirierend finden, zählen unter anderem die folgenden:

Liebe und Mitgefühl für alle
Frieden bringen und Gewalt vermindern
die Bildung verbessern
nach Kreativität streben
die Schwachen und Besitzlosen schützen
Kultur und Tradition fördern
einen mit diesen Dingen gesegneten Bereich erforschen
anderen von Nutzen sein, ohne ein Vorurteil gegen irgendjemanden zu haben

Die meisten Menschen können innerhalb dieser Kategorien ein erstrebenswertes Ziel finden. Suchen Sie sich ein Ziel, ohne sich den Kopf darüber zu zerbrechen, dass es dauerhaft sein soll. Sitzen Sie still da und gehen Sie in die eigene Mitte hinein. Atmen Sie tief ein, atmen Sie aus. Atmen Sie erneut tief ein, und ausatmen. Nun ein drittes Mal einatmen, ausatmen.

Lassen Sie sich in diesem gelassenen, ausgeglichenen Zustand das Ziel, das Sie erreichen möchten, durch den Sinn gehen. Nehmen wir einmal an, Sie wollen anderen von Nutzen sein. Dann stellen Sie sich bitte folgende Fragen:

Lebe ich meine Zielsetzung schon, auch wenn sie nur einen Teil meiner Zeit in Anspruch nimmt?
Ist mir diese Aktivität wirklich angenehm?
Fällt sie mir leicht und liegt sie in meiner Natur?
Verschafft sie mir eher Energie, als mir Energie zu entziehen?
Gibt sie mir mehr das Gefühl, der Mensch zu sein, der ich sein möchte?

Bin ich in der richtigen Situation, um mein Ziel verfolgen zu können?
Habe ich den Eindruck, dass diese Aktivität mich wachsen lässt?

Diese sieben Fragen sind entscheidend dafür, dass Sie Ihren Weg zu größtem Glück finden, zu Ihrem Dharma. Können Sie sie mit Ja beantworten, dann sind Sie voll und ganz in Ihrer Erfolgsspur. Weitere Dinge wollen noch gelernt und weitere Fertigkeiten perfektioniert werden, dennoch haben Sie bereits etwas von unschätzbarem Wert getan: Sie haben den Erfolg zu einer lebendigen Wirklichkeit gemacht, zu einer Aktivität, die ermöglichen wird, dass es Ihnen heute und morgen, und nicht eines fernen Tages in der Zukunft, richtig gut geht.

DIE WISSENSCHAFTLICHE GRUNDLAGE FÜR DIE VERÄNDERUNGEN

Die neue Genetik tritt zu einem günstigen Zeitpunkt auf den Plan, denn aus einer psychologischen Perspektive steht das Glück am Scheideweg. Als Wissenschaft haben die Psychologie und die Psychiatrie den Großteil ihrer Geschichte damit verbracht, seelische Störungen beziehungsweise Erkrankungen zu heilen – mit anderen Worten, das Unglücklichsein zu kurieren. Mittlerweile haben allerdings die meisten Menschen von der Fachrichtung »positive Psychologie« gehört – eine ziemlich optimistisch klingende Bezeichnung. Einige der meistpublizierten Untersuchungsergebnisse der positiven Psychologie sind in Wahrheit freilich pessimistisch. Darunter die folgenden:

- Menschen können selbst schlecht voraussehen, was sie wirklich glücklich machen wird. Wenn sie schließlich mehr Geld verdienen, ein größeres Haus, eine/n neue/n

Ehefrau/Ehemann oder eine bessere Beschäftigung haben, sind sie längst nicht so glücklich, wie sie sein wollten.
- Glück kommt eher zufällig und nur für kurze Zeit zustande. Aus heiterem Himmel stellt sich eine Erfahrung ein, die uns für eine Weile glücklich macht, nur um sich dann zu verflüchtigen oder sich eintönig und langweilig anzufühlen.
- Dauerhaftes Glück ist ein Fantasieprodukt. Wenn Sie sehr gut dran sind und in Ihrem Leben praktisch alles nach Wunsch läuft, werden Sie vielleicht eine Art stabile Zufriedenheit erlangen, jedoch beileibe nicht die ganze Zeit über glücklich sein.
- In uns ist ein Sollwert für Glück angelegt, den wir allenfalls vorübergehend verändern können. Nach jeder starken Erfahrung, sei sie positiv oder negativ, kehren wir innerhalb von sechs Monaten zu unserem Sollwert zurück. Versuche, ihn dauerhaft zu verändern, werden sich höchstwahrscheinlich als nutzlos erweisen.

Entmutigende Befunde! Glücklicherweise haben sie alle jedoch nur provisorischen Charakter. Die menschliche Natur ist zu komplex, als dass sie sich auf ein paar verbindliche Prinzipien zurückführen ließe. Immerhin betrachtet die positive Psychologie, diese Seite an ihr stimmt versöhnlich, Glück als ein normales Ziel. Wie man es erreicht, können wir lernen. Ungeachtet des persönlichen emotionalen Sollwerts, der Sie wieder in Ihren Normalzustand des Glücklich- oder Unglücklichseins zurückversetzt, hängt das Glück eines Menschen Schätzungen zufolge zu etwa 40 Prozent von den Entscheidungen ab, die er trifft.

Diese Zahl ist aus unserer Sicht zu niedrig gegriffen, weil sie die neuen Erkenntnisse der Epigenetik nicht mit einbezieht und auch nicht berücksichtigt, wie Erfahrung sich in

Form von Markierungen in unseren Genen manifestiert – gar nicht davon zu reden, wie das Epigenom unserer Eltern und Großeltern sich auf uns auswirkt. Und erst recht fehlt ein Verständnis, in welcher Beziehung das Mikrobiom zum Glück steht. Zumindest aber wissen wir, dass das »Bauchhirn« permanent enorm viele Eingangssignale an das eigentliche Gehirn schickt.

Wie durch Stress epigenetische Modifikationen mit nachteiligen Auswirkungen herbeigeführt werden können, haben wir dargelegt. Angst kann am Genom ebenfalls epigenetische Modifikationen hervorrufen. Eine hochgradige Angstreaktion, manchmal von lähmender Wirkung, tritt ein, wenn jemand an einer Phobie leidet. Was dabei den Panikzustand auslöst – Spinnen, luftige Höhen, freie öffentliche Plätze, die Zahl dreizehn – spielt im Grunde keine Rolle. Erst durch die Reaktion des Gehirns entsteht die Phobie. Neuere Studien lassen darauf schließen, dass man die phobische Reaktion auf der Ebene der Genaktivitäten angehen kann. Australische Forscher haben ausfindig gemacht, welche Säugetiergene bei dem Gefühl überwältigender Angst modifiziert werden. Nicht viel anders als bei verzwickten Erkrankungen wie Krebs ergibt sich ein komplexes Bild. Bei Ratten durchlaufen in Reaktion auf Angst auslösende Umstände nahezu drei Dutzend verschiedene Gene epigenetische Modifikationen. Als Resultat dieser und vergleichbarer Studien haben wir nun eine gute Vorstellung davon, welche Gene beim Menschen die Angstreaktion steuern. Können ebendiese Gene zum Ziel therapeutischer Maßnahmen werden, um Phobien zu lindern? Das wird die Zukunft erweisen.

Auf der anderen Seite der Medaille können positive Emotionen, insbesondere Liebe, ebenfalls die Genaktivität verändern. Im Tierreich gehen zahlreiche Spezies eine lebenslange Paarbeziehung ein, zum Beispiel Wölfe, Weißkopfseeadler, Franzosen-Kaiserfische und sogar parasitäre Darmwürmer. Eines dieser Geschöpfe ist auch die winzige Präriewühlmaus. Bei der Paarung von Präriewühlmäusen, fanden die Wissenschaftler heraus, verändern sich die Genaktivitäten so, dass ein monogames Verhalten ausgelöst wird.

Bei Spezies, die monogames Verhalten bevorzugen, uns Menschen inbegriffen, bauen sich die Paare wahrscheinlich gemeinsam ein Zuhause und teilen sich die elterliche Verantwortung. Eine spezielle neurochemische Substanz namens Oxytocin (volkstümlich gern als »Liebeshormon« bezeichnet) hängt mit dem Zustandekommen von Monogamie zusammen. Wenn sich Präriewühlmäuse paaren, so wurde deutlich, wird bei ihnen die Aktivität desjenigen Gens hinaufgeregelt, das im Gehirn ein Protein produziert, das sich in die Oberfläche der Nervenzelle eingliedert und als Oxytocin-Rezeptor fungiert. Solche Rezeptoren verbinden sich mit neurochemischen Substanzen, die dadurch ihre Wirkung auf die Zelle ausüben können. Mit anderen Worten: Selbst wenn nicht mehr Oxytocin vorhanden oder es sogar in geringerem Maß verfügbar ist, übt das Oxytocin jetzt, da mehr Rezeptoren existieren, die mit ihm eine Bindung eingehen können, mit höherer Wahrscheinlichkeit eine Wirkung auf die Schaltkreise der Nervenzellen aus.

Der Begattungsakt der Präriewühlmäuse erzielt derartige Veränderungen durch eine modifizierte Genaktivität. Weitere Studien haben gezeigt, dass beim Verhalten der männlichen Präriewühlmäuse die Epigenetik mit im Spiel ist. Um zusätzliche Rezeptoren entstehen zu lassen, werden, so ging aus diesen Studien hervor, Gene für den Oxytocin-Rezeptor wie auch für den Rezeptor einer weiteren neurochemischen Substanz namens Vasopressin eingeschaltet. Von Vasopressin weiß man, dass es die männlichen Wühlmäuse veranlasst, mehr Zeit mit ihrer Lebensgefährtin zu verbringen und sie aggressiver vor männlichen Artgenossen zu schützen. Wurden die gleichen Gene jedoch durch pharmazeutische Wirkstoffe künstlich hinaufgeregelt, dann durchliefen die Wühlmäuse weder diese genetischen Veränderungen, noch wurden sie monogam. Auf künstlichem Weg waren die erwünschten Resultate nur zu erreichen, wenn man das Männchen und das Weibchen sechs Stunden lang im selben Käfig verbringen ließ, bevor der pharmazeutische Wirkstoff verabreicht wurde. Die Konsequenzen aus dieser Studie sind von weitreichender Bedeutung: Die Hirnchemie darf nicht als eine Art Einbahnstraße betrachtet werden, wo dann ein Hormon wie Oxytocin das Verhalten diktiert. Vielmehr bleibt, wie sich herausstellt, die Hirnchemie darauf angewiesen, dass zugleich das richtige Verhalten vorhanden ist.

Tiere gehen Bindungen ein, während Menschen lieben. Spielt in beiden Fällen, so unterschiedlich das jeweilige Verhalten ist, das Epigenom eine entscheidende Rolle? Bei den Präriewühlmäusen wurde das Oxytocin-Rezeptor-Gen dadurch hinaufgeregelt, dass die Methylmarkierungen von dem Gen entfernt wurden. Das bewirkt den Wunsch nach Monogamie, und bei uns Menschen verbinden die Endokrinologen diesen Vorgang – die Entfernung der Methylmarkierungen vom Oxytocin-Rezeptor-Gen – mit Gefühlen der Liebe zwischen einer Mutter und ihrem neugeborenen Baby. Ganz in Gegensatz dazu gehen Oxytocin-Rezeptor-Gene mit zu vielen Methylmarkierungen, die das Gen ausschalten, mit Autismus einher. (Darüber hinaus sind auch spezielle Mutationen in dem Oxytocin-Rezeptor-Gen mit Autismus in Zusammenhang gebracht worden.) Alles in allem hat die Epigenetik einen weitreichenden Einfluss auf den Oxytocin-Rezeptor. Und sofern die Präriewühlmaus uns als Anhaltspunkt für das menschliche Verhalten dienen darf, verhilft Oxytocin uns Menschen zu Monogamie.

Beim Menschen kann eine lebenslange Paarverbindung selbstverständlich nicht genetisch durch den Liebesakt herbeigeführt werden. Aber gibt es auf der genetischen Ebene eine Bindung? Möglicherweise hat das, wie bei den Wühlmäusen, zur Voraussetzung, dass man einander zunächst einmal kennenlernt. Viele Neurowissenschaftler lassen bereits gelten, dass Oxytocin und Vasopressin für eine menschliche Partnerbindung und die Empfindung von Liebe notwendig sind. Bestimmte neurochemische Substanzen stimulieren Bereiche im Gehirn, die dazu dienen, dass wir als Belohnung Lust empfinden, wodurch der Wunsch nach weiterer Belohnung entsteht. Eine wichtige Rolle spielt dieser Zusammenhang bei der Wirkung von Kokain, das die Dopamin-Rezeptoren stimuliert und so potenziell zu einer Kokainsucht führt.

Manche Menschen sagen von sich selbst, sie seien liebessüchtig. Von der unmittelbaren chemischen Wirkung des Oxytocin einmal abgesehen, kann Liebe, da durch das Oxytocin-Belohnungszentrum angenehme Empfindungen in Erinnerung gerufen und gewünscht werden, tatsächlich zu einer Sucht werden.

Lust in all ihren Formen kann aber nicht mit Glück gleichgesetzt werden. Wenn Sie einem hungrigen Tier Futter vorsetzen, wird es fressen; und in einer Darstellung des Gehirns mit bildgebenden Verfahren (Gehirn-Scan) wird zu sehen sein, dass das Lustzentrum im Gehirn des Tiers aktiviert wurde. Beim Menschen verkomplizieren emotionale Reaktionen die ganze Angelegenheit. Wenn schlecht gelaunte Zweijährige nicht essen wollen, können sie sich darin als ausgesprochen stur erweisen. Im Restaurant sind manche Menschen, was die Zusammenstellung des Essens anbelangt, überaus wählerisch. Und je nach Stimmung können wir aufgrund von Trauer, innerer Unruhe, Wut, Besorgnis oder Frustration die Nahrungsaufnahme verweigern.

Die Reaktionen eines Menschen hängen zwar von chemischen Botschaften ab, von diesen gibt es aber derart viele, dass niemand eine einfache chemische Glücksformel gefunden hat. Als einzige Geschöpfe antworten wir Menschen auf Reiz X mit jeder nur erdenklichen Reaktion. Die Hirnchemie steht im Dienst des Geistes, nicht umgekehrt.

DIE UMSETZUNG DER WISSENSCHAFTLICHEN ERKENNTNISSE MÖGLICH MACHEN

Für die Genforschung ist Glück ein ganz neuer Themenbereich, und aus ethischen Gründen dürfen menschliche Versuchspersonen einer Belastung durch extreme emotionale Zustände nicht ausgesetzt werden. Die von uns vorgeschlagenen Entscheidungsoptionen basieren auf den nach heutigem Stand besten wissenschaftlichen Erkenntnissen. Positive Eingangssignale in unser Leben zu bringen ist ein wichtiger Schritt. Außerdem werden Sie, glücklicherweise, wenn Sie all die anderen Lebensstilentscheidungen in Angriff nehmen, mit hoher Wahrscheinlichkeit einen Stimmungsaufschwung erleben. Falls eine Lebensstilveränderung es nicht mit sich bringt, dass Sie sich glücklicher fühlen, wird sie ohnehin nicht lange Bestand haben.

Damit sind wir allerdings wieder zurück beim Geheimnis der Emotionen und der Tatsache, dass es uns Menschen, um glücklich zu sein, im Unterschied zu den Tieren nicht genügt, Lust zu empfinden. Was aber genügt uns? Vor zwanzig Jahren stand eine neu entdeckte Art von Intelligenz hoch im Kurs, die nicht am IQ (dem Intelligenzquotienten), sondern am EQ (dem emotionalen Intelligenzquotienten) gemessen wurde. Der IQ eines Menschen, das war die entscheidende Erkenntnis, besagt nichts über seine Fähigkeit, mit Emotionen intelligent umzugehen. Obgleich in der Folge einige Bücher erschienen, darunter mehrere Bestseller, in denen die Bedeutung der emotionalen Intelligenz hervorgehoben wurde, existiert für diese bis heute kein anerkannter Standard. Als derjenige Test für emotionale Intelligenz, der noch die größte allgemeine Akzeptanz genießt, mit 111 Führungskräften aus der Wirtschaft durchgeführt wurde, stimmte das Testergebnis überhaupt nicht mit der Einschätzung der Testpersonen durch ihre Angestellten überein. Der Zusammenhang zwischen dem EQ und außergewöhnlichen Führungsqualitäten – beziehungsweise außergewöhnlichen Fähigkeiten in jedem Bereich – ist also nach wie vor völlig ungeklärt.

Viel mehr spricht aus unserer Sicht für eine Korrelation zwischen emotionaler Intelligenz und Glück. Betrachten Sie einmal die folgenden wünschenswerten emotionalen Merkmale:

Sieben Vorzüge von Menschen mit hohem EQ

1. Sie haben ihre Impulse gut unter Kontrolle.
2. Belohnungsaufschub ist ihnen recht.
3. Sie können erkennen, wie jemand anderem zumute ist.
4. Für die eigenen Emotionen sind sie offen.
5. Sie wissen, wie Emotionen funktionieren und wohin jede von ihnen führt.
6. Sie können sich durchs Leben fühlen, anstatt sich durchs Leben zu denken.
7. Sie werden ihren Bedürfnissen gerecht, indem sie zu jemandem in Verbindung treten, der sie tatsächlich erfüllen kann.

All diese Charaktermerkmale würden Sie in die Lage versetzen, eigene Erfahrungen auf eine beglückendere Art und Weise zu verarbeiten. Und genau darauf – wie die Erfahrungen verarbeitet werden – kommt es an. Was auch immer geschieht, ob sich Nachwuchs ankündigt, Sie im Lotto gewinnen oder in ein neues Zuhause ziehen, alles können Sie so verarbeiten, dass es zur Quelle von Glück oder von Unglück wird. Menschliche Emotionen halten sich an keine Regeln. Darum sind sie ebenso kreativ wie unvorhersehbar. In jedem Einzelnen von uns aber muss eine Möglichkeit vorhanden sein, eine angenehme und ungezwungene Beziehung zu dem herzustellen, was wir empfinden. Darin besteht aus unserer Sicht der große Nutzen der emotionalen Intelligenz.

Sehen wir mal, wie jeder der sieben wünschenswerten Charakterzüge in Ihrem Leben zum Tragen kommen könnte.

1. Impulskontrolle

Würden die Menschen nicht ihren Impulsen folgen, hätte die Konsumgesellschaft von einem Tag auf den anderen ausgedient. Gedankenlose Entscheidungen haben uns dazu gebracht, bei McDonald's Halt zu machen, anstatt daheim eine selbst zubereitete Mahlzeit zu essen, von der wir im Voraus wissen, dass sie zufriedenstellender und gesünder ist. Impulsen folgend essen und trinken wir zu viel und geben wir zu viel Geld aus. Wie alles andere, was Sie dem Gehirn antrainieren, wird Impulsivität zur Gewohnheit. Ist sie erst einmal fest verankert, lässt sie sich nur noch sehr schwer wieder auflösen.

Ausgangspunkt solch impulsiven Verhaltens ist mangelnde Kontrolle. Die meisten impulsiven Ausrutscher sind harmlos – schließlich verlieren wir alle hin und wieder gern mal die Kontrolle. Doch abgesehen davon bedeutet Kontrollverlust, dass Ihre Impulse Sie beherrschen. Aus der Vergangenheit haben Sie nur dann wirklich Ihre Lehren gezogen, wenn Sie diese in der nächsten Situation, in der Sie einen unwiderstehlichen Drang verspüren, in die Tat umsetzen. Bei Menschen mit einem hohen EQ läuft es genau anders herum. Sie lernen aus der Vergangenheit, und vor allem lernen sie, dass impulsives Verhalten in den meisten Fällen kontraproduktiv ist.

Tatsächlich *fühlen* sie diese Lektion. Bei ihnen wird die Erinnerung nicht mit einem Mal merkwürdig lückenhaft, wenn es darum geht, wie es sich anfühlt, nach überreichlichem Alkoholgenuss einen Kater zu haben oder nach dem Essen völlig vollgestopft zu sein; oder festzustellen, dass der Kauf einer Ferienwohnung auf Timesharing-Basis bloß darauf hinauslief, das Geld quasi zum Fenster rauszuschmeißen. Diese Menschen sind in der Tat stolz auf das, was die meisten anderen zu vermeiden suchen – eine emotionale Erinnerung zu haben. Im Gedächtnis impulsiver Menschen hat sich eine Vielzahl schauderhafter Entscheidungen angesammelt, die sie am liebsten vergessen möchten. Im Gedächtnis von Menschen mit hohem EQ findet sich eine Fülle von guten Entscheidungen, die sie in der nächsten guten Entscheidung bestärken.

Wie Sie vorgehen können: Verzögern Sie Ihr impulsives Handeln, indem Sie fünf Minuten warten. Falls Sie dann immer noch diesen impulsiven Drang verspüren, nehmen Sie ein Blatt Papier zur Hand, auf dem Sie das Für und Wider Ihres Impulses notieren. Ziehen Sie unbedingt mit in Betracht, wie Ihnen, als Sie letztes Mal Ihrem impulsiven Drang nachgegeben haben, am Morgen danach zumute war.

2. Belohnungsaufschub

Die jungen Leute seien, hört man ältere Menschen häufig lästern, stets auf sofortige Wunscherfüllung aus. Tatsächlich komme es jedoch darauf an, unterscheiden zu können, welche Freuden besser aufgeschoben werden sollten und welchen man unverzüglich zusprechen könne. Am liebsten zieht man als junger Mensch aus dem Elternhaus gleich in ein eigenes Zuhause und sorgt selbst für seinen Lebensunterhalt. Durch ein Studium an der juristischen oder medizinischen Fakultät verschiebt sich diese Genugtuung um viele Jahre, und obendrein bürdet man sich noch eine beträchtliche Schuldenlast auf. Andererseits macht die Gesellschaft es einem dadurch leichter, solch eine Entscheidung zu treffen, dass sie nach dem Hochschulabschluss Prestige und ein höheres Einkommen in Aussicht stellt.

Wie wir bereits haben anklingen lassen, sind es weitgehend die kleinen Entscheidungen, bei denen es den Menschen schwerfällt, auf die sofortige Erfüllung ihrer Wünsche zu verzichten. Darum ertappen wir uns dabei, wie wir

zwischen den Mahlzeiten essen
alkoholischen Getränken übermäßig zusprechen
beim Fernsehen knabbern und naschen
zu Hause sitzen, statt uns Bewegung zu verschaffen und den Körper zu trainieren
für Fast Food Halt machen
jede Menge Zucker zu uns nehmen
Stunden im Internet verbringen, anstatt mit realen Personen Umgang zu pflegen
mit Dingen herausplatzen, die wir später bereuen
mit den falschen Leuten ausgehen, anstatt zu warten, bis wir jemand Besseren kennenlernen

Ähnlich wie schon bei der Impulskontrolle, die mit Belohnungsaufschub eng zusammenhängt, zu sehen war, nutzen Menschen mit einem hohen EQ keineswegs jede Möglichkeit, ihre Wünsche gleich auf der Stelle zu erfüllen. Sie sind nicht durch eine intellektuelle Vorstellung, das sei gut für sie, motiviert – jedenfalls nicht komplett. Sie fühlen sich besser, wenn sie, unter den entsprechenden Umständen, den Genuss auf einen späteren Zeitpunkt verschieben. Sie sind flexibel genug, um keine verbindlichen Regeln festzulegen. Flexibilität und ein hoher EQ gehen Hand in Hand. Angesichts einer flüchtigen Verlockung sagen sie nicht: »Ach komm, was soll's? Nur dieses eine Mal, es tut ja niemandem weh!«, was natürlich auf blanke Rationalisierung hinausliefe. Stattdessen sagen sie sich: »Ist das wirklich das Beste, was ich tun kann? Erst mal abwarten. Dann sehen wir weiter.«

Wie Sie vorgehen können: Schauen Sie sich Ihr Leben gut an und fragen Sie sich, ob beziehungsweise wo Sie sich Probleme eingebrockt haben, indem Sie die sofortige Zufriedenstellung ihrer Wünsche herbeiführen wollten. Verschwenden Sie Geld durch unsinnige »Spontankäufe«? Geht Ihr Kleiderschrank fast aus den Fugen vor lauter Kleidungsstücken? Schrumpft durch impulsive Geldausgaben Ihr Guthaben auf dem Bankkonto bedenklich? Ist Ihr Kühlschrank voll mit Lebensmitteln, die Sie dann nie anrühren?

Wenn Sie ein Problem erkennen, begegnen Sie ihm jeweils mit *einer* Gegenmaßnahme. Sind Sie zum Beispiel versucht, sich ein Paar neue Schuhe zu kaufen, oder so etwas Extravagantes wie eine komplette Ausstattung mit Fitnessgeräten für daheim, die schon bald ein Dasein als Staubfänger fristen wird, dann notieren Sie sich auf Ihrem Blatt Papier etwas, was erst zu einem späteren Zeitpunkt anstehen, Ihnen aber umso mehr Freude bereiten wird. Statt sich die Schuhe zu kaufen, können Sie für einen Urlaub sparen. Anstelle der Vollausstattung für den Fitnessraum können Sie lernen, Tennis zu spielen, und dann auf Tennisplätze gehen, die für jedermann frei zugänglich sind. Solange Ihnen die aufgeschobene Wunscherfüllung nicht eingefallen ist, kann sie der sofortigen Wunscherfüllung auch nicht das Feld streitig machen.

3. Die Fähigkeit, sich einzufühlen

Zu sehen, wie sich ein anderer Mensch fühlt, liegt uns im Blut. Schon seit frühester Kindheit, als unsere Empfindungen in hohem Maß – mitunter ausschließlich – davon abhingen, wie unserer Mutter zumute war, haben wir alle über diese Fähigkeit verfügt. Unsere Familie ist die Ausbildungsstätte, in der jede/r von uns seine emotionale Erziehung erhält. Manche Kinder sind da selbstverständlich weit mehr vom Glück begünstigt als andere und erlernen keine schlechten Gewohnheiten, die sie sich später wieder abgewöhnen müssen. Falls Sie nicht ohne Weiteres sehen können, wie jemand anderem zumute ist, dann haben Sie an irgendeinem Punkt Ihres Lebensweges eine Fähigkeit blockiert, mit der Sie zur Welt gekommen sind. Entweder hatten Sie einen Lehrmeister, einen von sich selbst abgeschnittenen Vater beispielsweise, der Sie veranlasst hat, in die falsche Richtung zu gehen, oder Sie sind selbst zu dem Schluss gekommen, Emotionen seien kein positiver Daseinsaspekt. Jedenfalls können Sie sich nicht mehr in andere einfühlen.

Menschen mit einem hohen EQ können das. Einfühlungsvermögen versetzt einen Arzt in die Lage, mit einem Kranken so umzugehen, dass von diesem Umgang eine natürlicherweise beruhigende Wirkung ausstrahlt. Es bringt Menschen dazu, sich in einem Verkaufsgespräch auf das Angebot, das ihnen unterbreitet wird, einzulassen, weil sie das Gefühl haben, jemand verstehe ihre Bedürfnisse.

Auf einer bestimmten Ebene lässt sich niemand von uns durch Unaufrichtigkeit und Getue an der Nase herumführen.

Wir haben äußerst feinfühlige emotionale Sensorien. Mit einem hohen EQ können Sie leicht erkennen, was in einem anderen Menschen vorgeht. Ihr Blick reicht über die verbale Ebene hinaus und erfasst, wie ihm wirklich zumute ist.

Wie Sie vorgehen können: Um sich in einen anderen Menschen einfühlen zu können, müssen Sie dies wollen. Bei Menschen, die wir lieben, fällt uns das leicht – tun sich unsere Kinder weh, dann tut es uns weh. Solch eine Reaktion auf jemanden auszudehnen, den wir mögen, fällt ebenfalls ziemlich leicht. Und in dem Bewusstsein, dass Sie den Samen der Empathie in sich tragen, können Sie beschließen, diese Gabe aufblühen zu lassen. Hören Sie einem Fremden oder einem Mitarbeiter so zu, als hätten Sie einen Freund vor sich. Beachten Sie, wie gut die oder der Betreffende darauf anspricht, und überprüfen Sie dann die eigene Reaktion. Falls eine solche Ausweitung Ihres Mitgefühls bei Ihnen ein gewisses Unwohlsein hervorruft, besteht irgendwo in Ihnen ein Widerstand. Vielleicht haben Sie den Eindruck, die Probleme anderer Menschen würden Ihnen die Last der Verantwortung aufbürden. Vielleicht sehen Sie sich genötigt, zu helfen oder sich um die Betreffenden Sorgen zu machen.

Derartige Hindernisse zu bewältigen und sie in positive Eigenschaften zu verwandeln, darin besteht emotionale Intelligenz. Anderen zu helfen ist gut, aber Sie brauchen nicht jedem zu helfen. Es zeugt von Einfühlungsvermögen, sich die Geschichte eines anderen Menschen aufmerksam anzuhören, jedoch nicht ein ums andere Mal. Sobald Sie diese Unterschiede zu machen beginnen, werden Sie feststellen, dass Einfühlungsvermögen eine wundervolle Gabe ist und nichts, was man scheuen oder fürchten müsste. Zwischen den Extremen – zu weichherzig oder zu hartherzig sein – gibt es eine goldene Mitte. Nehmen Sie sich vor, die Balance zu finden, mit der Sie persönlich gut zurechtkommen.

4. Sich emotional selbst akzeptieren

Jemanden, der für die eigenen Emotionen vollkommen offen ist, findet man selten. Jede/r von uns will im besten Licht dastehen, daher vermeiden wir es, negative Emotionen offenzulegen, auch vor uns selbst. Uns wohnt jedoch eine weitere Kraft inne, die diesem Wunsch entgegenwirkt, eine Stimme, die uns unser Schuld- und Schamgefühl und unsere Verfehlungen in Erinnerung ruft. Sich ständig einzureden, wie gut Sie seien, ist ebenso weit von der Wirklichkeit entfernt, als würden Sie sich ständig einreden, wie schlecht Sie seien. Menschen mit einem hohen EQ haben sich mit ihren besten ebenso wie mit den unvorteilhaftesten Persönlichkeitsaspekten auseinandergesetzt. Infolgedessen können sie sich auf einer viel tieferen Ebene selbst akzeptieren, als es den meisten anderen Menschen möglich ist.

Da wir mit den Schuld- und Schamgefühle hervorrufenden Teilen der eigenen Persönlichkeit derart defensiv umgehen, können wir es nicht locker und mal eben auf die Schnelle erreichen, dass wir uns selbst akzeptieren. »Liebe dich selbst« ist das Ziel, nicht der erste Schritt. Sogar die Aussage »ich verdiene es, geliebt zu werden«, kann manchen Menschen ziemlich schwerfallen, weil sie über das Fundament, in der Kindheit vorbehaltlos geliebt worden zu sein, durch das wir unser tief verwurzeltes Selbstwertgefühl erlangen, nicht verfügen. Sich über zwei Dinge klar zu werden ist hilfreich.

Erstens, wenn Sie eine Emotion in sich verspüren, die Sie nicht mögen, ist dies keineswegs mit einem entsprechenden Handeln gleichzusetzen. Zwischen beidem machen die Schuld- und Schamgefühle dennoch keinen Unterschied und wollen Sie allein schon dafür bestrafen, dass Sie einen Gedanken hatten. In Wirklichkeit kommen und gehen die

Gedanken, sind vorübergehende Besucher, kein Aspekt Ihres eigentlichen Selbst.

Zweitens sind Sie nicht derselbe Mensch, der Sie in der Vergangenheit waren. Schuld und Scham teilen diese Auffassung allerdings nicht – ständig bekräftigen sie die Botschaft, dass Sie sich nicht geändert haben und niemals ändern werden. In Wahrheit verändern Sie sich jedoch unentwegt. Die entscheidende Frage lautet: Wollen Sie das bekräftigen, was Sie heute sind, oder das, was Sie einmal waren? Menschen mit einem hohen EQ schöpfen Kraft daraus, dass sie hier und jetzt sie selbst sind. Sie schleppen kein verkümmertes Selbst aus der Vergangenheit mit sich herum.

Wie Sie vorgehen können: Jedes Mal, wenn Ihnen ein Schuld- oder Schamgefühl aus der Vergangenheit in den Sinn kommt, innehalten und sich sagen: »Dieser Mensch bin ich nicht mehr.« Wiederholen Sie diese Worte, falls das Gefühl erneut auftaucht. Manchmal sind solche wiederkehrende Gedanken sehr störrisch. In dem Fall sollten Sie sich, sobald Sie einen Moment allein sein können, mit geschlossenen Augen hinsetzen, ein paarmal tief durchatmen und in die eigene Mitte eintauchen. Den Umstand, dass aus der Vergangenheit herrührende Verletzungen einen starken Einfluss auf die Gegenwart ausüben können, wollen wir keineswegs kleinreden. Vielmehr ist es entscheidend zu begreifen, dass es falsch ist, solche alten Verletzungen auf neue Situationen zu übertragen. Von dieser Überzeugung geleitet können Sie dem Ziel, sich selbst zu akzeptieren, mit jedem Tag näher rücken. Indem man sich vollkommen in den gegenwärtigen Augenblick hineinbegibt, akzeptiert man sich in höchstmöglicher Weise selbst, und umgekehrt. Je mehr Sie sich selbst akzeptieren, desto reicher wird der gegenwärtige Augenblick werden. Lassen Sie diese Wahrheit zu Ihren Gunsten wirksam werden.

5. Emotionale Konsequenzen

Jede Handlung hat Konsequenzen. Das gilt auch für die Emotionen. Die Herstellung der neurochemischen Substanzen, die Ihnen die Empfindung von Wut, Freude, Angst, Zuversicht oder irgendeinem anderen Gefühl vermitteln, ist, soweit es Ihr Gehirn anbelangt, eine Handlung. Und Ihr ganzer Körper reagiert auf diese chemischen Botschaften. Emotionen dürfen daher nicht als etwas Passives angesehen werden. Selbst ein Stoiker, der jede unerwünschte Emotion unterdrückt, begeht aktiv eine Handlung. In diesem Buch haben wir unser Augenmerk auf Entscheidungen gerichtet, die sich auf das Gesamtsystem auswirken und für Geist und Körper gleichermaßen von Nutzen sind, wobei ihnen das Super-Genom als Medium dient.

Sobald Sie wissen, dass negative Emotionen Ihnen Schaden zufügen, verändert sich Ihre Sicht der Dinge. Nun können Sie nicht länger bedenkenlos jemand anderen beschimpfen, neidisch und missgünstig sein, aus Boshaftigkeit handeln oder Rachefantasien nachhängen. Mit jeder dieser Emotionen schaden Sie sich nur selbst, bis hin zur genetischen Ebene. Wahres Wohlbefinden ist unmöglich, solange es von Negativität untergraben wird. Menschen mit einem hohen EQ sind mit dieser Wahrheit im Reinen, selbst wenn sie von epigenetischen Modifikationen noch nie etwas gehört haben. Andere Menschen haben sicher die Erfahrung gemacht, welches Leid die Wut oder Besorgnis eines Elternteils bei ihren Kindern verursacht hat. Schon allein daraus können Sie ersehen, dass Emotionen stets Konsequenzen haben.

Wie Sie vorgehen können: Dass negative Emotionen eine Auswirkung haben, auf Sie selbst ebenso wie auf Ihr Umfeld, lässt sich nicht verhindern. Sobald Ihnen diese Tatsache wirklich bewusst wird, besteht der wichtigste Schritt darin, für Ihre Emotionen die Verantwortung zu übernehmen. Nun gibt es keinen triftigen Grund mehr, Ihre Wut oder Ihren Ärger an anderen auszulassen, ihnen Angst einzujagen, sie einzuschüchtern, sie zu schikanieren oder sie aus selbstbezogenen Motiven zu gängeln.

Niemand verlangt von Ihnen, dass Sie ein/e Heilige/r werden. Vom Wissen um die Konsequenzen der Emotionen sollen *Sie* profitieren. Öffnen Sie die Augen und schauen Sie sich an, wie die Wut oder Angst eines Menschen die Atmosphäre verschlechtert. Erleben Sie es selbst. Fragen Sie sich anschließend, ob Sie möchten, dass solch eine Wirkung von Ihnen ausgeht. Emotionen sind lebendig. Sie müssen mit ihnen verhandeln, und sieht eine Emotion, dass es von Vorteil ist, sich zu verändern, wird sie das tun – werden Sie das tun.

6. *Ihren Weg erfühlen*

Da so viele Menschen ihren Emotionen misstrauen und – das gilt besonders für Männer – sie zu verbergen suchen, wirkt es schockierend, zu hören, dass man auf seinem Weg durchs Leben besser vorankommt, wenn man den Gefühlen folgt, nicht dem Denken. Diese Vorstellung ist tatsächlich derart befremdlich, dass wir es für nötig halten, sie durch ein paar überzeugende psychologische Forschungsergebnisse zu untermauern.

Vor allem haben die Forscher herausgefunden, dass Emotionen bei jeder Entscheidung, die wir treffen, eine Rolle spielen. So etwas wie eine vollkommen rationale Entscheidung gibt es nicht. Wenn Sie versuchen, die Gefühle aus der Gleichung herauszunehmen, verdrängen Sie einen natürlichen Aspekt Ihrer Persönlichkeit. Geben Sie in guter Laune mehr Geld aus? Sie werden es vielleicht nicht glauben mögen, doch Studien belegen, dass bei guter Laune das Portemonnaie lockerer sitzt. Werden Sie unangemessen viel bezahlen, um sich wichtiger zu fühlen, um in den Augen des Verkäufers besser dazustehen? Viele Menschen werden genau das tun.

Bei einem diesbezüglich besonders verblüffenden Forschungsergebnis dreht sich alles um eine Auktion, bei der die Teilnehmer des Experiments aufgefordert wurden, Gebote auf einen Zwanzigdollarschein abzugeben. Diese Versuchsanordnung sorgte zunächst für einige Verwirrung und wurde erst einmal belacht, da es doch auf der Hand zu liegen scheint, dass niemand für einen Zwanzigdollarschein mehr bieten würde als eben zwanzig Dollar. Doch es wurde mehr geboten. Die Auktion zu gewinnen und den anderen Bieter aus dem Feld zu schlagen, fiel, insbesondere für männliche Versuchsteilnehmer, stärker ins Gewicht als rationale Erwägungen. Und so stiegen die Gebote immer weiter in die Höhe, bis sich endlich einer der Widersacher geschlagen gab. Selbstverständlich war das für den »Gewinner« ein unglaublich schlechter Kauf, aber die Emotion war stärker als die Vernunft.

Menschen mit einem hohen EQ versuchen nicht, sich um das emotionale Element der Entscheidungsfindung herumzumogeln. Sie sind darüber im Bilde, wie sie sich fühlen, und nutzen deshalb die tiefgründigeren Aspekte von Intuition und Einsicht. Sobald man seine Emotionen zutage treten lässt, kann man sich die entsprechenden – emotionalisierten – Handlungen sparen (vor denen Menschen, für die der Gedanke, ihre Emotionen herauskommen zu lassen, unerträglich ist, besonders große Angst haben).

Im nächsten Schritt sollte man sich darüber klar werden, dass Emotionen über Intelligenz verfügen. Und dahinter steht ein tieferes Vertrauen auf die Intuition. Emotionen legen ganze Bereiche des Bewusstseins frei, von denen die meisten Menschen nichts wissen. Auf jedes Bauchgefühl, das sich als zutreffend erweist, kommen tagtäglich noch unzählige weitere Signale, die wir empfangen und die es zu fühlen, nicht zu analysieren gilt.

Wie Sie vorgehen können: Falls Sie es bereits gewohnt sind, dem Gefühl zu folgen, das Sie in einer bestimmten Situation haben, wird Ihnen alles gerade darüber Gesagte wie die größte Selbstverständlichkeit vorkommen. Bei jemandem, der den Emotionen misstraut, sieht das allerdings ganz anders aus. Will man lernen, sich auf der Gefühlsebene leiten zu lassen, bedeutet das, jeweils nur einen kleinen Schritt zu unternehmen. Denken Sie für den Anfang an all die Gelegenheiten, bei denen Sie das Bauchgefühl beiseitegeschoben haben und Ihrem Kopf gefolgt sind, nur um später zu sagen: »Ich wusste, dass es so kommen würde. Warum bin ich denn bloß nicht nach meinem Gefühl gegangen?« Das ist keineswegs eine rhetorische Frage. Ihrem Bauchgefühl sind Sie aus einem ganz bestimmten Grund nicht gefolgt: Sie haben sich nicht darin geübt, dies zu tun.

Halten Sie beim nächsten Mal, wenn Sie sich zwischen all den Gründen, etwas zu tun, und der schlichten Tatsache, dass Ihre Emotionen Sie auffordern, es zu lassen, hin- und hergerissen fühlen, auf einem Blatt Papier fest, was jeder Aspekt von Ihnen dazu sagt. Handeln Sie dann, und folgen Sie entweder dem Kopf oder dem Bauchgefühl. Wenn die Situation sich geklärt hat und Sie wissen, was dabei rausgekommen ist, gehen Sie einfach nachsehen, was Sie notiert haben. Am besten funktioniert das im zwischenmenschlichen Bereich, denn wir alle pflegen einen gewissen Umgang mit anderen Leuten – gehen zu einem Blind Date, arbeiten für einen neuen Chef, sprechen mit einem Autoverkäufer –, bei dem man Gefühle nicht unbeachtet lassen darf und diese Gefühle ausschlaggebend dafür sein können, ob wir einen Erfolg oder eine Enttäuschung erleben. Wenn Sie schriftlich festhalten, was Sie gefühlt haben, fällt es Ihnen beim nächsten Mal viel leichter, Ihrer Intuition zu vertrauen. Hier kommt es auf die Wiederholung an und darauf, mit offenen Augen zu beobachten, wie oft sich Ihre Gefühle als richtig erweisen.

7. Den eigenen Bedürfnissen gerecht werden

An wen wenden Sie sich, wenn Sie ein Bedürfnis haben? Um etwas konkreter zu werden: Nehmen wir an, Sie hätten sich aufgerafft, jemandem gegenüber ein schwieriges Thema anzusprechen, und Ihr Gegenüber hätte Sie niedergeschrien. Sie fühlen sich verletzt und entmutigt. Seine kränkenden Worte wirken noch nach. Was Sie in solch einem Moment brauchen, sind Trost und Anteilnahme. Falls Sie einen Freund aufsuchen, der Ihnen höflich zuhört, eine oder zwei nichtssagende Bemerkungen murmelt und schnell das Thema wechselt, dann haben Sie sich an die falsche Person gewandt. Sie würden ja auch nicht, wenn Sie Durst auf Milch haben, einen Esel melken gehen. Warum haben Sie sich dann jedoch in emotionalen Belangen derart verhalten?

Die Antwort ist kompliziert, bringt aber emotionale Intelligenz mit ins Spiel. Die meisten Menschen, die sich verletzt fühlen, verspüren einen so starken Drang, sich zu erleichtern, dass sie sich an die nächstbeste Person wenden. Wer verheiratet ist, geht damit höchstwahrscheinlich zu seiner/seinem Angetrauten. Ein Mensch mit einem hohen EQ weiß jedoch, wer ein einfühlsamer Zuhörer ist und wer nicht. An den einen wird er sich wenden, den anderen hingegen meiden.

Denken Sie an ein stärkeres Bedürfnis, das Bedürfnis nach Liebe. Wird dieses Bedürfnis in der Kindheit gestillt – eine entscheidende Voraussetzung für emotionale Intelligenz –, dann geht die Erfahrung des Geliebtwerdens auf eine geeignete Quelle zurück, auf die Eltern. Allerdings können einem die Eltern die Liebe vorenthalten, können lieblos sein, was zu emotionaler Verwirrung führt. Man wächst auf und weiß nicht, wer einem wirklich die Liebe schenken kann, die man braucht. Und was geschieht daraufhin? Man experimentiert herum, wobei alles mehr oder weniger dem Zufall überlassen bleibt, und geht von einem Menschen zum andern, ohne erkennen zu können, wer zur Liebe fähig ist. Wenn man jemanden findet, der dies nicht ist, der ein bisschen Liebe geben kann, aber nicht sehr viel, entscheidet man sich wahrscheinlich dessen ungeachtet für die betreffende Person. Eine Kombination aus Unsicherheit, Bedürftigkeit und emotionaler Verletztheit führt einen in Beziehungen, die sich als frustrierend, als enttäuschend und im schlimmsten Fall als schädlich erweisen.

Den richtigen Menschen zu finden, der einem die eigenen Bedürfnisse erfüllt, ist für Menschen mit einem hohen EQ etwas derart Elementares, dass sie ganz verdutzt sind, wenn jemand dies nicht tut. Aber wer emotional verletzt ist, so lautet die traurige Wahrheit, sucht sich meist andere verletzte Seelen oder sogar Menschen, die dem oder der Betreffenden wahrscheinlich wehtun werden. Das Verhalten von jemandem, der emotional gesund ist, macht ihm oder ihr vielfach Angst, weil es das isolierte, abgeschlossene emotionale Dasein, an das sie so gewohnt sind, bedroht. Die Anstrengung muss jedoch unternommen werden, ansonsten stolpern wir mit dem Gefühl, emotional furchtbar unerfüllt zu sein, durchs Leben.

Wie Sie vorgehen können: Die meisten Menschen befinden sich an irgendeinem Punkt zwischen Partnersuche, Liebeswerben, Hochzeit und Scheidung. Die Kluft zwischen dem Zustand, ein Bedürfnis zu haben, und seiner Erfüllung ist etwas, was sie verstehen. Für alle Beziehungen gilt: Man kann niemandem etwas abverlangen, was er nicht hat. Dennoch ertappen wir uns dabei, dass wir genau das tun, indem wir Anteilnahme von einem gleichgültigen, Verständnis von einem selbstbezogenen, Liebe von einem emotional verkümmerten Menschen fordern, und Schlimmeres.

Doch die Schritte zur Lösung dieses Dilemmas sind nicht so schwierig, wie Sie vielleicht annehmen. Wenden Sie sich, wenn Sie ein Bedürfnis verspüren, an den Menschen, von dem Sie sicher sind, dass er darauf eingehen kann. Wer dieser Mensch ist? Das können Sie nur wissen, wenn Sie gesehen haben, wie die betreffende Person in einer ähnlichen Situation reagiert. Keine Vermutungen. Kein Schuss ins Blaue. Menschen, die gütig, liebevoll, emotional großzügig und verständnisvoll sind, verbergen diese Eigenschaften nicht, sie leben sie.

Schon bald werden Sie feststellen, dass die meisten Menschen für Sie da sein wollen. Wer hat nicht im Flugzeug einen sympathischen Unbekannten kennengelernt, der sich schließlich unsere Schilderung der familiären Situation, einer Liebesgeschichte, unserer Arbeit und sogar unsere großen Geheimnisse anhört. Natürlich gibt es, aus Angst vor Ablehnung, einen Impuls zur Zurückhaltung. Doch es fällt nicht schwer, erst ein Anzeichen von Offenheit zu entdecken und dann Schritt für Schritt voranzugehen. Ein wenig Offenheit führt zu mehr davon. Und wenn Sie sehen, dass Ihr Gegenüber nicht mehr zu geben hat – nicht mehr Zeit, Ratschläge, Anteilnahme oder Interesse –, dann befolgen Sie einfach den Hinweis.

Der einzige Vorbehalt: Auch jemand, der Liebe, Anteilnahme, Mitgefühl und Verständnis zu geben vermag, hat das Recht, Nein zu sagen. Wir sind uns darüber im Klaren, wie schwer es fällt, das zu akzeptieren. Zurückweisung ist der Hauptgrund, aus dem die meisten Menschen vor Begegnungen zurückscheuen, die irgendeine Emotion beinhalten. Es fällt leichter, Ihre Sorgen mit einem vertrauten Freund zu teilen, der dabeisitzt wie eine ausdruckslose Wand. Ausdruckslosigkeit ist besser als ein Nein. Doch Bedürfnisse sind dazu da, erfüllt zu werden. Und Sie müssen den Mut aufbringen, die richtigen Menschen zu finden, selbst auf das Risiko hin, fortgeschickt zu werden.

Aller Wahrscheinlichkeit nach werden Sie's jedoch nicht. Nicht bei jedem Bedürfnis geht es um unsterbliche Liebe. Gehör zu finden ist das häufigste Bedürfnis, dicht gefolgt vom Bedürfnis nach Anteilnahme und dem Bedürfnis, verstanden zu werden. Das Thema Anerkennung zieht sich hier wie ein roter Faden hindurch. Sobald Sie entdeckt haben, dass Sie Anerkennung finden können – und sie verdient haben –, werden Sie innerlich stärker. Den Wunsch, geliebt zu werden, zum Ausdruck zu bringen, fällt daraufhin viel leichter.

Emotionen lösen starke Reaktionen aus. Und all die Bedürfnisse, über die wir gesprochen haben, führen zu Veränderungen im Körper. Die Wissenschaft hinkt in diesem Bereich der Weisheit hinterher. Als Spezies hatten wir Tausende von Jahren Zeit, an Weisheit zu gewinnen, eine Leistung, die nicht deshalb in Misskredit geraten sollte, weil sich jeder hin und wieder wie ein Narr aufführt. Wir freuen uns auf den Tag, an dem die Genetik die magische Kombination von genetischen Modifikationen findet, die zu Weisheit führt. Derzeit kann uns niemand so gut die Richtung weisen wie unsere Emotionen. Gut möglich, dass sie der Wissenschaft stets ein Stück weit voraus sein werden, ganz gleich, wie sehr sich die Genetik bemüht, zu ihnen aufzuschließen.

Teil 3

DIE PERSÖNLICHE EVOLUTION STEUERN

DIE WEISHEIT DES KÖRPERS

Im Hinblick auf den Körper hat das Super-Genom unser Denken befreit, kann es also für den Geist das Gleiche leisten? Auf jeden Fall. Das Gehirn ist nicht länger ein Luftschloss, in dem der Geist ein einsames Dasein fristet. An allem, was Sie denken und fühlen, nimmt der restliche Körper Anteil. Die Sprache des Gehirns ist nicht etwa Deutsch. Es sagt nicht solche Dinge wie: »Ich bin gelangweilt.« Oder: »Ich bin betrübt.« Alles spielt sich auf der chemischen und der genetischen Ebene ab. Jede Zelle versteht dieselbe Sprache. Was sich im Gehirn abspielt, spiegelt sich in den vorzüglich integrierten Aktivitäten jeder Zelle wider.

Wir pflegen die Auffassung, einzig und allein das Gehirn verfüge, was Sie und Ihr jeweiliges Umfeld anbelangt, über ein Gewahrsein. Von dieser Auffassung sollten wir uns verabschieden. Denn unbestreitbar steht im gesamten Körper alles in einer innigen Wechselbeziehung. Im Verlauf Hunderter Millionen von Jahren hat sich das Wissen der Zellen – nicht nur der Gehirnzellen, sondern jeder Zelle – immer weiter vervollkommnet. Sobald man erklärt, eine Nierenzelle verfüge über Bewusstsein, werden allerdings traditionelle Biologen, die unerschütterlich davon überzeugt sind, dass biologische Interaktionen lediglich Zufallsprodukte sein können, sogleich ausrufen: »Eine Schande, so was zu sagen!« Wenn man außerdem noch erklärt, ein Gen oder eine Mikrobe sei ebenso bewusst, wie Sie es sind, werden viele weitere Wissenschaftler ebenfalls aufgebracht sein.

Sich über solche Vorstellungen zu empören, ist indes unwissenschaftlich. Erwin Schrödinger, einer der geistreichsten

Wegbereiter der Quantenphysik, hat gesagt: »Das Bewusstsein ist ein Singular, dessen Plural wir nicht kennen.«[14] Und: »Es gibt nur *ein* Bewusstsein.«[15] Wir sind so sehr gewohnt, Geist und Körper zu trennen, dass es für uns inakzeptabel ist, sie in *ein* Bewusstseinsfeld aufgehen zu lassen. In der Physik weiß man jedoch seit über hundert Jahren, dass in der physikalischen Welt alles aus Feldern entsteht, ob es nun um das elektromagnetische Feld geht, aus dem das Licht hervorgeht, das Gravitationsfeld, das gewährleistet, dass Sie mit den Füßen auf dem Boden bleiben, oder das Quantenfeld, das letztlich die Quelle von Materie und Energie ist. Stellen Sie sich vor, jede Zelle habe jetzt die gleiche Bewusstheit wie ein menschliches Individuum. Das würde das Gehirn von seiner Sonderstellung herunterholen. Wir müssten dann unsere Überzeugung aufgeben, das Denken sei ausschließlich ein mentaler Akt, bei dem sich alles nur um einen Strom von Gedanken, Vorstellungen und Empfindungen im Gehirn dreht. Zweifellos gibt es jedoch eine andere Art von Denken – nicht verbal, ohne bildliche Vorstellungen, über keine Stimme verfügend –, das geräuschlos für den Erhalt jeder Zelle sorgt. Diese Zellintelligenz hat man als die Weisheit des Körpers bezeichnet. Um in Ihrem Wohlbefinden einen Riesenschritt voran zu machen, brauchen Sie lediglich drei Dinge zu tun:

Kooperieren Sie mit der Weisheit Ihres Körpers.
Widersetzen Sie sich ihr nicht.
Mehren Sie die Weisheit Ihres Körpers.

Noch vor ein paar Jahren klang solch ein Sprachgebrauch nach dichterischer Freiheit. *Weisheit* ist ein hochfliegendes Wort, das bei uns verehrungswürdigen Weisen und Lehrern vorbehalten bleibt. Heutzutage geht einem dieses Wort generell nicht gerade besonders leicht von der Zunge.

Allerdings befassen wir uns hier nicht mit Metaphern. Mit Weisheit bezeichnen wir ein Wissen, das nur in Erfahrung gründen kann, und Ihre Zellen verfügen über jede Menge Erfahrung. Jede Lebensstilentscheidung, die wir Ihnen unterbreitet haben, läuft auf eines hinaus: der Weisheit des Körpers Beachtung zu schenken und sie wieder voll und ganz zur Geltung zu bringen. Bislang haben wir auf ein genetisches Vokabular zurückgegriffen. Sehen wir mal, ob dieses Vokabular sich dahingehend erweitern lässt, dass es die Weisheit des Körpers als *eine* Sache – ein Bewusstseinsfeld – beinhaltet, nicht als dies und das. Das ebnet den Weg für die interessanteste Möglichkeit überhaupt: die Einflussnahme auf Ihre ganz persönliche Evolution wie auch auf die Ihrer Kinder und vielleicht sogar Ihrer Enkelkinder.

WEISE ZELLEN, WEISE GENE

Zellen sehen sich mit zahlreichen Herausforderungen konfrontiert. Lässt man alles hoch differenzierte wissenschaftliche Wissen beiseite, dann ähnelt eine Zelle einem mit Wasser gefüllten Ballon, der von Leben durchdrungen ist. Genau wie einem Wasserballon können der Zelle allerdings Gefahren drohen. Durch ein Loch würde alles Wasser aus ihr entweichen; bei zu starker Hitze würde sie platzen; bei zu großer Kälte würden sich Eiskristalle bilden und ihre schützende Hülle durchbohren. Angesichts eines unnachsichtigen, sich andauernd verändernden Umfelds muss eine Zelle sich darum sorgen, ebenso unversehrt zu bleiben wie ein Wasserballon. Seit unermesslich langer Zeit schon haben die Zellen darauf hingewirkt, für diese gewaltige Herausforderung eine Lösung zu finden.

Ihre Problemlösung wird als Homöostase bezeichnet – die Fähigkeit, »hier drinnen« einen stabilen Zustand aufrechtzuerhalten, ganz gleich was sich »da draußen« abspielt. Anfangs war die Homöostase noch eine ziemlich schlichte Angelegenheit. Auf der Außenmembran einzelliger Organismen bildete sich eine Ionenpumpe (für chemische Substanzen wie Natrium, Calcium und Kalium), die im Innern einen ausgeglichenen Chemie- und Flüssigkeitshaushalt herstellen konnte. Mobilität zu erzielen war dann der nächste Schritt. So konnten die Einzeller zur Nahrung hinschwimmen, Räubern entkommen und sich dort hinbewegen, wo die Temperatur und die Lichtverhältnisse die günstigsten Voraussetzungen für ihr Überleben boten. Die Tatsache, dass Zellen eben nicht bloß einfache Wasserballons, sondern unwahrscheinlich komplexe Lebensformen sind, resultiert aus dem Umstand, dass sie das Problem, wie man »hier drinnen« ausgeglichen bleibt, vollständig gelöst haben.

Begeben Sie sich nun mit einem Riesenschritt in den gegenwärtigen Augenblick. Dank der DNS erinnern sich die Zellen nach wie vor, wie die Lösung aussieht. Das genetische Gedächtnis, das über unermesslich große Zeiträume hinweg funktioniert, stellt sicher, dass keine Zelle wieder zu einem Wasserballon wird, nicht einmal die allerprimitivste Zelle. Nachdem sie den Kunstgriff der Zellteilung, in deren Verlauf jeder DNS-Strang ein perfektes Duplikat seiner selbst anfertigt, erlernt hatten, blieben die Lebensformen weiter auf dem Vormarsch. Erinnerung war die größte Erfindung der Evolution – wenn auch eine völlig unsichtbare. Und sobald die Erinnerung sich eingestellt hatte, gab es für sie keinen Grund, irgendwo Halt zu machen. Die Zellen begannen, sich an immer mehr Dinge zu erinnern, und entwickelten immer weiter gehende Fertigkeiten, so wie wir es mittels des Gehirns tun.

In diesem Augenblick erinnern sich Ihre Zellen mithilfe der Gene, wie sie Sie am Leben halten können – eine für die Wissenschaft kaum fassliche Leistung, denn allein schon die Aufrechterhaltung des chemischen Gleichgewichts in einer Herz-, Leber- oder Gehirnzelle erfordert außerordentlich viele dynamisch miteinander verflochtene, perfekt synchronisierte Einzelabläufe. Obgleich mit derselben DNS programmiert, vollbringen die Herz-, Leber- und Gehirnzellen Dutzende Aufgaben, die allein für sie spezifisch sind. In der neuen Genetik sollen wir uns den Körper als eine aus einhundert Billionen Bewohnern bestehende Gemeinschaft vorstellen (indem wir zu dem Gewimmel der unglaublich vielen Gene im Mikrobiom noch all unsere Körperzellen hinzurechnen), von denen jeder ein eigenes Interesse verfolgt. Eine Herzzelle hat selbst viel zu viel zu tun, als dass sie für eine Leberzelle einspringen könnte. Dennoch geht es hier – auch das bewerkstelligt dieses »Ich zuerst«-Spiel – zugleich um Teilhabe und Kommunikation. Sollte eine Herzzelle es nämlich satt haben, Botschaften von der Leber oder vom Gehirn entgegenzunehmen, und die Konversation abbrechen, dann geht sie zugrunde.

Als mehr Zellen in die Gemeinschaft aufgenommen wurden, musste die Homöostase, die anfangs lediglich einen Wasserballon in eine Zelle verwandelt hatte, milliardenfach komplexer werden. Im Wesentlichen bewältigte die DNS aber ein ums andere Mal dieselbe Aufgabe: Bleib im Gleichgewicht, erhalte »hier drinnen« einen stabilen Zustand aufrecht. Denken Sie, damit Sie sehen, wie unverzichtbar ein solcher Gleichgewichtszustand ist, an Gefängnisinsassen, die in einen Hungerstreik treten, wie 1980 und 1981 im Nordirlandkonflikt, als IRA-Mitglieder solche Streiks als Mittel des politischen Protests nutzten. Nur drei Tage lang kann der Körper in einem gesunden Gleichgewicht bleiben, indem er von seinen im Blutkreislauf und in der Leber vorhandenen Reserven an Blutzucker (Glukose) zehrt. Danach geht er dazu über, sich Zucker aus den Fettzellen zu holen. Nach circa drei Wochen bezieht er die Glukose aus den Muskeln, die daraufhin zu verkümmern beginnen. Sobald die Muskeln ausgezehrt sind, fängt die Phase des Verhungerns an; und mehr oder weniger ab dem dreißigsten Tag wird – immer vorausgesetzt, dass man in dieser Zeit nichts weiter als Wasser zu sich genommen hat – früher oder später unweigerlich der Tod eintreten. Bei Mahatma Gandhi, der durch sein Fasten die Öffentlichkeit auf die Kampagne für Indiens Unabhängigkeit aufmerksam machen konnte, hat die längste Hungerperiode einundzwanzig Tage gedauert. Die zehn IRA-Häftlinge, die 1981 durch ihren Hungerstreik weltweite Aufmerksamkeit auf sich zogen, überlebten zwischen sechsundvierzig und dreiundsiebzig Tage. (Fälle, in denen ein schwer fettleibiger Mensch beschließt, erst einmal nichts mehr zu essen, ziehen wir hier nicht mit in Betracht. Aus Krankenhausakten geht hervor, dass Menschen mit einhundertfünfzig bis zweihundert Kilogramm Fett und Protein, von denen der Organismus zehren konnte, solch eine Prozedur schon länger als ein Jahr überlebt haben.)

Totalfasten führt mehr und mehr zum Zusammenbruch der Homöostase, wodurch die normalen Körperfunktionen schon sehr bald überall zum Erliegen kommen und letzten Endes der Tod eintritt. Nichtsdestoweniger kann der Überlebenszeitraum beträchtlich ausgeweitet werden, indem man dem Wasser, das für die Dauer des Fastens getrunken wird, eine geringe Menge Zucker und Salz beimischt. Fastende, die ihrem Wasser ein wenig Honig hinzugefügt haben, konnten bis zu fünf Monate lang fasten, bevor sie das Fasten abgebrochen haben. Diese lebensverlängernde Wirkung beruht nicht einfach nur auf den zusätzlichen Kalorien. Vielmehr wird durch diese Maßnahme in den Zellen das Gleichgewicht der Ionen (Elektrolyte) aufrechterhalten – *der* elementare Faktor, der dafür sorgt, dass selbst noch die urtümlichste Zelle ein Lebewesen ist und nicht bloß ein Wasserballon. (Anmerkung: Wir befürworten hier keineswegs, dass jemand beim Fasten, von welcher Dauer auch immer, Saft, Honig oder Zuckerwasser verwendet. Die Erörterung der Vor- und Nachteile solch einer Kur muss einer anderen Gelegenheit vorbehalten bleiben.)

Beachten Sie, wie systematisch der Körper auf ein Totalfasten reagiert, indem er, um so lange wie möglich in einem Gleichgewicht zu bleiben, von einer Strategie zur nächsten übergeht. Für uns liegt der entscheidende Punkt in dem Umstand, dass das Rüstzeug für diese elementarste Form des Überlebens seit über einer Milliarde Jahren in Ihrem Erbgut erhalten wurde, während gleichzeitig Ihr Super-Genom mit allem, was Sie heute tun möchten, Schritt hält. Die Homöostase ist genauso komplex, wie Sie es sind. Das setzt freilich ein erheblich weiter gefasstes Verständnis der Geist-Körper-Verbindung voraus. Während Sie denken, fühlen, träumen, Vorstellungen entwickeln, sich erinnern und Ihre Lehren aus der Vergangenheit ziehen, muss Ihr Körper all das in der Gegenwart unterbringen, ohne dabei jemals sein Eigeninteresse preiszugeben, das darin besteht, zu überleben – wenn nicht gar, richtig gut zu gedeihen – und gesund zu bleiben.

Üblicherweise speichert eine Zelle nur so viel Sauerstoff und Nährstoffe, dass sie damit ein paar Sekunden lang überleben kann. Demnach muss ihren Schutzvorkehrungen etwas anderes zugrunde liegen: Kooperation, um dies in einem Wort zusammenzufassen. Eine Zelle wird Sauerstoff und Nährstoffe aus dem Blutkreislauf beziehen können. Das »weiß« sie – chemisch gesprochen. Folglich muss sie sich um diese Dinge »keine Gedanken machen« und kann ihre »Intelligenz« anderen Prozessen zugute kommen lassen. (Das Wort Intelligenz setzen wir hier in Anführungszeichen, um die von Natur aus vorhandene Intelligenz einer Zelle vom herkömmlichen Intelligenzverständnis zu unterscheiden, das einen willentlichen Wissensgebrauch durch das Gehirn voraussetzt.)

Solange die Homöostase nicht zunichtegemacht wird und Sie nichts Ungewöhnliches verspüren (z. B. Schmerzen, Mattigkeit, Müdigkeit, Niedergeschlagenheit), entgehen die Schutzvorkehrungen unserer Wahrnehmung. Allerdings haben wir die Möglichkeit, sie zu unseren persönlichen Erfahrungen in Beziehung zu setzen, und indem wir das tun, geht die Geist-Körper-Verbindung über die Ebene von chemischen Substanzen und biologischen Prozessen hinaus. Ihre Zellen durchleben dieselben Erfahrungen wie Sie, haben an denselben Zielen und derselben Sinngebung teil. Einer einzelnen Zelle wohnen, wie die folgende Liste zeigt, erstaunliche Eigenschaften inne.

Die Weisheit einer Zelle: neun Grundvoraussetzungen für jedes Leben

Gewahrsein: Zellen nehmen ihre Umgebung ganz genau wahr, das heißt, unablässig erhalten sie biochemische Signale, auf die sie reagieren. Ein einziges Molekül reicht aus, sie zu einer Kursänderung zu bewegen. Von Augenblick zu Augenblick passen sie sich an, je nachdem, wie die Umstände sich verändern. Nicht achtzugeben ist keine Option.

Kommunikation: Eine Zelle bleibt mit benachbarten und sogar mit manchen weit entfernten Zellen in Kontakt. Unter den Zellen findet ein Austausch von biochemischen und elektrischen Botschaften statt, durch den die am weitesten entfernten Außenposten über jedes Bedürfnis und jede Absicht, seien sie auch noch so geringfügig, in Kenntnis gesetzt werden. Rückzug oder Kommunikationsverweigerung ist keine Option.

Effizienz: Zellen funktionieren mit dem geringstmöglichen Energieaufwand. Sie müssen im gegenwärtigen

Augenblick leben, womit sie aber vollkommen einverstanden sind. Übermäßiger Verbrauch von Nahrung, Luft oder Wasser ist keine Option. Aufgrund ihres Bestrebens, mit minimalem Energieaufwand so viel wie möglich zu bewerkstelligen, befinden sie sich permanent auf dem Weg zu noch größerer Effektivität.

Bindung: Zellen, die ein Gewebe oder ein Organ bilden, sind unzertrennliche Gefährten. Durch ihre DNS haben sie an einer gemeinsamen Identität teil, und obwohl Herz-, Leber-, Nieren- und Gehirnzellen ein Eigendasein führen, bleiben sie an ihren Ursprung gebunden, ganz gleich, welche Erfahrungen sie machen. Ein Außenseiterdasein ist keine Option. Jedoch können abtrünnige Zellen eine Krebsgeschwulst verursachen.

Geben: Der chemische Austausch im Körper bleibt ein ständiges Geben und Nehmen. Blut hin zu den anderen Zellen zu pumpen, ist das Geschenk des Herzens, das Blut für alle anderen zu reinigen, das Geschenk der Nieren, auf die ganze Gemeinschaft aufzupassen, das Geschenk des Gehirns, und so weiter. Die Zelle gibt gewissermaßen mit vollen Händen, das Nehmen resultiert daraus als automatische Konsequenz, bildet die andere Hälfte eines natürlichen Kreislaufs. Etwas zu nehmen, ohne etwas zurückzugeben, ist keine Option.

Kreativität: Mit wachsender Komplexität und Effektivität gehen die Zellen auf kreative Weise Verbindungen miteinander ein. Ein Mensch kann Speisen verdauen, die er niemals zuvor gegessen, Gedanken denken, die er nie zuvor gedacht, Schritte tanzen, die er noch nie zuvor gesehen hat. Solche Neuerungen hängen davon ab, dass sich die Zellen an das Neuartige anpassen. Ohne triftigen Grund an alten Verhaltensmustern festzuhalten, ist keine Option.

Akzeptanz: Zellen erkennen einander als gleich wichtig an. Jede Funktion im Körper steht mit jeder anderen in einem wechselseitigen Bedingungsverhältnis. Niemand schwingt sich zum Kontrollfreak auf. Die Grenzen der gegenseitigen Achtung zu überschreiten, ist keine Option. Ansonsten kann dies eine Anomalität wie Krebs zur Folge haben.

Sein: Zellen sind wahre Daseinskünstler. Dem universalen Kreislauf von Ruhe und Aktivität folgend, haben sie ihren Platz im Kosmos eingenommen. Seinen Ausdruck findet dieser Kreislauf auf vielerlei Art und Weise, zum Beispiel durch die Schwankungen des Hormonspiegels, des Blutdrucks, des Verdauungsrhythmus und des Schlafbedarfs. Der Ausschaltknopf ist genauso wichtig wie der Einschaltknopf. In der Stille der Inaktivität liegt gleichsam die Inkubationszeit für die Zukunft des Körpers. Zwanghaft aktiv und erdrückend zu sein, ist keine Option.

Unsterblichkeit: Zellen sterben zwar zu guter Letzt, in gewissem Sinn sind sie freilich unsterblich: Sie nutzen die Gene wie auch die Epigenetik, um in den Stammzellen, lange nachdem sie selbst gestorben sind, ihr Wissen, ihre Erfahrung und ihre Talente weiterzureichen. Ihren Nachkommen enthalten sie rein gar nichts vor. Solch eine Daseinskontinuität läuft zugleich auf eine Art praktische Unsterblichkeit hinaus – sich auf der physischen Ebene in den Tod fügen, ihn aber durch Weitergabe der DNS bezwingen. Der Generationskonflikt ist keine Option.

Eine gravierende Beeinträchtigung in einem dieser neun Kernpunkte bedroht das Leben selbst, wofür es kein krasseres oder beängstigenderes Beispiel gibt als Krebs. Eine Krebszelle hat sich von diesen Grundvoraussetzungen des Lebens abgekoppelt. Indem sie auf eigene Faust vorgeht, wird sie, da sie sich endlos teilt, buchstäblich unsterblich. Sie verdrängt benachbarte Zellen und lässt sie absterben. Die chemischen Steuersignale, die von den Zellen ihrer Umgebung bei ihr eingehen, weist sie ab. Einzig und allein ihr Eigeninteresse zählt. Auf tragische Weise ist so das natürliche Gleichgewicht der Zellgemeinschaft aus der Bahn geraten.

Mit großem Engagement entschlüsseln die Onkologen die genetischen Auslöser, die für das Krebsgeschehen eine Rolle spielen – eine unglaublich komplexe und verzwickte Angelegenheit. Eine bösartige Zelle, das ist die mörderische Wahrheit, kann auf dieselbe »Intelligenz« zurückgreifen wie jede andere Zelle, aufgrund der genetischen Mutation wird daraus jedoch eine blindwütige Aktivität. Wie ein ausgekochter Krimineller, der dem Zugriff der Polizei entgehen will, ändert die Zelle am laufenden Band ihre Tarnung, um sich dem Zugriff des Immunsystems zu entziehen. Wäre Krebs nicht eine derart unheilvolle Bedrohung, könnte man sagen, dieser Einfallsreichtum liefere an einer weiteren Front noch einmal den Beleg dafür, dass jede Möglichkeit, die sich der menschliche Geist ausdenken kann, von unseren Zellen bereits vorweggenommen wurde.

Der unglaublichen Komplexität des Super-Genoms zum Trotz wird hier etwas ganz Schlichtes und Sinnvolles erkennbar: Die neun Kernpunkte allen Lebens, um deren unbedingte Aufrechterhaltung sich die Zellen bemühen, sind zugleich die Grundvoraussetzungen, die jeden von uns erst zum Menschen machen. Die Geist-Körper-Verbindung ist flexibel genug, sich nicht bloß an widrige, sondern sogar an widernatürliche Umstände anpassen zu können. Und die Widernatürlichkeit besteht darin, sich von dem abzuwenden, wozu uns die Natur bestimmt hat – im Gleichgewicht zu bleiben. Wenn wir unseren Körper schädlichen Einflüssen aussetzen, ihn bis an den Punkt der vollständigen Erschöpfung beanspruchen und seinen Notrufen keine Beachtung schenken, dann missachten wir die Weisheit, die jeder Zelle innewohnt.

Andererseits können wir uns mit genau dieser Weisheit in Einklang bringen. Wenn das geschieht, erreicht die Geist-Körper-Verbindung ihr volles Potenzial.

Wie man den neun Kernpunkten gemäß lebt

1. Streben Sie nach einem höheren, über Sie selbst hinausweisenden Ziel.
2. Wertschätzen Sie Vertrautheit und Gemeinschaft – mit der Natur, anderen Menschen, der Gesamtheit des Lebens.
3. Bewahren Sie sich Offenheit für Veränderung. Erspüren Sie von einem Augenblick zum andern alles, was in Ihrem Umfeld vor sich geht.
4. Entwickeln beziehungsweise fördern Sie die Bereitschaft, alle anderen Menschen ohne Wertung oder Vorurteil als Ihresgleichen zu akzeptieren.
5. Erfreuen Sie sich Ihrer Kreativität. Erfassen Sie die immer neue Frische dessen, was heute da ist, klammern Sie sich nicht an das Alte und Überholte.
6. Fühlen Sie, wie Ihr Dasein in die natürlichen Rhythmen und Muster des Universums eingebettet ist. Akzeptieren Sie die Tatsache, dass Sie sicher sind und förderliche Bedingungen vorfinden.
7. Lassen Sie sich, was Sie benötigen, vom Fluss des Lebens zukommen. Zulassen, dass die Natur sich in Ihren Dienst stellt, das ist das Ideal aller Effizienz. Kraftakte, Kontrolle und Kampf sind *nicht* Ihr Weg.
8. Fühlen Sie, wie Sie mit Ihrer Quelle, der Unsterblichkeit des Lebens selbst, verbunden sind.
9. Seien Sie großzügig. Schreiben Sie sich das Geben auf die Fahne: Das Geben ist die Grundlage allen Überflusses.

Mit diesen neun Punkten kommen Sie der Notwendigkeit nach, mit der Weisheit Ihres Körpers zusammen-, anstatt ihr entgegenzuwirken, und Ihr Möglichstes zu tun, sie immer noch weiter zu verfeinern. Inzwischen sind wir also von den Lebensstilentscheidungen dazu übergegangen, Ihrem Leben zu größerer Sinnerfüllung zu verhelfen. Genau das ist für Ihr Wohlbefinden letztlich entscheidend. Denn Sie wollen sich ja nicht einfach nur besser fühlen, sondern die Grundlage für ein erfülltes Leben schaffen.

DAS GEISTFELD

Wir sind bestrebt, unsere Argumente durch handfeste wissenschaftliche Erkenntnisse zu untermauern, und die Betrachtung des Körpers als *Intelligenz*feld bildet da keine Ausnahme. Wenn jemand fragt: »Wo ist der Geist angesiedelt?«, werden die meisten Menschen automatisch auf ihren Kopf zeigen. Weshalb? Vielleicht einfach deshalb, weil dort so viele Sinnesorgane beheimatet sind: Augen, Ohren, Nase und Zunge. Da in einem einzigen Körperteil derart vieler Informationen zusammenfließen, könnte es sein, dass bloße Gewohnheit der Grund ist, weshalb der Geist im Kopf verortet wird. Demnach hätte sich der Geist gemeinsam mit dem Gehirn in einem Gehäuse, das wir als Schädel bezeichnen, niedergelassen. Bleibt das Gehirn aber tatsächlich derart auf die Grenzen seines Gehäuses beschränkt, dass es Sinn macht, so von ihm zu sprechen, als sei es eine Maschine zur Herstellung des Geistes, ähnlich wie ein Laserdrucker Dokumente fertigt? Die neue Genetik gibt uns Anlass, einige Fragen von grundlegender kultureller Bedeutung zu stellen, darunter die allergrundlegendste: Bedarf es überhaupt für jede Form von »Bewusstsein« eines Gehirns?

Evolutionär gesehen sind Nervensysteme durchaus nicht immer zentralisiert. Manche Geschöpfe, Quallen zum Beispiel, haben neuronale Netzwerke, die sich über den gesamten Körper verteilen. Der Mensch besitzt zwar ein zentrales Nervensystem, zugleich verfügen wir jedoch auch über andere, eher dezentral verteilte Nervensysteme. So gibt es bei uns etwa ein peripheres Nervensystem. Zu ihm zählen Nerven, die Informationen fürs Gehirn sammeln (z. B. die Nerven in unseren Sinnesorganen), und Nerven, die vom Gehirn ausgehende (beispielsweise unseren Muskeln Handlungsanweisungen gebende) Signale weiterleiten. Nachdem man beobachtet hatte, dass der Magen-Darm-Trakt auch dann ziemlich gut funktionieren kann, wenn er vom peripheren Nervensystem abgetrennt ist, zog man daraus den Schluss, dass es sich hier um ein netzartiges enterisches (zum Darmkanal gehörendes) Nervensystem handelt.

Der entscheidende Faktor, weshalb man das enterische Nervensystem schließlich als eigenständiges Nervensystem eingestuft hat, waren die spezialisierten Ganglienzellen, die – in der Darmwand zwischen Muskelschichten untergebracht – wie ein lokales Gehirn agieren. Durchtrennt man diejenigen Nerven, die sie mit dem Gehirn verbinden, dann geben die Ganglienzellen dennoch dem Darm weiterhin Anweisung, sich zu bewegen, Nahrungsbestandteile zu resorbieren und Sekrete abzusondern. Diese Aufgabe erledigen sie ganz gut; und sie tun das völlig autonom, als eine in sich geschlossene funktionelle Einheit.

Weiterhin stellt sich heraus, dass der Darmtrakt nicht nur Ratschläge des restlichen Körpers befolgt, sondern dass von ihm zugleich auch eigenständige Reaktionen ausgehen. Wenn Sie bei einer schlimmen Nachricht ein flaues Gefühl in der Magengrube verspüren, erleben Sie genauso sicher eine Emotion, wie wenn Sie diese im Kopf erleben; und solch ein Gefühl tritt normalerweise auf, *bevor* Ihnen irgendein Gedanke in den Sinn kommt. Hat das enterische Nervensystem eine derartige Reaktion eigenständig hervorgebracht? Das ist unklar, allerdings ein verführerischer

Gedanke. Gewiss vertrauen viele Menschen ihrem Bauchgefühl mehr als den verwirrten und gehemmten Reaktionen, mit denen das Gehirn häufig belastet wird, sobald bei uns das große Nachdenken einsetzt.

Wissenschaftliche Erkenntnisse zu gehirnähnlichen Prozessen außerhalb des Schädels sind mittlerweile durchaus an der Tagesordnung. Ihre Gesichtsmuskeln beispielsweise stehen in unmittelbarer Verbindung zum Gehirn. Obgleich wir annehmen, dass das Gehirn den Mund und die Lippen auffordert zu lachen, wenn wir uns glücklich fühlen, trifft das Gegenteil ebenfalls zu. Der Anblick eines Lächelns auf dem Gesicht eines anderen Menschen kann Sie glücklich machen. Und wenn man will, dass ein Kind nicht länger traurig ist, sagt man ihm: »Nun lach doch mal!« Ob dieser kleine Kunstgriff funktioniert oder nicht, hängt von jedem Einzelnen ab. Jedenfalls könnte man aber die Auffassung vertreten, dass in diesem Fall das Gehirn vom Gesicht gesteuert wird.

Andere Körperteile missachten möglicherweise das Gehirn oder begehren gegen es auf. Rudy, der zweimal wöchentlich Basketball spielt, hat dort ein Phänomen erlebt, bei dem man von »Alligator-Armen« spricht. Wenn man unter Stress steht, abgelenkt oder ängstlich ist, lässt das Muskelgedächtnis Arm und Handgelenk erstarren; und dann kann der Ball, den das Gehirn in bester Absicht Richtung Korb auf die Reise geschickt hat, diesen durchaus um eineinhalb Meter verfehlen.

Das Erregungsleitungssystem des Herzens, das Ihren Herzschlag regelt, darf man sich in gleicher Weise als das Gehirn des Herzens vorstellen, wie die Ganglienzellen im Darm als Bauchhirn fungieren. Die Eigenständigkeit des Erregungsleitungssystems tritt dann deutlich zutage, wenn ein transplantiertes Herz weiterschlägt, nachdem die Nerven, die es mit dem zentralen und dem peripheren Nervensystem des Spenders verbunden haben, durchtrennt worden sind. Die Verarbeitung der autonom ablaufenden Erregungsbildung im Herzen vollzieht sich in einer komplexen und beileibe noch nicht vollständig verstandenen Interaktion mit dem Gehirn.

Das Immunsystem hat man auch als »mobiles Gehirn« bezeichnet. Dank der sogenannten Immunüberwachung können Ihre Immunzellen auf ganz handfeste Art und Weise »entscheiden«, ob eine eindringende Substanz Freund oder Feind ist. Treffen die Immunzellen eine Fehlentscheidung, dann entwickeln Sie gegenüber so harmlosen Dingen wie Hausstaub, Pollen, Katzenhaar, die eigentlich keinerlei Gefahr darstellen und nie einer Abwehrreaktion bedurften, eine Allergie. Fragen Sie eine/n Allergiker/in, ob die Allergie das Denken beeinflusst. Die allgemeine Unlust, der Energiemangel und die Antriebsarmut, die viele allergiegeplagte Menschen erleben, lassen wenig Zweifel daran, dass das Immunsystem Bestandteil einer umfassenderen Körperintelligenz ist.

Diese wissenschaftlichen Erkenntnisse sollten ausreichen, um zu belegen, dass die kulturell geprägten Annahmen in Bezug auf den Geist und das Gehirn in hohem Maß lückenhaft sind. Die Lokalisierung des Geistes ist eine offene Frage, und jeder Versuch, ihn physisch auf den Schädel einzugrenzen, stößt auf triftige Gegengründe. Immer mehr sieht es danach aus, als sei jedes Organ Schauplatz einer eigenen Variante von Geist. (Das kann man sich so ähnlich vorstellen wie die USA – mit einer zentralisierten Washingtoner Bundesregierung, den Regierungen der zahlreichen Bundesstaaten und unzähligen Kommunalverwaltungen, die zusammenarbeiten und sich gegenseitig beeinflussen.)

Andauernd wird, in der einen oder anderen Erscheinungsform, überall im Körper gedacht. Diese sich immer deutlicher abzeichnende Auffassung hat das Potenzial, unser überkommenes Verständnis des Geistes zu erschüttern. Mehr und mehr stellt sich das Gehirn gewissermaßen wie ein Fels dar, der in einer von verschiedenen Intelligenzformen durchdrungenen Landschaft zutage tritt. Lassen Sie uns der Frage nachgehen, welche Konsequenzen sich aus diesem neuen Modell ergeben.

Im alten Modell glichen die Nerven der Verkabelung, über die der elektrische Strom in jeden Teil eines Hauses gelangt. Die »Verkabelung« durch die Nerven ist jedoch keineswegs die einzige Verbindung zwischen Gehirn und Körper. Hormone und neurochemische Substanzen, die von allen möglichen Organen produziert werden, wirken sich darauf aus, wie das Gehirn arbeitet und wie Sie Ihren Geist erfahren. Denken Sie an die Stimmungsschwankungen, die viele Frauen im Umfeld der Menstruationsperiode oder zur Zeit der Wechseljahre – beziehungsweise Männer während der Midlife-Crisis – erleben. Andere geistige Vorgänge werden auf ähnliche Weise durch biologische Auslöser hervorgerufen beziehungsweise modifiziert. Haben Sie sich schon mal schläfrig gefühlt, nachdem Sie zu viel gegessen hatten? Haben Sie schon mal einen Adrenalinschub verspürt, nachdem Sie vor größerem Publikum zu sprechen hatten, oder sich verwirrt gefühlt, nachdem Sie unglücklicherweise mit dem Fahrrad gestürzt waren? Über den Blutkreislauf wandern die Hormone zum Gehirn, ein Vorgang, der mit tiefgreifenden Auswirkungen auf die Beschaffenheit »Ihres Geistes« einhergeht. Ein Panikgedanke, hervorgerufen durch Adrenalin, das weit entfernt vom Gehirn in der Nebennierenrinde freigesetzt wurde, fühlt sich wie »Ihr Gedanke« an – Biologie hat sich auf rätselhafte Art und Weise in Geist verwandelt.

DAS GEHIRN AUSSERHALB DES GEHIRNS

Der Blick aufs Gehirn selbst macht eine noch größere Komplexität der Beziehung zwischen Geist und Gehirn deutlich. Während die Menschen sich im Allgemeinen vorstellen, die Neuronen seien jene besonderen Gehirnzellen, die den Geist produzieren (indem sie in Netzwerken von nahezu unbegrenzter Komplexität zusammenwirken), gibt es andere Zellen im Gehirn, ohne deren Vorhandensein die Neuronen ihrer Aufgabe gar nicht nachkommen könnten – die Gliazellen beispielsweise, deren Zahl größer ist als die der Neuronen und die viele unverzichtbare Aufgaben erfüllen: Zum Beispiel befördern sie Nährstoffe und Sauerstoff zu den Neuronen und bilden die Myelinscheide, die den langen Nervenzellenfortsatz (das Axon) umhüllt, um eine schnelle Signalübertragung zu erleichtern, die Verbindungen zwischen den Neuronen zu stabilisieren und als Immunsystem zu dienen, damit die Nervenzellen vor schädlichen Mikroben geschützt werden. Im Kontext der Alzheimerkrankheit beseitigen Gliazellen außerdem die Ablagerungen, die von alternden oder verletzten Nervenzellen herrühren. Allerdings können sie sich auch gegen die Nervenzellen selbst wenden und sie abtöten. Zu diesem »Eigenbeschuss« kann es kommen, während die Gliazellen das Gehirn vor Eindringlingen wie Bakterien, Viren und Pilzen zu schützen versuchen.

Bei denjenigen Zellen, die geistige Vorgänge verarbeiten, handelt es sich nicht unbedingt nur um Zellen »aus dem Gehirn«. Neuronen können auch von anderen residenten Zellen[16] im Körper stammen. Manche Neuronen und zahlreiche Gliazellen gelangen über das Kreislaufsystem ins Gehirn – wie Nomaden, die schließlich einen dauerhaften Aufenthaltsort finden. Es gibt bisher nur wenige Antworten auf die Frage, wie oft dies der Fall ist und in welchen Hirnregionen es stattfindet. (Manche Gehirnzellen könnten aus zirkulierenden Stammzellen, die direkt zu Neuronen werden, und aus Gliazellen oder aber durch eine Verschmelzung mit bereits existierenden Zellen entstehen.)

Entwicklungsbiologen arbeiten noch daran. Klar ist jedenfalls, dass zwischen dem Körper und dem Gehirn immerzu ein Austausch von Zellen stattfindet.

Die Grenzen zwischen Gehirn und Nichtgehirn im Körper sind also keineswegs klar umrissen. Für den restlichen Körper bleibt das Gehirn durchlässig. Deshalb ist es bestenfalls unvollständig, wenn gesagt wird, das Gehirn *erzeuge* den Geist. Die Formulierung, das Gehirn verschaffe Zugang zum Geist, dürfte da schon genauer sein. Greifen wir zur Verdeutlichung auf einen einfachen Vergleich zurück: Jedes Auto braucht zum Fahren einen Motor. Der Motor allein bringt einen jedoch nirgendwo hin. Dazu bedarf es des Zusammenspiels all der Teile, deren Funktionen ein Auto erst zum Auto machen. Ebenso werden auch die Funktionen, die unser dynamischer Geist ausübt, nicht allein vom Gehirn, sondern vom Körper-Gehirn-Komplex hervorgebracht. Immer schon war das Gehirn auch außerhalb des Gehäuses unterwegs; es hat lediglich darauf gewartet, dass man in der Wissenschaft die Wissenslücke schließt. Mit der Vorstellung von Geist außerhalb des Gehirns konfrontiert, reagiert die etablierte Wissenschaft zögernd, wenn nicht ablehnend. Tatsächlich kann man den Geist aber relativ leicht dazu bringen, sich aus dem Kopf hinauszubewegen. Wenn Sie sich am Herd Ihre Hand verbrennen, saust Ihre Aufmerksamkeit augenblicklich dorthin. Die Qual einer unerwiderten Liebe verlagert die Aufmerksamkeit ins Zentrum des Brustkorbs.

In verschiedenen spirituellen Überlieferungen wird eine solche »Bewegung des Geistes« bewusst geübt. Hier ein gängiges Beispiel aus der Praxis des Zen-Buddhismus zur Einführung in das Thema »Geist außerhalb des Gehäuses«: Schüler, die sich auf eine disziplinierte, täglich durchzuführende Zen-Meditation eingelassen haben – bei der man gewöhnlich die Atemzüge zählt oder die Aufmerksamkeit einfach auf das Kommen und Gehen des Atems richtet –, erhalten dann die Instruktion, sich mit dem Geist ins *Hara* hineinzubegeben. Als Hara wird das zweite Chakra, oder feinstoffliche Energiezentrum, bezeichnet. Es liegt unterhalb des Bauchnabels, unmittelbar vor dem Kreuzbein. Diesen »sich bewegenden Geist« kann man zum Beispiel folgendermaßen beschreiben: Stellen Sie sich vor, der Geist säße in einem Honigtropfen im Zentrum des Schädels (wo wir in unserem Erleben normalerweise ohnehin den Geist lokalisieren). Lassen Sie dann an der Vorderseite der Wirbelsäule entlang den Honigtropfen langsam hinabsinken, bis er schließlich im Hara anlangt.

Um diese Übung mit Erfolg ausführen zu können, braucht man Zeit und sehr viel Meditationspraxis. Anfangs fühlt es sich vielleicht so an, als fände da nur wenig Bewegung statt, weil der Schwerpunkt Ihrer Aufmerksamkeit, wie von einem Gummiband gezogen, immer wieder in Ihrem Kopf landet. Beginnen Sie daraufhin also von Neuem, lassen Sie den Honigtropfen, und damit zugleich Ihren Geist, langsam in die Tiefe sinken. Wozu das gut sein soll? Wenn sich Ihr Geist aus dem Schädel hinaus und bis hin zu einem Punkt vor dem Kreuzbein bewegt, kann das einen Energieschub bewirken, ganz ähnlich der Energie, die Ihr Geist ein paar Minuten, nachdem Sie am Morgen Ihre Tasse Kaffee geleert haben, erfährt. Was ansonsten möglicherweise ein schläfriges Zen geworden wäre, wird so plötzlich zu einem wachen Zen.

Wichtiger aber ist der Umstand, dass Praktizierende, wenn man den Geist in die genannte Position bringt, von einem Empfinden bemerkenswerter Geistesstabilität berichten: Nach wie vor kommen und gehen zwar die Gedanken, doch eher wie aufwallende und niedersinkende Wellen oder wie Wolken, die über den Himmel hinwegziehen – und nicht wie ein rastloser Affe, der von der einen Ecke des

Zimmers in die andere hüpft. Ein Geist, der unkontrolliert den Gedanken hinterherrennt, ermüdet uns, zugleich verstellt er allerdings den Blick darauf, dass in uns die Möglichkeit innewohnt, einen stillen, starken, in sich ruhenden Geist zu haben.

»MEIN« GEIST?

Subjektiven Erfahrungen steht die Neurowissenschaft misstrauisch gegenüber. Tatsache aber ist, dass Praktizierende des Zen und anderer östlicher Überlieferungen den Geist regelmäßig aus dem Kopf hinausbewegen. Jahrhundertelang ist diese Erfahrung immer weiter reproduziert worden; sie wird absichtlich herbeigeführt, ist weder ein Zufallsprodukt noch das Ergebnis einer Halluzination. Mit hinreichender Praxis kann jemand seinen Geist in den kleinen Zeh, die Schulter, den Ellbogen, vielleicht sogar quer durch den Raum schicken. Solch ein subjektives Empfinden eines »sich bewegenden Geistes«, so die prompte Antwort der meisten Neurowissenschaftler, entbehre entweder jeder Realität oder es sei als eine Art neurologische Illusion plausibel erklärbar, ähnlich den »Phantomgliedern«, von denen Patienten berichten, nachdem ihnen ein Arm oder ein Bein amputiert wurde. Das Phantomglied scheint denselben Raum einzunehmen wie die echten Gliedmaßen, die man eingebüßt hat, und es empfindet sogar Schmerz.

Am besten erwidert man auf solch eine Behauptung: In der Medizin basieren sehr viele subjektive Erfahrungen auf Selbsteinschätzungen; und sie lassen sich gar nicht quantitativ erfassen, wenn man nicht zunächst den Patienten fragt, was los ist. Aussagen wie: »Hier tut es mir weh«, »ich bin deprimiert«, »ich bin verwirrt«, »ich bin aus dem Gleichgewicht geraten«, lassen sich zwar manchmal auf eine gestörte Hirnaktivität zurückführen, die auf einer per fMRT (funktionelle Magnetresonanztomografie) erstellten

Abbildung des Gehirns zu erkennen ist, doch einzig und allein der Patient kann erzählen, was sich hier tatsächlich abspielt. Einem Gehirn-Scan lässt sich nicht entnehmen, dass jemand Schmerzen hat, wenn die betreffende Person versichert, schmerzfrei zu sein. (Wenn ein Bakterium in einer Petrischale ein Toxin meidet oder wenn es von Nahrung angezogen wird, können wir dann für uns in Anspruch nehmen, wir wüssten, dass das Bakterium keine urtümliche Form von Widerwillen oder Verlockung erfährt?)

In allen kontemplativen Überlieferungen gelangt man irgendwann an einen Punkt, an dem sich die Wahrnehmung des Geistes und des gewöhnlichen Selbst – für die Dauer eines Augenblicks oder eines Lebens – fundamental verändert. In der vedischen und der buddhistischen Überlieferung bezeichnet man solche Erfahrungen als *Samadhi*. Im Samadhi entsteht auf der tiefsten Ebene eine Verbindung zu reinem Gewahrsein. In der Meditationspraxis der hebräischen Mystik spricht man hierbei wohl von *D'vekut* und in der christlichen Meditation von der »Einung mit Gott«. Den gewöhnlichen, auf Denkprozesse sich stützenden Geist hinter sich zurücklassend, gelangt man zu einer von Inhalten freien Bewusstheit.

Im Zustand des Samadhi betritt man jenen Schattenbereich, in dem »mein Geist« im Geist als solcher aufgeht. Dabei verändert sich die Wirklichkeit auf dramatische Weise. Anstatt in einem Raum zu sitzen, der durch die vier Wände eines Zimmers vorgegeben wird, sitzt die betreffende Person im geistigen Raum (*Chit Akasha* im Sanskrit). Was sich hier abspielt, sind allerdings nicht im strikten Sinn geistige Vorgänge. Auf der inneren Reise gehen Zeit, Raum, Materie und Energie mehr oder weniger in der gleichen Art und Weise aus der Stille hervor, wie nach Darstellung der Physik die Schöpfung aus dem »Quantenschaum« aufsteigt. Aus unserer Sicht steht die innere Erfahrung von Meditation,

Yoga, Zen-Buddhismus und dergleichen den Daten, die in Bezug auf subjektive Zustände wie Schmerz, Glücklichsein oder das Sich-Verlieben gesammelt wurden, um nichts nach. Gehirn-Scans zeigen eine Entsprechung zu diesen Erfahrungen, freilich bedarf es einer Person, die derartige Erfahrungen macht.

Zu entdecken, dass zwischen »mir« und der ganzen Welt keine Grenze existiert, kann Menschen verwirren, mitunter gar verängstigen. Wie steht es dann zum Beispiel mit der Haut? Auf der höheren Schule wird sie im Biologieunterricht als eine undurchdringliche Barriere dargestellt, die den Körper vor Angriffen durch Eindringlinge von »da draußen« schützt. Das Bild von der Haut als lebendigem Schutzschild taugt jedoch nicht wirklich etwas. Ihre Haut ist eine Lebensgemeinschaft aus menschlichen Zellen und wird von Bakterien besiedelt. Halten Sie bitte kurz inne und bewegen Sie Ihre Hand. Schauen Sie sich an, wie sich unter der Haut das Handgelenk und die Fingergelenke bewegen. Warum geht die Haut trotz all dieses Sich-Bewegens – dem Drücken und Ziehen Ihrer sich zur Faust ballenden und dann wieder öffnenden Finger, Ihres sich beugenden und streckenden Arms – nicht kaputt? Weil die Bakterien in den Falten Ihrer Haut die Zellmembranen der absterbenden Hautzellen verdauen und Lanolin produzieren, das die Haut (ebenso wie das die Hautzellen miteinander verbindende Collagen) mit Fett versorgt. Wie lange hätten »Sie« und Ihr Genom wohl Bestand, wenn es schon ausreichen würde, dass Sie lediglich auf einem Laptop etwas tippen oder jemandem zum Abschied zuwinken, damit Ihre Haut rissig wird und Infektionen preisgegeben ist? Glücklicherweise sind wir aber Lebensgemeinschaften, die sich in einer harmonischen Interaktion, gesteuert vom Super-Genom, gedeihlich entfalten.

Unsere Trennung zwischen »hier drinnen« und »da draußen« beruht vielleicht nicht so sehr auf den realen Gegebenheiten, sondern ist eher biologisch bedingt. Die wissenschaftliche Forschung beginnt, dem Hin- und Herpendeln zwischen der Innen- und der Außenwelt – eine Pendelbewegung, die wir alle täglich erleben – Rechnung zu tragen. Manchmal richten wir unsere Aufmerksamkeit auf Objekte »da draußen«, manchmal auf geistige Vorgänge »hier drinnen«. Eine Hypothese geht nun von einer spezifischen neuronalen Aktivität innerhalb von zwei komplementären Signalnetzwerken im Gehirn aus – das eine, das Aktivitätsnetzwerk (TPN = task-positive network), tritt in Aktion, wenn Sie sich mit der Welt außerhalb des Körpers befassen, während das andere, das Ruhezustandsnetzwerk (DMN = default mode network), dann hochfährt, wenn Sie das Augenmerk nach innen richten, wie es gewöhnlich in einem wachen Ruhezustand, bei der Selbstbeobachtung oder beim Ausbleiben nennenswerter Sinnesreize der Fall ist. Man geht davon aus, dass unser Gehirn zwischen diesen beiden Netzwerken sehr schnell hin und her wechselt. In tiefer Meditation werden allerdings beide gleichzeitig aktiviert. Während man meditiert, sind »innen« und »außen« keine konträren Gegensätze mehr, sondern werden als makellose Ganzheit erfahren. Und im Verlauf dieses wunderbaren Prozesses verändert sich die Genaktivität.

DIE LETZTE BARRIERE

Eine letzte Grenze trennt Geist und Körper: ein unbeugsamer Glaube an die Körperlichkeit. Der gesamte Aufbau des Gehirns ist körperlich. Alles, was ein Neuron tut, ist körperlich. Gleiches gilt für die kodierten DNS-Sequenzen, die Nervenzellen hervorbringen. Dank der neuen Genetik haben wir nun einen weit besseren Einblick in diese Kodierung gewonnen. Infolge überwältigender technischer Fortschritte können wir kleinste Veränderungen in der Genaktivität wahrnehmen. Nirgendwo kann man jedoch sehen, dass die DNS dem Geist Folge leistet. Gedanken sind unsichtbar, und allem, was nicht – für das Auge erkennbar – nachgewiesen und quantitativ erfasst werden kann, steht die Wissenschaft misstrauisch gegenüber. Die wissenschaftliche Beweiskraft steht und fällt mit der Quantifizierbarkeit, selbst wenn erst ein derart leistungsstarkes Gerät wie etwa ein Elektronenmikroskop zum Einsatz kommen muss, um das menschliche Sehvermögen zu erweitern.

Aber unser Geist *ist* am Werk, das wissen wir. Indem die neue Genetik gezeigt hat, dass subjektive Lebenserfahrung über epigenetische Modifikationen zu Veränderungen der Genaktivität führen kann, hat sie sozusagen der Sache der Unsichtbarkeit einen Dienst erwiesen. In gewisser Weise ist die Tatsache, dass sich unser Körper verändert, je nachdem wie wir denken und fühlen, derart offensichtlich – da bedarf es eigentlich gar keines wissenschaftlichen Beweises. Der gesamte Körper reagiert darauf, wenn ein Mensch die Ehefrau oder den Ehemann, seinen besten Freund oder seinen Arbeitsplatz verliert; und infolge der Trauer kann Depression auftreten, größere Krankheitsanfälligkeit, ja sogar das Risiko eines verfrühten Todes. Auf solche Veränderungen im Leben reagiert Ihr Super-Genom ganz unmittelbar.

All diese Veränderungen werden von Genen gesteuert, für die etablierte Wissenschaft geht vom Physischen aber dennoch weiterhin eine starke Anziehungskraft aus. Ein Genetiker wird sich erst einmal der Reihe nach die molekularen Veränderungen in der DNS anschauen und dabei immer komplexere Verbindungen finden, bevor etwas so Ungreifbares wie eine Emotion – eben die Trauer – in Betracht gezogen wird. Diese Beschränkung ist die letzte Barriere, die überwunden werden muss. Wie lässt sich das erreichen?

Ein Ansatzpunkt ist der für die moderne Physik so grundlegende Begriff des Felds. Jedes physikalische Geschehen auf der Ebene der Atome und Moleküle (bei denen es sich um beobachtbare »Dinge« handelt) geht auf Schwankungen im Feld zurück (das unsichtbar und ein »Nicht-Ding« ist). Die nach Norden weisende Kompassnadel können Sie sehen, das elektromagnetische Erdfeld, das die Wirkung hervorruft, hingegen nicht. Das vom Baum fallende Blatt können Sie sehen, jedoch nicht die Schwerkraft, die es zur Erde hin zieht. Geschieht etwas Vergleichbares, wenn Gene aktiv werden?

Ein faszinierendes Experiment, 2009 von britischen Molekularbiologen durchgeführt, könnte diesen Punkt erhellen. Schon seit Jahrzehnten wissen wir, dass die DNS über die Fähigkeit verfügt, sich selbst wieder instand zu setzen – und das tut sie, indem sie erkennt, welche Teile der Doppelhelix nicht korrekt kodiert, welche zerbrochen oder mutiert sind. Wenn eine Zelle sich teilt und der DNS-Strang sich selbst dupliziert, ist beim Zusammenbau des neuen Strangs, indem jedes Basenpaar an die richtige Stelle rückt, solch ein Erkennen ebenfalls mit im Spiel. Bei dem zur Rede stehenden Experiment hat das britische Team verschiedene DNS-Stränge ins Wasser gelegt und mitangesehen, wie sie rundliche Klumpen (kugelförmige Strukturen) aus Genmaterial bildeten. Eine lange Sequenz von 249 chemischen Basen (sogenannten Nukleotiden) wurde fluoreszierend eingefärbt, um nachvollziehen zu können, wie sie sich mit anderen DNS-Stücken in dem Klumpen verband.

Das erbrachte erstaunliche und nicht zu erklärende Resultate. Bei genau zusammenpassenden DNS-Abschnitten war die Verbindungswahrscheinlichkeit ungefähr doppelt so hoch, da sie einander selbst dann erkannten, wenn sie im Wasser durch Entfernungen getrennt waren, die keinen physischen Kontakt zuließen. Für einen Zellbiologen ergibt das keinen Sinn, da für ihn jedes Geschehen in einer Zelle physischen Kontakt oder chemische Interaktionen voraussetzt. Mit Blick auf das Feld findet das Rätsel allerdings eine

Erklärung. Wie ein Kompass sich nach den Linien der magnetischen Kraft richtet, die den Planeten umhüllt, könnten diese DNS-Stränge sich nach einem »Biofeld« richten, welches das Leben aufrechterhält.

Das Forscherteam hat das Verhalten der DNS-Stränge in Abwesenheit irgendeiner physischen Verbindung, die sie zusammenführt, »telepathisch« genannt. Das über unendlich kleine elektrische Ladungen wirksame Biofeld könnte eine weniger übernatürliche Erklärung liefern. Etwas zu erkennen ist allerdings ein Merkmal, das wir dem Geist zuschreiben. Wenn Sie am Flughafen auf das Ankommen einer Maschine mit einer Freundin an Bord warten, sind Sie in der Lage, sie in einer aus lauter Fremden bestehenden Menschenmenge zu erkennen – nicht indem Sie jede einzelne Person mustern, sondern indem Sie einfach wissen, nach wem Sie Ausschau halten. Auf die gleiche Weise, wenn auch für uns viel rätselhafter, kann ein mit Futter in seinem Kropf aus dem Meer zurückkehrender antarktischer Pinguin erkennen, welches Küken zu ihm gehört, und unter Tausenden anderen Pinguinküken direkt auf es zusteuern.

Etwas an dem Erkennungsprozess ist elementar und lässt sich mit einer zufällig getroffenen Wahl nicht erklären. Das ist eine Eigenschaft des Geistfelds, von dem wir alle abhängen. In diesem Moment etwa erkennen Sie Worte auf einer Seite, keine Ansammlungen von Buchstaben aus dem Alphabet, die Sie durchsehen, um herauszubekommen, was sie bedeuten. Offenbar vermag die DNS das Gleiche zu tun, denn die 249 Nukleotide haben sich nicht eins nach dem anderen zusammengefügt; die gesamte Sequenz hat ihr Spiegelbild gefunden. Mit Zufälligkeit hat das nichts zu tun.

MIT DEM FELD IN KONTAKT KOMMEN

Dieses vielsagende Experiment hilft, die letzte Barriere zu überwinden, es lässt uns die Körperlichkeit jedoch nicht vollständig überwinden. Um das zu tun, müssen wir anerkennen, dass hinter den Kulissen weitere Faktoren am Werk sind, die Materiepartikel zu Lebewesen organisieren und die sich bislang der Beschreibung und Messung entziehen. In die mystischen Überlieferungen haben Eingeweihte überall auf der Erde diese unsichtbare Kraft erfahren.

Dazu brauchten Sie nur zu Ihrem natürlichen Intelligenzfeld, das überall im Körper gegenwärtig ist, vom Gehirn bis hin zu jeder anderen Zelle, Verbindung aufzunehmen. Felder sind unendlich, Sie müssen dies jedoch nicht sein. In einem kleinen Hufeisenmagneten manifestiert sich das unendlich große Magnetfeld der Erde, und das Erdmagnetfeld wiederum ist ein winzig kleines Pünktchen im elektromagnetischen Feld des Universums. Aber jede Eigenschaft dieses unendlichen Felds ist in einem Magneten gegenwärtig. Ebenso tritt durch Sie Ihr Geist als Teil eines umfassenderen Geistfelds zutage. Dadurch stehen Sie mit Letzterem automatisch in Verbindung. Wenn eine Erfahrung des Geistfelds klar ist, in tiefer Meditation zum Beispiel, verändert sich die Wahrnehmung. Manche Menschen, die in diesen Bewusstseinszustand eintraten, berichteten von folgenden Erfahrungen:

Sie haben in allen Richtungen Unendlichkeit verspürt.
Zeit und Raum waren nicht länger etwas Absolutes – sie wurden lediglich als Schöpfungen des Geistes angesehen.
Alles Trennende existierte nicht mehr. *Wirklich* war nur Ganzheit.
Jedes Geschehnis stand wie die Wellen, die in einem schier endlosen Ozean auf und nieder gehen, mit jedem anderen in Verbindung.
Leben und Tod entsprachen nicht länger einem Anfang oder einem Ende, sondern gingen im Daseinskontinuum auf.

Solche Einsichten sind jedermann zugänglich; dazu brauchen Sie keine Mystikerschule zu besuchen. Auf Suche nach dem Geistfeld braucht man tatsächlich nirgendwo hinzugehen, denn wir sind von ihm umgeben, bis hinab auf die Ebene unserer Gene. Damit das Feld sich zeigt, bedarf es eines bestimmten Blickwinkels. In der vedischen Überlieferung legt ein Text, den man die Shiva-Sutras nennt, 108 Möglichkeiten dar, wie man hinter die Maske der Materie blicken und entdecken kann, was dahinterliegt. Eine dieser Methoden beinhaltet, dass man sieht, was sich jenseits des Himmels befindet. Physisch betrachtet sind Sie dazu natürlich außerstande, doch darauf kommt es gar nicht an. Bei dem Versuch, über den Himmel hinauszusehen, geschieht etwas anderes: Der Geist hält inne. Ratlos angesichts der Unmöglichkeit des ganzen Unterfangens lässt der Geist den gewöhnlichen Strom der Gedanken zum Erliegen kommen. Der Geist nimmt in dem Moment nur noch sich selbst wahr: reines Gewahrsein, durch kein Objekt beeinträchtigt, und, aha! *Das* befindet sich also jenseits des Himmels.

Ein Leben lang von Wasser umgeben, kann ein Fisch nicht wissen, wie Wasser eigentlich beschaffen ist. Falls er jedoch mit einem großen Sprung aus dem Wasser schnellt und so den Kontrast erlebt, wird für ihn Nässe als das Gegenteil von Trockenheit erfahrbar. Nun haben Sie allerdings nicht die Möglichkeit, sich mit einem großen Sprung aus dem Geistfeld hinauszubegeben, doch Sie können den Geist entschleunigen und zur Ruhe kommen lassen. Daraufhin entsteht ein ähnlicher Kontrast: Sie können die Erfahrung machen, wie es sich anfühlt, in sich zu ruhen, still zu werden und von jeder Aktivität abzulassen.

Auch wenn Sie sich nicht regelmäßig in Meditation üben, durch die den großen Weisen, Heiligen und Mystikern ihr inniger Kontakt mit dem Geistfeld zuteilwurde, können Sie immerhin einen gewissen Eindruck davon gewinnen. Setzen

Sie sich mit geschlossenen Augen ruhig hin, ohne irgendwas zu tun. Nehmen Sie einfach den Strom der Gedanken, die Ihnen durch den Sinn gehen, zur Kenntnis. Jeder Gedanke ist ein nur vorübergehendes Phänomen. Er taucht auf, bleibt einen Moment da und verschwindet danach wieder. Achten Sie auf Folgendes: Zwischen dem einen gedanklichen Vorgang und dem nächsten entsteht ganz kurz eine Lücke. Durch das Eintauchen in diese Lücke können Sie zum Geistfeld in seiner unendlichen Ausdehnung gelangen. Das brauchen Sie jedoch nicht jetzt zu versuchen.

Nachdem Sie kurz einen Blick auf die Lücke zwischen zwei Gedanken geworfen haben, öffnen Sie wieder die Augen.

Gedanken tauchen auf – aber woher? Und sie verschwinden wieder – aber wohin? Ihr Woher und Wohin ist das Geistfeld. Wir stehen so sehr im Bann der eigenen Gedanken, dass dieser schlichte Punkt unserer Aufmerksamkeit entgeht. Jeder Gedanke ist etwas Vorübergehendes, der Geist hingegen dauerhaft und unvergänglich. Haben Sie gemerkt, wie leicht Sie das zur Kenntnis nehmen können? Für einen kurzen Moment sind Sie zu einem *Gyan Yogi* geworden, zu jemandem, der mit dem Geistfeld eins ist. Genauer gesagt: zu jemandem, der *weiß,* dass er mit dem Geistfeld eins ist. Denn so etwas wie ein Verlust unseres Kontaktes zum Feld ist ein Ding der Unmöglichkeit. Wir haben es lediglich vergessen, da wir vom unaufhörlichen Kreisen des Geistes um Gedanken, Gefühle, Wahrnehmungen und Vorstellungen total in Anspruch genommen sind.

Wir üben hier keineswegs Kritik an der Geistesaktivität. Indem Sie das Geistfeld erfahren, wird sich lediglich Ihre Wertschätzung für das Leben vertiefen. Und daraus erwächst jenes Staunen, das den persischen Dichter Rumi veranlasste auszurufen: »Wir kommen wirbelnd aus dem Nichts und versprengen die Sterne wie Staub«, und bei einer anderen Gelegenheit: »Schaut auf diese aus dem Nichts hervorwirbelnden Welten. Das liegt in eurer Macht.«

Das Leben entwickelt sich nach Mustern, die zu betrachten jeder schön findet. Die Evolution ließ das menschliche Genom entstehen und das Gehirn, die komplexeste Struktur in dem uns bekannten Universum. Lässt sich dieses Rätsel lösen, indem man nachschaut, was hinter der Maske der Materie steckt? In jeder Zelle unseres Körpers manifestiert sich nahezu unbegrenzte »Intelligenz«. Was wir zelluläre »Intelligenz« nennen, ist die natürliche Fähigkeit der Zelle, sich anzupassen, zu reagieren und jederzeit die richtigen Entscheidungen zu treffen, nicht nur für sie selbst, sondern im Dienst jeder anderen Zelle, jedes Gewebes und Organs im Körper. *Etwas* hat bewirkt, dass dies geschieht. Um jenes *Etwas* ausfindig zu machen, müssen wir uns mit der Evolution selbst beschäftigen – mit jener Kraft, die es uns allen überhaupt erst ermöglicht, hier zu sein.

DAS BEWUSSTSEIN ZUM BESTANDTEIL DER EVOLUTION MACHEN

Das Super-Genom hat dazu beigetragen, dass unsere Vorstellung von der reaktions- und anpassungsfähigen Zelle sich enorm weiterentwickelt hat. Darüber hinaus eröffnet es uns zahlreiche hochinteressante Perspektiven. Eine reaktions- und anpassungsfähige Zelle, durch ihre Umwelt vor neue Herausforderungen gestellt oder mit neuen Möglichkeiten versehen, kann ihre DNS modifizieren. Sie kann vom Gehirn Botschaften empfangen, sie deuten und entsprechend reagieren. Daher stellt sich die Zelle auf unsere Lebenserfahrungen ein, indem sie sich ständig neu organisiert und in ein Gleichgewicht bringt, um sich selbst ebenso wie anderen Zellen im Körper bessere Dienste leisten zu können. An diesem Punkt sind wir Zeuge einer Geist-Körper-Partnerschaft. Der menschliche Geist ist bewusst. In erstaunlicher Weise macht er von Anpassung, Rückkopplungsschleifen, Kreativität und Komplexität Gebrauch – sie sind unser wertvollster Besitz, Ausweis unserer evolutionären Stellung in der Natur. Die Zellen spiegeln den Geist wider, verleihen ihm physischen Ausdruck.

Nur gibt es, was dieses Bild betrifft, leider ein Problem, und zwar ein großes: Die Evolutionstheorie zieht die Möglichkeit, dass die Gene Bewusstsein widerspiegeln, nicht in Betracht. Die Einführung eines Begriffs wie »das intelligente Gen« wäre für sie völlig indiskutabel. Gleichwohl haben die meisten Genetiker gegen »das egoistische Gen« keine

Einwände geltend gemacht. Egoistisch zu sein beinhaltet freilich, dass man Entscheidungen trifft, die nur für einen selbst von Vorteil sind. Und das zu tun setzt Bewusstsein voraus. Unsere Zellen treffen die ganze Zeit Entscheidungen. Stellen Sie sich bitte eine Stahlkugel vor, die sich auf einem Stück Pappe im Kreis dreht. Wie durch ein Wunder scheint sich die Kugel ganz von allein zu bewegen – bis Sie einen Blick unter den Pappkarton werfen und sehen, dass die Kreisbewegung der Kugel durch einen Magneten hervorgerufen wird. Bei der Aktivität der Zellen in Ihrem Körper scheint sich etwas Ähnliches abzuspielen.

Nehmen wir mal an, Sie wären in der Lage, einzelne Herzzellen zu beobachten. Und die begännen auf einmal ohne ersichtlichen Grund wie verrückt zu zucken, nur um sich eine Minute später wieder langsamer zu bewegen. Diese Aktivität führen sie scheinbar eigenständig aus. Mit einem gewissen Abstand stellen Sie allerdings fest, dass der Inhaber dieses Herzens gerade eine Treppe hochgestiegen ist. Die Herzzellen haben auf Anweisungen des Gehirns reagiert, und das Gehirn hat auf den Geist gehört. So funktioniert die Partnerschaft. Was wir für intelligent erachten, ist der Mensch, nicht seine Zellen. Selbst die Gehirnzellen rangieren in der Partnerschaft lediglich auf Platz zwei, denn an oberster Stelle kommt stets der Geist.

Die Evolutionstheorie nimmt die umgekehrte Position ein, für sie steht die Materie an erster Stelle. Geht es nach dem überkommenen darwinschen Lehrverständnis von heute, dann ist der Geist das evolutionäre Produkt einer – zunächst geistlosen – elementaren Zellaktivität. Später wurden die chemischen Interaktionen komplexer, ebenso die Fähigkeit der Zellen, sich an ihre jeweilige Umgebung anzupassen. Um komplexere Organismen zu bilden, begannen Einzelzellen, miteinander Zellklumpen zu formieren. Nach Hunderten Millionen Jahren hatten die Klumpen einen Spezialisierungsprozess durchlaufen, und der Hauptakteur war nun ein Klumpen, der sich zu Nervenzellen, zu primitiven Nervensystemen und schließlich zu einem primitiven Gehirn entwickelt hatte. All das wissen wir, weil die verklumpten Nervenzellen, über die wir – die vom Glück begünstigten Menschen – verfügen, an der Spitze der Gehirnevolution stehen. Das menschliche Gehirn hat uns bewusst, gewahr, schöpferisch und hochintelligent gemacht.

Im Gegensatz dazu haben wir in diesem Buch die Vorstellung dargelegt, dass Zellen und Gene am selben Geistfeld teilhaben wie das Gehirn. Die herkömmliche Evolutionstheorie ist für jeden annehmbar, der wie die Darwinisten glaubt, dass an erster Stelle die Materie steht. Unsere Auffassung hat allerdings einen großen Vorzug – sie öffnet der Geist-Körper-Partnerschaft einen neuen Horizont. Pandas werden nie aufhören, sich von Bambussprossen zu ernähren, Tiger werden stets dem Rotwild nachstellen und Pinguine werden, um Eier abzulegen, immer über die antarktischen Eisfelder laufen – zumindest auf absehbare Jahrmillionen hinaus. So lange würde es mindestens dauern, bis ein derart tief verankertes Instinktverhalten durch ein mutiertes Gen verändert werden könnte.

Menschen aber können ihre Ernährung ändern, der Gewalt entsagen, Vegetarier werden und ihre Babys statt in der Antarktis in einem wohltemperierten Hospital zur Welt bringen. Wir sind anpassungsfähig ohne Ende. Darum haben wir die Evolution weit über die physischen Grenzen hinaus vorangebracht. Unsere Haut strahlt derart viel Wärme ab, dass es für einen nackten Menschen tödlich wäre, eine kalte Winternacht draußen im Freien zu verbringen. Diesen Riesennachteil haben wir jedoch durch Kleidung, ein Dach über dem Kopf und Feuer wettgemacht. Evolutionär betrachtet sind wir eine echte Sondernummer, gar keine Frage. Durch unseren nächsten Vorzug freilich wird wohl alles, was der etablierte Darwinismus anerkennt, endgültig in den Schatten gestellt.

Der Mensch könnte das erste Geschöpf in der Geschichte des Lebens auf Erden sein, das selbst bestimmt, wo seine Evolution hinführt! Trifft dies zu, dann wird das Super-Genom zum Schlüssel für die Zukunft eines jeden von uns, beginnend mit dem, was wir in diesem Augenblick denken und tun.

Um dahin zu gelangen, müssten freilich in unserem Evolutionsverständnis drei große Veränderungen akzeptiert werden, und jede dieser Veränderungen würde eine Säule der darwinschen Theorie zum Einsturz bringen.

Erstens: Die Triebkraft der Evolution muss in mehr bestehen als in bloßem Zufall.

Zweitens: Die Evolution muss erheblich schneller vonstatten gehen und Veränderungen nicht in Hunderttausenden oder Millionen von Jahren, sondern innerhalb einer einzigen Generation herbeiführen.

Drittens: Die Evolution muss selbstorganisierend, mithin *bewusst* sein, dem Einfluss von Entscheidungsfindung, Lernen und Erfahrung Raum geben.

Das stellt den Status quo der Evolutionstheorie ernstlich infrage. Die ganze Diskussion würde normalerweise im kleinen Kreis derer stattfinden, die von Berufs wegen Anhänger der Evolutionslehre sind. Doch hier geht es um ein Ziel von so großer Bedeutung für das Leben eines jeden von uns, dass wir Sie in diesen exklusiven Kreis mit hineinbringen wollen. Ebenso sehr wie jeder berühmte Genetiker es verdient hat, darüber zu sprechen, welchen Kurs die menschliche Evolution einschlägt, verdienen auch Sie es. Lassen Sie uns die drei Änderungen an der darwinschen Theorie, die es vorzunehmen gilt, eingehender betrachten, und zwar nicht weil die beiden Autoren das sagen, sondern weil es sich um genau die Veränderungen handelt, die uns dank der neuen Genetik wahrscheinlich bevorstehen.

IST DIE EVOLUTION BLOSS EIN GLÜCKLICHER ZUFALL?

Wir haben es bereits weiter vorn erwähnt: Die Vorstellung, dass alle neuen Mutationen *nur* per Zufall zustande kommen, zählt zu denjenigen Mythen im Kontext der Genetik, die längst schon über Bord geworfen werden mussten. (Siehe S. 77 f. und 84 f.) An der Stelle war ein Hintergrundlärm zu vernehmen, weil manch wütender Evolutionsbiologe schwere Gegenstände durch den Raum fliegen ließ – schließlich war das Phänomen der rein zufälligen Mutationen einer der mit Abstand wichtigsten Grundsätze des Darwinismus. Und diesen Grundsatz für nichtig zu erklären zählte bei solchen Gegnern der Evolutionslehre, die eine religiöse Agenda vertraten, zu den Standardstrategien. Diesen Makel auszuräumen, bereitet nun Schwierigkeiten.

Gemäß der darwinschen Theorie werden diejenigen Mutationen, die der Motor der Evolution sind, nicht durch Lebenserfahrungen in Gang gebracht. Laut Darwin hat eine Giraffe ihren langen Hals nicht etwa deshalb erhalten, weil sie ihn haben wollte oder ihn brauchte. Der längere Hals ist eines Tages per Zufall entstanden, und die Mutation verschaffte dieser vom Glück begünstigten Giraffe einen Überlebensvorteil, der dann durch natürliche Auslese an die nachfolgenden Generationen vererbt wurde. Ganz offenkundig versetzt zwar ein längerer Hals die Giraffen in die Lage, an Blätter heranzukommen, die weiter oben an einem Baum wachsen, doch der Darwinismus lässt nicht zu, dass ihm irgendein »Warum« in die Parade fährt. Die klassische Evolutionstheorie erlaubt Ihnen nicht zu sagen, dass ein langer Hals deshalb auf der Bildfläche erschien, »weil« das Tier darauf angewiesen war, weiter oben im Baum fressen zu können. Vielmehr würde sie erklären, die neue Mutation sei per Zufall eingetreten und habe Bestand gehabt, »weil« sie dem Tier diese neue Überlebenstüchtigkeit verlieh.

Außerhalb des Evolutionsbereichs sprechen wir andauernd über »warum« und »weil«. Wenn ein Basketballspieler acht Zentimeter größer ist als die anderen Spieler auf dem Feld und mehr Rebounds im Korb versenkt, dann gelingt ihm das deshalb, weil ihm dieser Größenbonus einen Vorteil verschafft. Warum sollen wir also von einer Giraffe nicht dasselbe sagen dürfen? Das hängt mit der Art und Weise zusammen, wie Mutationen vererbt werden. Jene erste vom Glück begünstigte Giraffe musste überleben, ansonsten hätte ihre neue Mutation nirgendwo hingeführt. Als Nächstes musste das mutierte Gen in der nachfolgenden Generation auftauchen. Sofern das Gen nach wie vor einen Überlebensvorteil brachte, war es nun in mehr als nur einem Tier vertreten und hatte deshalb bessere Chancen, sich durchzusetzen.

Die Aussichten darauf waren jedoch immer noch sehr gering, denn um sich auf Dauer etablieren zu können, musste das Gen seinen Weg ins Genom einer jeden Giraffe finden; die kurzhalsigen mussten so sehr im Nachteil sein, dass sie aus dem Genpool verschwanden. Der ganze Prozess ist ein Zahlenspiel – reine Statistik –, das sich von Generation zu Generation wiederholt. Alles hängt von dem Gen ab und davon, wie erfolgreich es weitervererbt wird. Anhänger der Evolutionslehre werden durchaus darüber spekulieren, dass ein längerer Hals die im Vorteil befindlichen Giraffen in die Lage versetzt, an Blätter heranzukommen, die für kürzer gewachsene Giraffen unerreichbar bleiben. Aber wissenschaftlich betrachtet kommt es darauf eigentlich nicht an. Die Fakten und Zahlen betreffen das langfristige Fortbestehen einer Mutation.

Dank der modernen Gentheorie konnten die Überlebensstatistiken in hohem Maß verfeinert werden. Der eisernen Mauer der Zufallsmutationen gegenüberzustehen hat etwas Entmutigendes. Man stellt fest, dass das gesamte

Genetik-Establishment denjenigen Ideen, die eine konträre Auffassung zum Ausdruck bringen, mit Ablehnung begegnet. Zumindest war dies in der Vergangenheit, bis zum letzten Jahrzehnt, der Fall. Aus der eisernen Mauer ist inzwischen etwas anderes geworden: eine Kluft.

Mit einer Kluft lässt sich besser umgehen als mit einer Mauer, denn man kann sie überbrücken und braucht keine Abrissbirne. Auf der einen Seite der Kluft haben wir die offensichtliche Tatsache, dass der Mensch intelligent ist. Auf der anderen Seite haben wir die darwinsche Theorie, die dem Begriff *Intelligenz* mit großem Argwohn begegnet. Das invasive Gebaren, das die Anhänger des sogenannten Intelligent Design – eine Bewegung, die der Genesis einen wissenschaftlichen Unterbau verschaffen wollte – an den Tag legten, hat den Begriff völlig sinnentstellt. Ihre Bestrebungen wurden durch den heftigen Widerspruch aus den Kreisen der Wissenschaft, dem wir uns nur anschließen können, vereitelt. Also müssen wir die ganze Auseinandersetzung wirklich nicht ein weiteres Mal durchfechten. Der erbitterte Zwist zwischen Ratio und Glaube verlangt nach Heilung, denn beide verdienen den ihnen gebührenden Platz.

Da die herkömmliche Evolutionstheorie durch neue wissenschaftliche Erkenntnisse zunehmend unter Druck gerät, zeichnet sich inzwischen eine Möglichkeit ab, wie die Kluft überwunden werden könnte. Zufällige Mutationen sind keineswegs die ganze Geschichte, wie die neue Genetik nun im Eiltempo unter Beweis stellt. (Bei Spinoza, dem großen jüdischen Philosophen, der in den Niederlanden lebte, heißt es: »Es gibt in der Natur nichts Zufälliges.«[17] Und: »Zufällig aber wird ein Ding nur mit Rücksicht auf einen Mangel unserer Erkenntnis genannt.«[18]) Natürliche Auslese ist allerdings ebenso wenig die ganze Geschichte. Anders als Giraffen, Mikroben und Fruchtfliegen existiert der Mensch nicht einfach nur in einem Naturzustand. Wir existieren in einer Kultur, die stark beeinflusst, wie das Super-Genom funktioniert. Wenn eine schlechte Mäusemutter ihr Verhalten an den Nachwuchs vererben kann, könnte menschliches Verhalten das Gleiche bewirken, freilich in einem weit umfassenderen Rahmen.

Falls sich die Kluft zwischen der Evolutionslehre nach dem Standardmodell und der neuen Genetik überwinden lässt, ist das für Sie und jeden anderen Menschen eine großartige Nachricht: Es bedeutet, dass Sie sich tatsächlich in Echtzeit weiterentwickeln; und trifft das zu, dann hat es enorme Konsequenzen.

Aber lässt sich überhaupt noch von Evolution sprechen, wenn man der reinen Zufälligkeit nicht länger den Rang einer absoluten Wahrheit einräumt? Und kann es gelingen, dass bewusste Evolution nicht nur ein darwinsches Dogma, sondern eine anerkannte Tatsache sein wird? Das muss sie, sofern das Super-Genom seine enorme Verheißung erfüllen soll.

DAS ENDE DER ZUFÄLLIGKEIT

Die Belege häufen sich, dass Genmutationen nicht einfach nur per Zufall stattfinden. In einer Studie aus dem Jahr 2013, die in dem einflussreichen Wissenschaftsmagazin *Molecular Cell* veröffentlicht wurde, haben Forscher von der Johns Hopkins University Folgendes gezeigt: Bringt man in Hefe gezielt Mutationen ein, um ihr Wachstum zu mindern, dann bilden sich zur Wiederherstellung des Wachstums umgehend neue Mutationen. Diese bezeichnet man als kompensatorische Sekundärmutationen. Und sie sind alles andere als zufällig. Kompensatorische Mutationen können auch dann auftreten, wenn die Lösung, in der die Hefe gezüchtet wird, nur in geringem Maß die notwendigen Nährstoffe enthält und so für die Hefe eine stressbelastende Umweltsituation erzeugt. Obgleich Hefe ein ganz simpler Organismus ist, lässt sich den gerade skizzierten Vorgängen Folgendes entnehmen: Angesichts offenkundiger ökologischer Herausforderungen kann sich das Genom schnell anpassen und zwecks Kompensation notwendige (nicht zufällige) Mutationen vornehmen, um die Überlebenschancen zu erhöhen. Epigenetische Modifikationen der Genaktivität können demselben Zweck dienen.

Eine weitere Studie, die sich auf das Bakterium *E. coli* (*Escherichia coli*) bezieht und in *Nature* veröffentlicht wurde, gelangte zu einem ähnlichen Schluss. Die Mutationsraten an verschiedenen Stellen des bakteriellen Genoms wichen sehr stark voneinander ab. In Genen mit hoher Aktivität verzeichneten die Forscher eine niedrigere Mutationsrate. Entgegen der Vorstellung, sämtliche Mutationen ergäben sich per Zufall, wurde die Mutationsrate unter den Genen evolutionär offenbar dahingehend optimiert, das Auftreten von gefährlichen Mutationen in Genen, die für das Überleben von besonders großer Bedeutung sind, zu vermindern. Zugleich kann man erhöhte Raten dort finden, wo Mutation besonders nützlich ist – zum Beispiel in Immun-Genen, die sich permanent umorganisieren müssen, um neue Antikörper gegen eindringende Erreger zu produzieren. Wie Mutationen angesichts ökologischer Herausforderungen zu manchen Genen gelenkt werden, zu anderen hingegen nicht, ist noch nicht ganz klar. Nach einer der wichtigsten Hypothesen, die man heute in der Forschung untersucht, kommt dabei jedenfalls der Epigenetik eine Schlüsselrolle zu.

Darwin, der im neunzehnten Jahrhundert lebte, konnte selbstverständlich nicht wissen, dass die Mutationsraten von einer Stelle des Genoms zur anderen sehr unterschiedlich ausfallen. Nicht einmal vom Genom hatte er damals Kenntnis. Das Beharren der strikten Darwinisten auf dem Dogma, dass Mutationen sich nur per Zufall einstellen und später einer natürlichen Auslese unterworfen sind, lässt sich im einundzwanzigsten Jahrhundert immer weniger aufrechterhalten. Die tatsächliche Mutationsrate an dieser oder jener Stelle im Genom hängt von vielen verschiedenen Faktoren – beispielsweise davon, ob es um den Schutz oder die Instandsetzung der DNS geht –, auch von epigenetischen Faktoren ab. Jedenfalls ist das kein zufälliger Prozess.

Lässt die neue Genetik genug Raum für die Aussage, dass sich jeder Mensch genau jetzt in diesem Augenblick entwickelt? Noch nicht. Erst einmal gilt es noch weitere Hürden zu überwinden, beginnend mit dem Tempo der Evolution, die in einem solchen Schneckentempo vorankommt, dass die Evolution einer Spezies vielfach Jahrmillionen in Anspruch nimmt.

Auch gibt es verblüffende Belege dafür, dass Krebsmutationen nicht, wie man bisher angenommen hatte, völlig wahllos erfolgen. Da die wissenschaftlichen Details hierzu ein wenig sperrig und unübersichtlich sind, finden Sie eine fachliche Erörterung dieses Themas im Anhang ab S. 427.

DEN ZEITABLAUF BESCHLEUNIGEN

Dem herkömmlichen Darwinismus zufolge muss eine Spezies auf das zufällige Zustandekommen einer Genmutation warten. Dient die Mutation dem Überleben, dann bildet sich daraufhin im Träger der Mutation ein neues Verhaltens- oder Strukturmerkmal aus. Anschließend kann es Millionen Jahre dauern, bis sich das Merkmal in der Population der betreffenden Spezies überallhin verbreitet hat. Dank der Epigenetik können derartige Veränderungen gleich eine Generation später in weiten Teilen der Population auftreten.

Wie viel Zeit es braucht, bis eine evolutionäre Veränderung zustande kommt, ist durchaus strittig; und die Diskussion kann an vielen Punkten ansetzen. Beginnen wir doch mit Darwins »größter Schwierigkeit«,[19] wie er sie nannte, einer Schwierigkeit, die weitreichende Auswirkungen haben sollte. Das Problem hatte mit Ameisen und Honigbienen zu tun. Für Darwin blieb es unerklärlich, weshalb in dem Ameisenstaat Generation für Generation – ungeachtet ihrer Unfruchtbarkeit – immer wieder sterile weibliche Ameisen existierten. Er beobachtete, inwiefern die sterilen Weibchen sich in puncto Verhalten und Körperform von den fruchtbaren Weibchen unterschieden. Wie aber konnte es sein, dass die Gene der sterilen Weibchen, obwohl Letztere sich offenkundig nicht vermehrten und daher keine Chance auf Nachwuchs hatten, immer weitervererbt wurden? Von Genen wusste Darwin noch nichts, seine Theorie hing jedoch vom Überleben ab. Wie aber können die Ameisen überleben, wenn eine ganze Gruppe unfruchtbar ist?

Die Antwort darauf konnte erst gegeben werden, als – lange nach Darwins Tod – die Epigenetik auf der Bildfläche erschien. Die Epigenetik erklärt, wie chemische Modifikationen der DNS die Genaktivität dauerhaft verändern, sie hoch- oder runterregulieren können. Vom Moment der Geburt an kann dieser Prozess einsetzen. Auf das unübersichtliche Thema der Vererbung neuer Gene brauchen wir dabei gar nicht einzugehen – lediglich die bereits vorhandenen Gene müssen modifiziert werden. Auf eigene Faust kam Darwin der Antwort schon ziemlich nahe. Die könne im Aufbau des Bienenstaats zu finden sein, spekulierte er.

Abhängig vom Futter, das die Larven der Honigbiene erhalten, können sie entweder zur Königinnenanwärterin oder stattdessen zu einer der unfruchtbaren Arbeiterinnen im Bienenstock heranreifen. Den Unterschied macht letztlich ein spezieller, als Gelée Royale bekannter Futtersaft. Er enthält Nährstoffe, die ein verstärktes Wachstum der Ovarien begünstigen. Man konnte zeigen, dass für diesen Vorgang unter anderem epigenetische Veränderungen ganz bestimmter Gene notwendig sind. Während die Bienenkönigin durch ihre Ernährung in die Lage versetzt wird, jahrelang zu leben und Millionen Eier zu legen, beschränkt sich das kurze Leben einer Arbeitsbiene auf die Instandhaltung des Bienenstocks, die Versorgung der Brut und die Nahrungssuche – im Grunde auf die Verrichtung all der Tätigkeiten, die zum Wohl des Bienenstocks geleistet werden müssen.

Die Abläufe in einem Ameisenstaat sind ähnlich. Letzten Endes schlug Darwin vor, im Fall der Ameisen beziehe sich die natürliche Auslese nicht nur auf das Einzelwesen, sondern auch auf die Familie und die Gemeinschaft. Er erkannte in ersten Ansätzen, dass ein ganzer Ameisenstaat als ein einziger sich entwickelnder »Super-Organismus« betrachtet werden kann. Das entspricht unserer heutigen Sicht.

Außerdem kann die Nahrung die Genaktivität in der Weise modifizieren, dass bestimmte Honigbienen auf die Abgabe von Pheromonen programmiert werden, die sie dazu bringen, sich entweder um die Brut zu kümmern oder sich draußen auf Nahrungssuche zu begeben. Modifiziert werden kann die Genaktivität durch die Aktivität von Enzymen, sogenannten Histon-Deacetylasen (HDAC); von den epigenetisch modifizierten Genen entfernen sie chemische Strukturen, die als Acetylgruppen bezeichnet werden. Wie sich herausstellt, enthält Gelée Royale HDAC-Hemmer; sie sichern die Position einer Honigbiene, in Zukunft möglicherweise Bienenkönigin zu sein. Während unserer Arbeit an diesem Buch hat die Food and Drug Administration (FDA) interessanterweise dem ersten epigenetischen Medikament die Zulassung für die USA erteilt. Es heißt Farydak und dient als HDAC-Hemmer zur Behandlung wiederkehrender (rezidiver) Formen einer bestimmten Art von Krebs, des Multiplen Myeloms (MM).[20] Farydak soll bei bestimmten Genen epigenetische Veränderungen revidieren, um zu verhindern, dass das Multiple Myelom auf andere Teile des Körpers übergreift.

Nach einhundertfünfzig Jahren hat Darwins »größte Schwierigkeit« zu der Erkenntnis geführt, dass die Epigenetik nicht nur für das Geschick der Bienenlarven, sondern auch für ihr späteres Verhalten ausschlaggebend ist. Diese genetische Umleitung beschleunigt in der Praxis die Evolution. Und ebenso wichtig: Sie macht die Evolution zu etwas Persönlichem. In der überkommenen darwinschen Theorie bleibt Evolution ganz unpersönlich. Um sich durchzusetzen, muss eine neue Genmutation im Großteil einer Pflanzen- oder Tierpopulation vererbt werden. Die flugunfähigen Flügel des Pinguins beispielsweise haben es der gesamten Spezies ermöglicht, dadurch zu überleben, dass die Tiere nun im Meer tauchen und als vorzügliche Schwimmer unablässig Fische jagen können. Durch die Epigenetik aber verändert sich das Dasein des einzelnen Lebewesens. Im Fall der Honigbiene wird das ganze Leben einer unfruchtbaren einzelnen Arbeitsbiene durch epigenetische Modifikationen bestimmt. Dieser Unterschied hat für den Menschen möglicherweise brisante Auswirkungen. Die in zunehmender Zahl vorhandenen Belege, aus denen hervorgeht, dass das epigenetische Umschalten der entscheidende Faktor für Lebensstilveränderungen und das Wohlbefinden ist, haben wir Ihnen vorgelegt. Versucht man jedoch Anhänger der Evolutionslehre dafür zu gewinnen, diesen neuen Entwurf in Betracht zu ziehen – von zustimmen gar nicht zu reden –, stößt man auf beträchtlichen Widerstand.

Gegenwärtig wird eine hitzige Kontroverse darüber ausgetragen, ob innerhalb unserer relativ kurzen individuellen Lebensspanne genetisch gesehen der *Homo sapiens* als Spezies Fortschritte gemacht hat. Nachdem unsere Vorfahren vor rund 200 000 Jahren Afrika verlassen hatten, besiedelten sie weit voneinander entfernte Orte in aller Welt, und indem sie das taten, entwickelte jede größere Gruppe bezogen auf die Haut, den Körperbau und das Gesicht für sie typische Merkmale. In seinen Grundzügen gleicht ein asiatisches Gesicht keineswegs einem europäischen Gesicht, ebenso wie die Haut eines Afrikaners weder derjenigen eines Asiaten noch der eines Europäers gleicht.

Der bekannte Biologieprofessor und Autor H. Allen Orr führt aus, dass »Genetiker eine Variante eines bestimmten Gens vielleicht bei 79 Prozent der Europäer, jedoch nur bei etwa 58 Prozent der Ostasiaten antreffen werden. Nur selten weisen alle Europäer eine genetische Variante auf, die nicht bei allen Ostasiaten vorkommt. Aber über unser riesiges Genom verteilt summieren sich diese statistischen Unterschiede, und Genetikern fällt es dann nicht sonderlich schwer, die Schlussfolgerung zu ziehen, dass das Genom des einen Menschen europäisch und das eines anderen ostasiatisch aussieht.«[21]

Man hat argumentiert, von Genom zu Genom gebe es beim Menschen derart viele Unterschiede, dass man, um all dies erklären zu können, von kürzeren Zeitabläufen ausgehen müsse. Manche Evolutionstheoretiker glauben, bis zu 8 Prozent der genetischen Veränderungen seien durch natürliche Auslese gerade mal in den letzten 20 000 bis 30 000 Jahren zustande gekommen. Nach den Zeitmaßstäben der Evolution – wenn Sie demgegenüber beispielsweise die Entwicklung des Pferds von seinem kleinwüchsigen Vorfahren, dem *Eohippus* (griech.: »Pferd der Morgenröte«), das nur doppelt so groß war wie ein Foxterrier und in der Zeit vor 48 bis 56 Millionen Jahren Nordamerika durchstreift hat, bis heute in Betracht ziehen – entspricht das allenfalls einem Wimpernschlag.

Inmitten dieser Kontroverse, in der die Daten und Fakten tendenziell nicht immer so belastbar und die Schlussfolgerungen spekulativ sind, ist nicht einmal klar, ob sich unser Genom aufgrund von Überlebensvorteilen (indem wir mehr Nahrung erhalten haben) oder durch Paarung verändert hat. In dem einen Lager vertritt man die Auffassung, genetische Veränderungen seien nicht allein infolge von Zufallsmutationen und natürlicher Auslese zustande gekommen, sondern durch Kultur vorangebracht worden. Da Menschen in Gemeinschaften leben, dürfe man wohl davon ausgehen, so die Argumentation, dass diejenigen Eigenschaften, die gemeinschaftsdienliche Fertigkeiten begünstigen, durch Erziehung gefördert und daher bis in die heutige Zeit weitervererbt wurden. Auf welche Weise genau ein Gen jedoch eine bestimmte Fertigkeit begünstigt, bleibt ungewiss. Verfolgt man mit, wie der Arzt, Sozialwissenschaftler und Lehrstuhlinhaber an der Yale University Nicholas Christakis mit sich ringen musste, bevor er öffentlich erklärte, dass »Kultur unsere Gene verändern kann«, ist das schon verblüffend.

In einem Artikel aus dem Jahr 2008 erklärt Christakis: »Meine Ansicht darüber, wie die Menschen buchstäblich zur Verkörperung der sie umgebenden sozialen Welt geworden sind, hat sich gewandelt.« Als Sozialwissenschaftler hatte er Belege in Hülle und Fülle zu sehen bekommen, die davon zeugten, wie prägend die Erfahrungen der Menschen – die Erfahrung von Armut beispielsweise – für ihre Erinnerungen und ihre Mentalität waren. Da aber lag die Grenze: Als Arzt »habe ich geglaubt, unsere Gene seien eine unabänderliche Größe und ein Zwiegespräch zwischen Kultur und Erbbiologie sei unvorstellbar. Ich habe geglaubt, als Spezies würden wir uns über viel zu lange Zeiträume entwickeln, als dass diese Entwicklung vom menschlichen Handeln beeinflusst werden könnte.«

EVOLUTION IN ECHTZEIT

Ohne die Epigenetik anzusprechen, um zu schildern, wie es zu diesem Sinneswandel gekommen war, gibt Christakis ein schlagendes Beispiel dafür, wie die Kultur zu den Genen spricht:

Bislang das beste Beispiel ist die Entwicklung der Laktosetoleranz bei Erwachsenen. Die Fähigkeit der Erwachsenen, Laktose (einen Milchzucker) zu verdauen, bringt nur dann evolutionäre Vorteile, wenn eine sichere Milchversorgung gewährleistet ist, wie es etwa nach der Domestizierung von Milch liefernden Tieren (Schafen, Kühen, Ziegen) der Fall war. Daraus ergeben sich diverse Vorteile, von einer wertvollen Kalorienquelle, die so zur Verfügung steht, bis hin zu einer Quelle der unerlässlichen Flüssigkeitszufuhr in Zeiten von Wasserknappheit oder -verunreinigung. Erstaunlicherweise hat es in einem Zeitraum, der kaum mehr als die letzten drei- bis neuntausend Jahre umfasst, in weit voneinander entfernten Populationen Afrikas und Europas adaptive Mutationen gegeben, die alle die Fähigkeit verleihen, Laktose zu verdauen. ... Diese Eigenschaft verschafft denjenigen, die über sie verfügen, genügend Vorteile, um bedeutend mehr Nachkommen zu haben als diejenigen ohne solch eine Fähigkeit.

Solch eine Veränderung innerhalb von drei- bis neuntausend Jahren, das ist, bezogen auf evolutionäre Zeiträume, ein regelrechtes Renntempo. Christakis sieht jedenfalls keinen Grund, noch länger zu zweifeln: »Wir entwickeln uns in Echtzeit«, schreibt er, »unter dem erkennbaren Druck von sozialen und historischen Kräften.« Diese Worte klingen zunächst nicht weiter dramatisch – bis man feststellt, dass die »sozialen und historischen Kräfte« in gewissem Umfang der menschlichen Kontrolle unterliegen. Schließlich sind wir diejenigen, die Kriege anzetteln, ganze Bevölkerungsgruppen auslöschen, Hungersnöte heraufbeschwören und, zum Positiven, Menschen vor dem Verhungern bewahren, Seuchen ein Ende bereiten und politische Reformen gegen die Armut durchführen.

Den Ausschlag gab für Christakis ein Artikel, den der Anthropologe John Hawks von der University of Wisconsin mit seinen Kollegen 2007 in der renommierten Zeitschrift *Proceedings of the National Academy of Science* veröffentlichte. Er lieferte Beweise dafür, dass sich die menschliche Anpassung im Verlauf der letzten 40 000 Jahre beschleunigt hat. Ein beschleunigtes Zustandekommen einer »positiven Auslese«, so erklären die Autoren, lässt sich durch weltweite Genomuntersuchungen, die »die in jüngster Zeit außerordentlich schnell vorangeschrittene genetische Evolution unserer Spezies« belegen, statistisch nachweisen. Plötzlich tat sich ein Panorama von Möglichkeiten auf. Gewisse genetische Varianten haben unter Umständen dazu beigetragen, dass nach dem Aufstieg der Städte und dem daraus sich ergebenden viel engeren Kontakt mit anderen Personen manche Menschen solche Epidemien wie Typhus besser überleben konnten.

Sobald Christakis erst auf diese Weise zu denken begann, wurde ihm klar, dass die Kultur keinen Monolog führt, und die Gene ebenso wenig – immer schon standen sie miteinander im Dialog. »Schwer zu sagen, wo das enden wird. Womöglich wird es Genvarianten geben, die das Überleben in der Großstadt oder das Sparen für den Ruhestand unterstützen, die den Alkoholkonsum oder eine Vorliebe für komplizierte soziale Netzwerke begünstigen. Womöglich wird es Genvarianten geben, die (basierend auf altruistischen Genen, die Teil unseres hominiden Erbes sind) einem Leben in einer demokratischen Gesellschaft zuträglich sind, während andere ein Leben unter Computern unterstützen. ... Vielleicht trifft es sogar zu, dass uns die komplexere Welt, in der wir heute leben, tatsächlich klüger macht.«

Evolution in Echtzeit ist für das Super-Genom von entscheidender Bedeutung. Wir können sicher sein, dass sie im

Mikrobiom stattfindet, da Bakterien ein kurzes Leben haben und schnell zu Mutationen neigen. Wenn aber grundlegendes Wohlbefinden Realität werden soll, muss die Evolution in Echtzeit das gesamte Geist-Körper-System betreffen. Wie könnte das funktionieren? Vor dem Siegeszug des Darwinismus gab es andere Evolutionstheorien. Vor allem eine von ihnen hat vorausgesehen, dass Geschöpfe sich innerhalb einer einzigen Lebensspanne evolutionär weiterentwickeln könnten.

Bereits Jahrzehnte vor Darwin gehörte der französische Naturalist Jean-Baptiste Lamarck (1744–1829) zu den Unterstützern der Evolutionsidee. Auf dem Schlachtfeld war er ein Held im Kampf gegen Preußen und in seinem Labor eine ausgemergelte, zielstrebige Gestalt. Letzten Endes starb er erblindet, verarmt und öffentlich verhöhnt. Tatsächlich waren seine Ideen zur Evolution noch bis vor Kurzem Zielscheibe von Spott, weil sie zu Darwins Ideen in Widerspruch standen. Lamarck machte geltend, dass sich die Spezies entsprechend dem elterlichen Verhalten entwickeln. Wer beispielsweise Hunderte von Büchern liest, so erklärte er, bekomme daraufhin kluge Kinder. Das trifft offenkundig nicht zu. Mit Blick auf die Epigenetik wirken Lamarcks Vorstellungen heute allerdings ein bisschen weniger absurd.

Man könnte ihn als den Vater der »weichen« Vererbung ansehen, die den Kern der Epigenetik ausmacht – Merkmale, die an die folgende Generation vererbt werden, wenn der Vater oder die Mutter eine Erfahrung gemacht hat, die stark genug war, um epigenetische Markierungen zu bewirken (wie das Überleben einer Hungersnot oder eines Folterlagers), oder wenn die schwangere Mutter unmäßig viel raucht oder trinkt oder wenn sie Umweltgiften ausgesetzt ist. Dank der enormen Fortschritte in der genetischen Analyse der Genome – vom menschlichen bis hin zum viralen Genom – haben wir nicht nur Nachweise für Darwins Theorien der »harten« Vererbung geliefert, sondern ebenso für manche der lamarckschen Prinzipien. Seine Einschätzung hat sich zwar nicht rundum als richtig erwiesen, kann aber auch nicht mehr schlicht und einfach als absurd abgestempelt werden.

Ein immer größerer Datenbestand zeugt davon, dass Lamarck zumindest auf der richtigen Spur war. Weiche Vererbung ist ein Paradebeispiel für beschleunigte Evolution. Der Beweis, dass von den Eltern vorgenommene Lebensstilveränderungen an die nächste Generation vererbt werden können, steht allerdings noch aus. Sind sie stark genug und bleiben sie auf der epigenetischen Ebene lange genug bestehen? Gegenwärtig bleiben dies offene Fragen. Ohne irgendwelche genetischen Kenntnisse konnte Darwin nicht einmal den Versuch unternehmen, solche Fragen zu beantworten. Doch eine Kombination aus weicher und harter Vererbung wird eines Tages die Antwort geben.

DEN GEIST INS SPIEL BRINGEN

Ziemlich zu Beginn dieses Kapitels haben wir erklärt, die Evolutionstheorie müsse sich, damit das Super-Genom sein Potenzial entfalten kann, in drei Punkten verändern. Auf die ersten beiden sind wir inzwischen zu sprechen gekommen. Wir haben die Barriere in Gestalt der nur zufälligerweise erfolgenden Mutationen beseitigt und das Tempo der evolutionären Veränderung beschleunigt. Übrig bleibt der dritte und wahrscheinlich kontroverseste Punkt: Es gilt zu erklären, welche Rolle der *Geist* spielt. Allein schon diesem Wort wohnt offenbar eine enorme Sprengkraft inne. Daher werden wir es durch Begriffe ersetzen, die beschreiben, wie Systeme funktionieren, wenn sie hochkomplex und hoch entwickelt sind. Mit Erzmaterialisten große Diskussionen zum Thema Geist zu führen, macht keinen Sinn – viele von ihnen halten ihn für eine Folgeerscheinung der physischen

Aktivität im Gehirn, vergleichbar der Wärme, die sich entwickelt, wenn ein Feuer brennt.

Über die Beziehung zwischen Geist und Gehirn haben wir mit *Super-Brain* ein ganzes Buch geschrieben. Darin sprechen wir uns nachdrücklich für die Auffassung aus, dass der Geist an vorderster Stelle kommt, dann erst das Gehirn. Ein Buch über Genetik ist allerdings eine andere, eigene Geschichte. Unstrittig, zumindest nahezu unstrittig, dürfte sein, dass komplexe Systeme selbstorganisierend funktionieren, indem sie Rückkopplungsschleifen als eine Form des Lernens nutzen. Lernen beinhaltet evolutionäre Weiterentwicklung, ganz gleich ob wir es nun als bewusstes Lernen oder als das Verhalten eines komplexen Systems bezeichnen. Da das nun geklärt ist, können wir fortfahren.

Wie würde eine *bewusste* Evolution aussehen? Sie hätte eine Richtung, hätte Sinn und Zweck. Die Schönheit eines farbenprächtigen Paradiesvogels im Regenwald von Neuguinea, die furchteinflößende Symmetrie eines Tigers, die bebende Sanftheit eines Rehs – all diese Merkmale wären genau so gewollt. Sie hätten einen über das Überleben des Stärkeren hinausgehenden Daseinsgrund.

Solch eine Vorstellung wirkt, ähnlich wie wir es bei anderen Aspekten der neuen Genetik gesehen haben, inzwischen gar nicht mehr sonderlich absurd. Bis zu dem Punkt, an dem man geltend macht, die Evolution erfülle einen Zweck und habe ein Ziel, ist es zwar nach wie vor noch ein Riesenschritt, aber zu sagen, die Evolution sei völlig blind, das lässt sich nicht länger aufrechterhalten. Dieser Umschwung zeichnete sich ab, sobald im Lauf der letzten paar Jahrzehnte die Idee der Selbstorganisation Fuß zu fassen begann.

Als Teenager hatten Sie wahrscheinlich ein typisches Teenagerschlafzimmer, total unorganisiert, mit Kleidungsstücken, die überall verstreut herumlagen, einem ungemachten Bett, und so weiter. Als Erwachsener stehen Sie hingegen vor der Notwendigkeit, Ihr Leben zu organisieren. Denn die Alternative wäre Chaos. Vor demselben Dilemma stand die Evolution, und als sich zur Vermeidung von Chaos ihr Organisationsgrad verbesserte, führte dies zur gleichen Lösung.

1947 veröffentlichte W. Ross Ashby, ein brillanter Neurowissenschaftler und Psychiater, ein Referat mit dem Titel »Das Prinzip des selbstorganisierenden Systems«. Bei seiner Definition von »Organisation« ging es nicht um Nützlichkeitserwägungen – etwa in dem Sinn, wie es von Vorteil ist, ein organisiertes und nicht ein unorganisiertes Unternehmen zu leiten. Ebenso wenig war aus Ashbys Sicht Organisiertheit etwas Gutes in Gegenüberstellung zu etwas Schlechtem. Organisation, erklärte er vielmehr, gehöre zu bestimmten Voraussetzungen, die für die miteinander verbundenen Teile eines sich herausbildenden Systems gegeben sein müssten. Das hat, wie sich herausstellt, weitreichende Konsequenzen dafür, wie sich unser Genom organisiert.

Nach Ashbys Auffassung besteht ein sich selbst organisierendes System aus miteinander verbundenen, nicht aus voneinander getrennten Teilen. Vor allem muss jedes Teil die anderen Teile beeinflussen. In der Art und Weise, wie die Teile sich gegenseitig regulieren, liegt der Schlüssel. Zum Beispiel ist ein Küchenherd nicht selbstregulierend. Falls Sie den Teekessel auf die Platte stellen und fortgehen, steigt die Temperatur immer höher, bis das Wasser verkocht ist, der Teekessel zu schmelzen und schließlich mit der Kochplatte zu verschmelzen beginnt. Im Unterschied dazu ist ein Thermostat selbstregulierend. Sie können einfach die gewünschte Temperatur einstellen und dann in dem Bewusstsein aus dem Haus gehen, dass der Thermostat, falls es im Zimmer zu warm wird, die Heizung abschaltet.

Würde Ihr Körper wie eine Herdplatte funktionieren, könnten Sie nicht überleben. Es geht nicht an, dass Prozesse sich verselbstständigen. Hat ein Mensch Fieber und wird die normale Körpertemperatur um fünf Grad überschritten, dann droht, wenn nichts dagegen unternommen wird, eine Schädigung des Gehirns und letztlich der Tod. Unterkühlung bewirkt, dass der Stoffwechsel heruntergefahren wird, und führt zu Hypothermie, die in extremen Fällen ebenfalls den Tod verursachen kann. Selbstregulierung wie bei einem Thermostat gibt es überall im Körper, und sie steuert nicht nur die Temperatur, sondern Dutzende Prozesse. Dank der Selbstregulierung setzt sich Ihr Wachstum nicht endlos weiter fort; Ihr Herzschlag wird nicht immer weiter beschleunigt; die Kampf-oder-Flucht-Reaktion bringt Sie nicht dazu, loszurennen und dann einfach immer weiter und weiter zu laufen.

Jede Zelle in Ihrem Körper hat sich – methodisch und selbstreguliert – Schritt für Schritt entwickelt und im fetalen Gehirn eine erstaunliche Komplexität erreicht. Nervenzellen fangen an, ausgehend von einer einzigen befruchteten Eizelle, sich innerhalb der Zeitspanne von neun Monaten auszudifferenzieren. Das geschieht zunächst vereinzelt, aber bald schon bildet sich ein Netzwerk. Ab dem vierten Schwangerschaftsmonat beläuft sich die Neubildung der Gehirnzellen auf die fantastische Anzahl von minütlich rund 250 000 Stück; und manchen Schätzungen zufolge steigt die Anzahl kurz vor der Geburt sogar auf bis zu einer Million neuer Gehirnzellen pro Minute. Bei diesen Zellen handelt es sich nicht einfach nur um irgendwie aus lebendigen Gebilden zusammengeballte Klumpen. Jede Zelle erfüllt eine besondere Aufgabe. Jede steht zu anderen, sie umgebenden Nervenzellen in Beziehung. Das gesamte Gehirn weiß, wo jede seiner einhundert Milliarden Zellen hingehört.

Verknüpfungen, Netzwerke und Rückkopplungsschleifen sind der Schlüssel zu allen sich selbst organisierenden

Systemen. Frühe Bakterienformen haben vor Milliarden Jahren zunächst vielleicht eigenständig gelebt. Als sie jedoch im Erdreich einander begegneten, begannen sie zu interagieren und Gemeinschaften zu bilden. Später hingen sie – ihr Überleben und ihr Gedeihen – dann vollständig voneinander ab. Bei uns im Körper bilden Bakterien, wie wir gesehen haben, Netzwerke mit unseren eigenen Zellen. Sie haben teil an einem Großteil unserer DNS und treten zueinander in Wechselbeziehung, um ein unermesslich komplexes und raffiniertes Mikrobiom zu bilden. Die Evolution hat dazu geführt, dass unser Überleben vollständig von ihnen abhängt. Im zwanzigsten Jahrhundert haben wir unsere Zeit meist damit verbracht, uns zu überlegen, wie wir die Mikroben bekämpfen können. Hingegen richtet sich unser Augenmerk im einundzwanzigsten Jahrhundert auf die Frage, wie wir im Einklang mit ihnen koexistieren können. Das Super-Genom ist das ultimative selbstorganisierende System. Denn in ihm spiegelt sich die gesamte Lebensgeschichte unseres Planeten wider.

Die DNS, das steht außer Frage, ist unglaublich ordentlich. Immerhin bringt sie Milliarden Basenpaare in eine Ordnung. Das beinhaltet freilich mehr als eine gewöhnliche chemische Bindung. In einer Zelle findet aktive Selbstorganisation statt. Spezielle Chromosomen nehmen im Zellkern spezielle Positionen ein. Nur zu drei Prozent besteht das Genom tatsächlich aus Genen. Und die an Genen armen Bereiche liegen in der Randzone des Zellkerns, wo für die Epigenetik die geringste Möglichkeit besteht, die Genaktivität zu modifizieren. Demgegenüber befinden sich die an Genen reichen Regionen des Genoms im Zentrum des Kerns, wo die Genaktivität besonders intensiv reguliert wird. Tendenziell häufen sich Gene, die von den gleichen Proteinen gesteuert werden, in benachbarten Regionen des Genoms. Diese Proteine finden all die von ihnen gesteuerten Gene praktisch am gleichen Ort vor. Alles das, was wir im Genom sehen, sagt uns, dass es keineswegs dem Zufall überlassen, sondern logisch organisiert wurde. Vor diesem Hintergrund ins gegenteilige Extrem zu verfallen und zu erklären, das Genom habe dieses »Design« erhalten, wäre allerdings ein Fehler. Erst nachdem sich das Faktum manifestiert hat, zeigt sich das Design. Die Reise hat sich dort nach den Prinzipien der Selbstorganisation vollzogen.

Sich selbst organisierende Systeme existieren so, dass sie ihr eigener Grund und ihre eigene Ursache sind: Durch neue Interaktionen erschaffen sie sich ständig neu. Das bedingt immer neue Ordnungszustände, die niemals vollständig fertiggestellt sind. Beispielsweise ist ein Atom eigentlich ein submikroskopisches System, das sich an Ordnungsregeln hält. Die Elektronen sind so angeordnet, dass sich ein Sauerstoffatom von einem Eisenatom unterscheidet. Für Veränderung wurde aber Raum gelassen. Da in diesen Atomen die äußeren Elektronen Verbindungen eingehen können, entsteht Eisenoxid, gewöhnlicher Rost. Der ist allerdings auch nicht völlig stabil, was zu weiteren Veränderungen führt. Rost ist komplexer als seine beiden Bestandteile Eisen und Sauerstoff. Komplexität regt also zu stärkerer Selbstorganisation an – und umgekehrt.

Dies macht das unablässig sich fortsetzende Wunder der Evolution aus: Sie trotzt dem Chaos, indem sie immer größere schöpferische Sprünge vollzieht. Häuft man an einem Strand Sand auf, erhält man eine Sanddüne. Sie kann gewaltige Ausmaße annehmen, ist jedoch nicht komplex. Nichts hält sie im Sinn eines Systems zusammen. Ein Orkan reicht aus, schon zerfällt die Düne in ihre Bestandteile und verschwindet. Wenn sich hingegen in einem Fetus mehr und mehr Zellen bilden, häufen die sich nicht einfach an wie Sandkörner – sie treten zueinander in Verbindung, interagieren miteinander und organisieren sich. Darum bewirkt ein starker Windstoß nicht, dass der menschliche Körper in seine Bestandteile zerfällt.

Doch das ist lediglich der Beginn der ganzen Geschichte. Hand in Hand gehend haben Komplexität und Selbstorganisation gelernt, wie sich Leben hervorbringen lässt; und das Leben hat zu denken gelernt. Lassen Sie für den Moment mal außer Acht, dass sich nach Ansicht der meisten Evolutionstheoretiker das Denken allein im Kontext des menschlichen Gehirns entwickelt hat. Die gesamte Entwicklung, aus der schließlich das Gehirn hervorging, macht deutlich, dass die jeweils neuen Ordnungszustände niemals vollkommen abgeschlossen sind. Der bedeutende theoretische Biologe Stuart Kauffman formuliert es folgendermaßen: »Evolution ist nicht bloß der ›im Flug erhaschte Zufall‹. Sie ist nicht bloß eine Ad-hoc-Flickschusterei, eine Bastelei, ein Herumdoktern an irgendeinem merkwürdigen Gebilde. Sie ist eine aufkommende Ordnung, honoriert und verfeinert durch die Selektion.«

ZUSAMMENHALT

Die chemische Bindung, die den Sauerstoff und die Eisenatome miteinander verknüpft, ist physischer Natur. Hingegen beinhalten die in Ihrem Genom ablaufenden Prozesse etwas über das Physische weit Hinausgehendes. Der Fachausdruck für diesen unsichtbaren Faktor X lautet *Selbstbezüglichkeit* oder *Selbstreferenzialität*. Er besagt, dass ein System sich selbst steuert, indem es ständig Botschaften hin und her sendet, sodass ein Kreislauf der Veränderung zugleich ein Kreislauf der Stabilität ist.

Der Schlüssel zur Selbstbezüglichkeit ist die Rückkopplungsschleife. Stellt ein Gen ein Protein her, dann können Sie sicher sein, dass das betreffende Protein direkt oder indirekt irgendwie dazu beiträgt, die Aktivität des Gens zu regulieren. Einfach ausgedrückt: Angenommen A bringt B hervor, dann muss B auf irgendeine Weise, direkt oder indirekt, A steuern. Ihre eigenen Entscheidungen, physisch oder psychisch, kommen auf Sie zurück, um Sie zu steuern. Das kann im sehr großen oder sehr kleinen Rahmen geschehen. Falls Sie allein leben und zu heiraten beschließen, taucht diese Entscheidung all ihre alten Erinnerungen in ein neues Licht. Ebenso sieht, wer krank wird, Gesundheit und Wohlbefinden in einem neuen Licht. Und indem man älter wird, erscheint Jugend in einem neuen Licht. Das Leben schreitet in jeder Phase weiter voran, während es zugleich die Vergangenheit um sich versammelt.

Dank der Selbstbezüglichkeit können die Gene auch auf das eingehen, was heute für Ihr Leben notwendig ist, und dabei stets ihre Programmierung aus der Vergangenheit mit im Blick behalten. Zugleich hat die Gegenwart die Möglichkeit, diese Instruktionen durch Mutationen und epigenetische Markierungen zu verändern. Das bildet auf einer ganz grundlegenden Ebene die Basis der Selbstbezüglichkeit. Nichts im Universum wird hervorgebracht, ohne auf die eine oder andere Art und Weise wiederzukehren, um das, wovon es hervorgebracht wurde, zu steuern. In spiritueller Hinsicht gilt das moralische Prinzip, dem zufolge alles Gute und alles Schlechte vergolten wird (das Gesetz des Karmas). Im Christentum heißt das: »Was der Mensch sät, das wird er ernten.« Dem entspricht in der newtonschen Physik das dritte Bewegungsgesetz: Zu jeder Kraft gibt es eine gleich große in umgekehrte Richtung wirkende Gegenkraft. Entgegengerichtet wirkende Kräfte sollten ein System eigentlich sprengen. Das geschieht jedoch nicht, weil das System durch das unsichtbare Element der Selbstorganisation aufrechterhalten wird. Rückkopplungsmechanismen sind für die Beziehungen zwischen einem Organismus und seiner Umwelt von fundamentaler Bedeutung. Gestatten Sie uns, das ein wenig von der fachlichen Seite her zu erläutern, da die Rückkopplung ein so wichtiges Element der Argumentation ist. Gene kommen, das wissen wir inzwischen, mit Kräften und Gegenkräften gut zurecht. Im Verlauf der Evolution stellen sich neue Mutationen dann ein, wenn die Umwelt Belastungen mit sich bringt und voller Herausforderungen steckt. Ergeben sich herausfordernde Bedingungen, dann wird die DNS bestimmter Gene »ausgepackt«, sodass sie durch die Epigenetik ein- oder ausgeschaltet beziehungsweise durch bestimmte Proteine, die sogenannten Transkriptionsfaktoren, in ihrer Aktivität hoch- oder runterreguliert werden können. Das beinhaltet zunächst einmal, dass sich die Faltung und die Topografie des Erbguts faktisch verändern.

Dadurch kann in den ausgepackten Bereichen der DNS leichter eine Mutation zustande kommen. Gemäß diesem Modell, das immer mehr Akzeptanz findet, treten Mutationen nicht an x-beliebigen Stellen im Genom auf. Veränderungen in der Umwelt führen zu einer Veränderung in der Art und Weise, wie die DNS gefaltet ist (jedoch nicht in der tatsächlichen Abfolge der Basenpaare). Das entscheidet darüber, welche Genbereiche ausgepackt und für eine mögliche Mutation zugänglich sind. Mit anderen Worten: Die Umwelt, spezifische Belastungen, Stressfaktoren und äußere Herausforderungen nehmen Einfluss darauf, wie die DNS im Zellkern zusammengefaltet ist, und bewirken so, dass bestimmte Bereiche eher eine Mutation zulassen als andere. In diesem Fall sind Mutationen kein zufälliges, sondern ein infolge von Umweltbedingungen eintretendes Geschehen. Selbst wenn hier eine Portion spekulatives Denken mit im Spiel sein mag – der springende Punkt ist die Rückkopplung zwischen den Genen und den äußeren Umständen. Sie befähigt den Organismus zu einer Anpassung an die Bedingungen, die ihm von der Natur vorgegeben werden. Schon seit es die ersten urzeitlichen Mikroorganismen gab, hat dieser Prozess das Leben aufrechterhalten. So zuverlässig funktioniert er.

Da jeder Bestandteil des Genoms sich gemeinsam mit anderen Bestandteilen entwickelt hat und mit ihnen in Interaktion getreten ist, haben sie einander so reguliert, dass sich etwas formieren konnte, was wie ein konsequent logischer Entwurf anmutet. In Wahrheit gab und gibt es jedoch keinen vorgefassten Entwurf, weder war dies in der Vergangenheit der Fall, noch wird es in Zukunft so sein. Natürliche Prozesse erreichen ihre Resultate in Echtzeit, durch Selbstwechselwirkung. Zu erfassen, wie das geschehen kann, bereitet unserem Geist allergrößte Mühe. Leonardo da Vinci hat sein Staunen darüber folgendermaßen zum Ausdruck gebracht: »Was der Mensch in all seiner Feinsinnigkeit erfindet, wird nie so schön, leicht oder kurz sein wie das, was die Natur erfindet. Denn ihren Erfindungen fehlt es an nichts und nichts ist an ihnen zu viel.«

Im Grunde dreht sich in der Natur alles um Rückkopplungsschleifen. Unsere Gene bereiten zwar die Bühne, wir aber entscheiden, welche Rolle wir selbst auf dieser Bühne spielen, und wir suchen die Darsteller aus, mit denen wir in Interaktion treten. Und die Szenerie auf der Bühne passt sich ihrerseits an uns an. Mit unseren Worten, unserer Gedankenaktivität und unseren Handlungen verursachen wir ständig Genmodifikationen. Dieses Rückkopplungssystem war stets der Eckpfeiler der Evolution und wird immer ihr Eckpfeiler bleiben.

DAS RÄTSEL DER VERERBUNG

Ab einem gewissen Punkt wirkt es total willkürlich, selbstgefällig und anthropozentrisch, wenn wir Menschen den Geist als ureigene Sphäre für uns allein beanspruchen. Die Vorstellung, geistlos habe die Natur unseren Geist hervorgebracht, ergibt im Grunde nicht viel Sinn. Die in den

Kunstgriffen der Evolution zutiefst verankerte Klugheit zu sehen, selbst in den sogenannten niederen Lebensformen, kann einen nur in Erstaunen versetzen. Gengestützte Veränderungen in der Überlebensstrategie können zum Beispiel aufgrund eines schlichten Raubs stattfinden. Nehmen wir den Fall der leuchtend smaragdgrünen Meeresschnecke *Elysia chlorotica*, der Schlundsackschnecke, die in bemerkenswerter Weise einer Pflanze ähnlich sieht. Wenn für das Jungtier die Zeit gekommen ist, Nahrung zu sich zu nehmen, entzieht die Schnecke dem nächstbesten Exemplar einer bestimmten Algenart die Chloroplasten – kleine, in den Zellen von Grünalgen vorkommende »Fotosynthese-Kraftwerke« –, um auf die gleiche Art und Weise, wie es eine Pflanze tut, selbst Nahrung zu produzieren, indem sie aus Wasser, Chlorophyll und Sonnenlicht Zucker gewinnt.

Dieser interessante Fall von Chloroplasten-Raub ist seit Jahrzehnten bekannt. In jüngster Zeit hat man allerdings entdeckt, dass die listige Meeresschnecke der Alge auch komplette Gene klauen kann. Diese versetzen sie dann vollends in die Lage, ihre eigene Nahrung zu produzieren. Geraubte Chloroplasten existieren normalerweise nur für begrenzte Zeit weiter, doch die Gene, die sich die Meeresschnecke aneignet und in ihr eigenes Genom einbezieht, halten die Chloroplasten so gut in Schuss, dass sie langfristig Nahrung produzieren. Erstaunlich, dass sich durch artübergreifenden Genklau ein Tier so ernähren kann wie eine Pflanze.

Etwas Ähnliches gilt auch für unsere Spezies. Die Wissenschaftler pflegten zu glauben, sämtliche Zellen in unserem Körper seien mit identischen Genomen ausgestattet. Doch wie wir nun feststellen, kann es sein, dass sich im Kern einer einzelnen menschlichen Zelle mehr als nur ein Genom befindet. Genauer gesagt: Bei manchen Menschen hat man

Gruppen von Zellen gefunden, die multiple, nirgends sonst in ihrem Körper anzutreffende Genmutationen aufweisen. Das kann geschehen, wenn die Genome zweier verschiedener Eizellen miteinander zu einer einzigen Zelle verschmelzen. Eine Schwangere kann auch durch Fetalzellen, die ihr Kind nach der Geburt hinterlässt, zu neuen Zellen in ihrem Genom gelangen. Diese Zellen können zu den Organen der Mutter wandern, sogar bis zum Gehirn, und dort resorbiert werden. Solch ein Vorgang wird als Mosaizismus bezeichnet und scheint weit häufiger vorzukommen, als man je für möglich gehalten hätte. Man nimmt an, dass Mosaizismus in manchen Fällen zu Erkrankungen wie Schizophrenie beiträgt, im Großen und Ganzen wird er indes als gutartig angesehen.

Die Evolution, das hat man inzwischen selbst in den Hochburgen des Darwinismus erkannt, vollführt einen vielschichtigen Tanz zwischen harter und weicher Vererbung. Die sexuelle Fortpflanzung beispielsweise ist bei den meisten Spezies Bestandteil der Veranlagung. Eine männliche Fruchtfliege weiß ganz von allein, dass sie, um sich zu paaren, ein passendes Fliegenweibchen finden, es mit den Vorderbeinen antippen, spezielle Gesänge singen, einen Flügel zum Schwingen bringen und die Genitalien des Fliegenweibchens lecken muss. Niemand braucht das der Fruchtfliege beizubringen. Jede Gebärde ist von Geburt an fest veranlagt und Bestandteil eines aus evolutionärer Sicht sehr alten Programms. Aber irgendwann vor sehr langer Zeit waren diese Verhaltensweisen noch nicht in den Fruchtfliegen angelegt; sie mussten sich erst entwickeln. Jedes einzelne choreografische Element des Paarungsrituals hat sich bei irgendeinem Vorfahren unter den Fruchtfliegenmännchen individuell herausgebildet. Dann erst begann es sich zu verbreiten. Zu guter Letzt war das neue Merkmal so erfolgreich, dass ohne seine Miteinbeziehung Paarungen gar nicht mehr stattfinden konnten. Von dem Punkt an nennen wir das tief verwurzelte Verhalten »instinktiv«, »angeboren« oder »genetisch vorbestimmt«.

Mit anderen Worten: Das Verhalten tritt ein, ohne dass ein gedanklicher Prozess abläuft. In Reaktion auf einen spezifischen Reiz setzt es einfach ein. Eine Küchenschabe flitzt automatisch auf und davon, um sich zu verstecken, sobald Licht eingeschaltet wird. Eine Eidechse huscht von dannen, wenn der Schatten eines Menschen näher kommt. Ein Eichhörnchen, das sich einem Angreifer gegenübersieht, präsentiert seinen Schwanz möglichst buschig, um größer zu erscheinen. Solche angeborenen Verhaltensweisen sind zu Automatismen geworden, um das Überleben zu sichern. Wer aber, wie Evolutionspsychologen es tun, so weit geht zu behaupten, beim menschlichen Verhalten gehe es in erster Linie um die Frage des Überlebens, der schießt deutlich übers Ziel hinaus.

Mit solch einer Behauptung versucht man den Eindruck zu erwecken, wir seien so instinktgesteuert wie Fruchtfliegen, Küchenschaben und Eichhörnchen. Gewiss, auch bei uns gibt es angeborene, von unseren Säugetiervorfahren ererbte Reaktionsmuster – die Kampf-oder-Flucht-Reaktion ist das offensichtlichste Beispiel dafür. Wir können uns allerdings über das Erbe unserer Vorfahren absichtlich hinwegsetzen. Daher rennen beispielsweise Feuerwehrleute angesichts eines flammenden Infernos nicht weg, sondern darauf zu. Daher eilen Soldaten auf dem Schlachtfeld selbst unter schwerem Beschuss zu einem gefallenen Kameraden, um ihn zu bergen. Dank des Entscheidungsvermögens und des freien Willen übertrumpft der Geist den Instinkt. Ebenso übertrumpft der Geist – und das erzürnt die Verfechter der etablierten Genetik – die Gene.

Bringen uns Kunst, Musik, Liebe, Wahrheit, Philosophie, Mathematik, Mitgefühl, Nächstenliebe und praktisch jede weitere Eigenschaft, die uns erst voll und ganz zum Menschen macht, einen Überlebensvorteil? Sind diese Eigenschaften genetisch erworben? Von Evolutionspsychologen, die darauf beharren, sie könnten uns zeigen, weshalb etwa Liebe lediglich eine Überlebensfertigkeit beziehungsweise eine Strategie sei, die sich im Interesse besserer Paarungsaussichten entwickelt habe, werden Tag für Tag ausgeklügelte Szenarien entworfen. Auch jede andere Eigenschaft wird im gleichen Stil »erklärt«, und das nur aus einem einzigen Grund – Darwins ursprüngliches Lehrgebäude soll um jeden Preis erhalten werden.

In irgendeiner Weise einzuräumen, dass der *Homo sapiens* sich auch unter gänzlicher Umgehung der Gene entwickelt haben könnte, ist für die Betreffenden völlig indiskutabel. Doch ab einem bestimmten Punkt kann man nicht länger von der Hand weisen, dass wir uns der Musik widmen, weil sie schön ist, Mitgefühl praktizieren, weil unser Herz berührt wurde, und so weiter. In einem gewissen Sinn sind diese Verhaltensweisen ererbt, aber niemand weiß, wie. Die Existenz des Geistes als treibende Kraft anzusehen, ist eine ebenso gute Erklärung wie jede andere, und häufig eine weit bessere. Durchaus möglich, dass wir uns viele jener hoch geschätzten Eigenschaften, die uns erst wirklich zum Menschen machen, »herunterladen« – nicht indem wir solche kleinen Gebärden entwickeln wie diejenigen, die bei den Fruchtfliegen schließlich zum Bestandteil des Paarungsrituals werden, sondern indem wir uns diese Eigenschaften in einem Zug komplett aneignen.

Zum Beispiel hört man hin und wieder von einem Wunderkind, das keine einzige Stunde Musikunterricht erhalten hat und dennoch bereits als Kleinkind instinktiv ein Instrument zu spielen vermag. Die große argentinische Pianistin Martha Argerich erzählt genau so eine Geschichte.

Im Alter von zwei Jahren und acht Monaten war ich im Kindergarten in einer Fördergruppe. Ich war viel jünger als die übrigen Kinder und hatte einen kleinen Freund, der mich andauernd neckte. Er war fünf. Dauernd sagte er zu mir: »Wetten, du kannst dies nicht; wetten, du kannst das nicht!« Und wovon er behauptete, ich könne es nicht, das habe ich immer getan.
Einmal kam ihm in den Sinn, mir zu sagen, ich könne nicht Klavier spielen. (Lachen) So hat es angefangen. Ich erinnere mich noch deutlich daran. Sofort bin ich aufgestanden, zum Klavier gegangen und habe eine Melodie gespielt. Die Erzieherin hatte uns diese Melodie die ganze Zeit vorgespielt, und ich habe sie dann nach Gehör gespielt, fehlerlos. Die Erzieherin rief daraufhin gleich meine Mutter an, und sie machten einen riesen Wirbel darum. Alles nur wegen dieses Jungen, der gesagt hatte: »Du kannst nicht Klavier spielen.«

Man kann unmöglich sagen, ob Argerich einfach die für ihre erstaunliche Begabung verantwortlichen Gene oder epigenetischen Markierungen geerbt hat. Babys werden mit dem Greifreflex geboren, der sie in die Lage versetzt, die Brust zu ergreifen. Sie verfügen über einen Gleichgewichtssinn und über ein paar elementare, aber sehr starke Überlebensreflexe. Beispielsweise hat man mit Babys, die nur ein paar Monate alt waren, Experimente durchgeführt, bei denen sie auf einen Tisch gesetzt werden, während ihre Mutter, die ein paar Schritte entfernt steht, sie ermuntert, näher zu kommen. Wenn die Kleinen an den Rand des Tisches gelangen, krabbeln sie nicht weiter. Über die Tischkante hinauszugehen, das sagt ihnen ein Reflex, bedeutet, dass sie herunterfallen. (Um die Tischkante herum hat der Tisch eine gläserne Verbreiterung. Das Experiment bringt das Kind also nicht in Gefahr.) Da sie bei ihrer Mutter sein wollen, fangen die Kinder in ihrer Not an zu weinen. Doch ganz gleich, wie gut die Mutter dem Kind zuredet, es folgt dem angeborenen Instinkt.

Aber ein Musikinstrument zu spielen stellt natürlich ganz andere Anforderungen. Hier ist die Aktivität des oberen Gehirns gefragt. Anders als bei einem schlichten Reflex muss viel Information aufgenommen, organisiert und gespeichert werden. Wie kann es also sein, dass musikalische Wunderkinder, von denen es schon viele gab, eine komplexe geistige Befähigung erben? Niemand weiß es. Aber es legt den Schluss sehr nahe, dass der Geist für die Evolution eine entscheidende Rolle spielt. Um die Rätselhaftigkeit dieses Phänomens zu verdeutlichen, sollten wir einen weiteren Fall ansprechen: Jay Greenberg gilt als eines der größten Wunderkinder der Musikgeschichte, Mozart inbegriffen. Als Jay mit zwei Jahren zum ersten Mal ein Cello im Kinderformat erblickte, ergriff er es und fing an, es zu spielen. Im Alter von zehn Jahren erhielt er als Stipendiat und erster Jungstudent einen der gefragten Ausbildungsplätze an der New Yorker Juilliard School und begann ein Vollzeitstudium im Fach Komposition. Als Vierzehnjähriger nahm er seine erste eigene CD auf – mit zwei Eigenkompositionen, der Symphony No. 5, gespielt vom London Symphony Orchestra, und dem Quintet for Strings, gespielt vom Juilliard String Quartet.

Er könne die Musik, erklärt Jay seine Arbeitsweise, im Innern hören und halte sie dann per Diktat fest (Mozart verfügte ebenfalls über diese mit einem Verfeinerungs- und weiterführenden Schaffensprozess einhergehende Fähigkeit). Jay kann, das ist ein wahrscheinlich ganz speziell für ihn geltendes Merkmal, gleichzeitig mehrere Partituren im Geist sehen oder hören. »Vom Unbewussten gesteuert ist mein bewusster Geist mit hundert Stundenkilometern unterwegs«, erklärte er in einem Interview der Fernsehsendung *60 Minutes*.

Wunderkinder versetzen uns in Erstaunen, aber diese ganze Thematik – Instinkt und genetisches Gedächtnis – beinhaltet eine im Hinblick auf die Evolution unwahrscheinlich interessante Vorstellung. Einem Plattwurm beispielsweise kann man beibringen, eine Lichtquelle zu meiden, indem man ihm bei jedem Einschalten des Lichts einen leichten elektrischen Stromstoß versetzt. Wenn man den Plattwurm anschließend in der Mitte durchschneidet und demjenigen Ende mit dem Kopf ein neuer Schwanz oder dem Ende mit dem Schwanz ein neuer Kopf wächst, meiden beide Hälften weiterhin die Lichtquelle. Auf welche Weise behält ein neu entstandenes Gehirn die gleichen Erinnerungen wie das alte – wird die Erinnerung in diesem Fall in der DNS des Wurms gespeichert?

Bislang ist es eine offene Frage, wie bei *uns* die instinktiven Verhaltensweisen als Erinnerungen in der DNS kodiert worden sind. Wie lange es gedauert hat, bis sie uns automatisch einprogrammiert wurden, gilt es erst noch herauszufinden.

Und wir können, das ist noch interessanter, darüber nachdenken, welche unserer Verhaltensweisen, die gegenwärtig *nicht* programmiert sind beziehungsweise automatisch ablaufen, in ferner Zukunft vielleicht zu solchen vorprogrammierten Automatismen werden. Wir wissen es nicht. Wenn aber identische Stammzellen zu jeder der zweihundert verschiedenen spezialisierten Zellen im Körper werden können, sind Epigenetik und koordinierte Genaktivitäten dabei mit im Spiel. Die ganz fein aufeinander abgestimmten Gennetzwerke sind uns angeboren; und sie geben uns in ersten Ansätzen eine Antwort darauf, wie komplexe Befähigungen en bloc »heruntergeladen« werden können. Angesichts der Tatsache, dass musikalische und mathematische Wunderkinder, aber auch Hochbegabte beziehungsweise genial Begabte ganz allgemein, ebenso gut in Familien ohne musikalischen oder mathematischen Hintergrund und ohne einen hohen IQ zur Welt kommen, können wir nicht einmal sicher sein, dass *Vererbung* hier der korrekte Begriff ist.

IHR GEIST, IHRE EVOLUTION

Dieses Kapitel sollte Ihnen – einem Menschen, der das persönliche Wohlbefinden selbst steuern möchte – neue Möglichkeiten eröffnen. Dazu mussten wir bis in zahlreiche Einzelheiten hinein das Thema Evolution erörtern, damit Sie sich darüber klar werden können, inwieweit Sie Ihr Wohlbefinden tatsächlich selbst unter Kontrolle haben. Evolutionäre Weiterentwicklung in Echtzeit ist möglich. Lassen Sie uns die Gründe kurz rekapitulieren.

Mutationen treten durchaus nicht immer per Zufall ein, sondern können auch durch die Umwelt und durch Interaktionen herbeigeführt werden.

Evolutionäre Veränderung benötigt nicht unbedingt Millionen Jahre – sie kann innerhalb von *einer* Generation zustande kommen (nachweislich gilt das zumindest für Mäuse und andere Spezies).

Gene funktionieren über Rückkopplungsschleifen, die andauernd ermitteln, ob es neue Botschaften, Informationen und Veränderungen in der Umwelt gibt.

Das Gehirn interagiert ständig mit dem Genom und bringt das gewaltige, auf jede Zelle des Körpers sich auswirkende Potenzial des Geistes ins Spiel.

Diese vier Punkte fassen die wichtigsten Erkenntnisse aus dem dritten Teil des Buches zusammen. Und sie ebnen den Weg für die Transformation, die Ihnen durch das Super-Genom erleichtert wird. Zugleich ebnen sie den Weg zu einer Transformation der gesamten Vorstellung, die wir von den evolutionären Abläufen haben. Sich den Kopf darüber zu zerbrechen, welchen Stand die Genforschung in einer Generation erreicht haben wird, können Sie sich sparen. Denn zum gegenwärtigen Zeitpunkt verfügen Sie über genügend Kenntnisse, um etwas unglaublich Wichtiges zu tun – Sie können mit der unendlich großen Schöpfungskraft der Natur kooperieren.

Letzten Endes ist *Evolution* ein wissenschaftliches Wort für die Schöpfungskraft und die Organisationsfaktoren, die das gesamte Universum, insbesondere jedoch das Leben auf der Erde, vorantreiben. Das Super-Genom verzeichnet jeden schöpferischen Sprung, den das Leben vollzogen hat. Bis der Mensch auf der Bildfläche erschien, fehlte den Geschöpfen das Selbstgewahrsein, das man braucht, um den erreichten Evolutionsgrad überprüfen zu können. Ein Plattwurm, der in zwei Teile geschnitten wird und ein neues Gehirn bildet, in dem seine alten Erinnerungen enthalten sind, hat keine Idee davon, dass dieser rätselhafte Vorgang stattgefunden hat. Demgegenüber können Sie Ihr Gewahrsein nutzen, um vorzugeben, welche Richtung Ihr Leben einschlagen soll. Das Super-Genom wird stets reagieren. Selbst wenn wir uns nicht auf absolut zuverlässige Daten stützen können, schlagen wir Ihnen folgende Möglichkeiten vor:

Ihre Intentionen haben eine starke Auswirkung auf Ihr Genom.
Wenn Sie sich ein Ziel setzen, werden Ihre Gene sich Ihrem Wunsch entsprechend selbst organisieren und Sie darin unterstützen.
Kreativität ist Ihr natürlicher Zustand – Sie brauchen sich lediglich Zugang zu ihm verschaffen.
Ihren Platz in diesem Dasein haben Sie erhalten, um sich zu entwickeln. Dasselbe gilt für das Super-Genom.

Diese Schlussfolgerungen im Sinn zu behalten ist wichtig, denn die Umwelt wird durch neue Herausforderungen weiter Druck auf unsere Gene ausüben. Anders als bei unseren Urahnen, für die der Druck, auf den sie reagieren mussten, von der Witterung und von Raubtieren ausging, sind viele der auf uns zukommenden Stressbelastungen unglücklicherweise unser eigenes Werk: der globale Klimawandel, zunehmende Umweltverschmutzung, künstlich geschaffene genmanipulierte Nahrungsmittel, antibiotikaresistente Mikroorganismen, immer giftigere Pestizide und eine Nahrungs- und Wasserversorgung voller Verunreinigungen. Dagegen sollten wir alle, um das Überleben der Menschheit sicherzustellen, unser Genom wappnen. Wir tragen, mit anderen Worten, nicht nur für die persönliche Gesundheit und Langlebigkeit, die sich auf *ein* Super-Genom bezieht, die Verantwortung. Das wahre Super-Genom ist planetarisch: Wie *Sie* sich entwickeln, hat globale Konsequenzen. Damit wollen wir Ihnen keine beängstigende Verantwortung aufbürden, vielmehr soll es eine faszinierende Herausforderung für Sie sein. Wird die Menschheit ihre neuen großen Aufgaben lösen, dann wird das einem evolutionären Quantensprung gleichkommen. Genau so ist es stets gewesen – und soll es auch sein.

NACHWORT:
WER SIND SIE WIRKLICH?

Sollten Sie jemals eine Fernsehsendung über den sogenannten Urknall oder, in der Zukunft angesiedelt, eine bemannte Marsexpedition sehen, werden Sie sicherlich ein Standardmotiv wiedererkennen: Jemand steht draußen in der freien Natur, blickt zum Nachthimmel empor und murmelt, was für ein winziges Fleckchen die Erde doch in der unermesslichen Weite der Schöpfung sei. Wir wünschen uns, in einem solchen Moment würde man den Zeilen, die William Blake einst schrieb, ebenso viel Zeit einräumen: »Eine Welt in einem Körnchen Sand sehen / und einen Himmel in einer Wildblume, / die Unendlichkeit auf deiner Handfläche erfassen / und die Ewigkeit in einer Stunde ...« Niemand hat die Geschichte der Genetik prägnanter oder schöner zusammengefasst.

»Eine Welt in einem Körnchen Sand sehen ...« Nichts bringt uns dem näher als ein mikroskopisch kleines Fleckchen DNS. Wie die Natur etwas derart Geniales zu kreieren vermochte, übersteigt unsere Vorstellungskraft. Doch sie hat es kreiert, und hier sind Sie nun, der Ausdruck genau dieser winzigen Welt und einer Jahrmillionen in Anspruch nehmenden Evolution, die dort stattgefunden hat. Die DNS komprimiert Leben, Zeit und Raum auf dieses eine Fleckchen. Wenn Sie sich das durch den Kopf gehen lassen, verändert es alles, was Sie über sich selbst wissen. In dem Augenblick werden Sie eins mit dem Strom des Lebens in seiner Ganzheit.

Wer oder was Sie wirklich sind, unterliegt keinerlei Begrenzung. Gleiches gilt für die DNS. Wie alt sind Sie? Auf der Alltagsebene zählen Sie die Kerzen auf Ihrer letzten Geburtstagstorte. Das aber lässt die neunzig bis hundert Billionen Mikroorganismen außer Betracht, die biologisch gesehen den größten Teil von »Ihnen« ausmachen. Einzelne Zellen können sich nur durch Teilung fortpflanzen. Eine Amöbe zweiteilt sich, doch die beiden neuen Amöben sind nicht ihre Kinder, sondern immer noch sie selbst. In einem ganz realen Sinn handelt es sich bei allen heutzutage lebenden Amöben um die erste Amöbe – mit sorgsam selektierten Veränderungen in ihrem Genom. Und das Gleiche gilt für all die, für Ihr Überleben vollkommen unverzichtbaren Billionen von Mikroorganismen, die Ihren Körper bewohnen.

Wer sind Sie wirklich? Die Identität, die anzunehmen Sie beschlossen haben. Sobald Sie sich auf diese Weise zu betrachten beginnen, verschwindet das Individuelle nach und nach. Einst hat ein erleuchteter indischer Weiser zu einem Schüler gesagt: »Der Unterschied zwischen uns wird nicht auf der Oberfläche sichtbar. Wir sind zwei Menschen, sitzen in einem kleinen Zimmer und warten auf unser Abendessen. Trotzdem gibt es einen großen Unterschied. Denn schaust du dich um, dann siehst du die Wände dieses Zimmers. Wenn ich mich umschaue, sehe ich in allen Richtungen Unendlichkeit.« Falls die DNS sprechen könnte, würde sie mehr oder weniger dasselbe sagen. Zeit und Raum sind grenzenlos. Für die Kräfte der Evolution, welche die menschliche DNS als ihr Kronjuwel trägt, gilt das Gleiche.

Indem »Sie« sich öffnen und über sich hinauswachsen, können mehr und mehr Grenzmarkierungen als nutz- und sinnlose Beschränkungen fortfallen. Da sich der ganze Bestand an tierischem und pflanzlichem Leben auf der Erde auf einzellige Geschöpfe zurückführen lässt, sind »Sie« ein gewaltiges dreieinhalb Milliarden Jahre altes Lebewesen. Die räumliche Trennung veranlasst jeden von uns, zu denken, wir seien ein Individuum. Und das sind wir. Allerdings fördert das auf der zellulären Ebene gegebene Zeitkontinuum eine ebenso wichtige Realität zutage: Als ein einziges biologisches Lebewesen sind wir miteinander vereint. »Ihre« menschlichen Qualitäten – Bewusstsein, Intelligenz, Kreativität, der Antrieb, dem Leben mehr abzugewinnen – haben eine universelle Quelle. Die Grundlagen des menschlichen Daseins sind, wie wir gesehen haben, in jeder Körperzelle gegenwärtig.

In Form Ihres Körpers bewohnen »Sie« offenbar ein ausgesprochen anfälliges Lebenserhaltungssystem. Doch auch bei dieser Grenze kommt es darauf an, womit Sie sich identifizieren – mit dem Teil oder mit dem Ganzen. Kein einziges Atom in Ihrem Körper geht nicht auf etwas zurück, was Sie von der Substanz des Planeten gegessen, getrunken oder eingeatmet haben. Gleichgültig ob wir über das »Sie« sprechen, das in einem Sessel sitzt und diesen Satz liest, oder über das »Sie«, das ein einziges gewaltiges dreieinhalb Milliarden Jahre altes Lebewesen ist: Keines von beiden lebt *auf* dem Planeten, sie *sind* der Planet. In Gestalt Ihres von Leben erfüllten Körpers organisiert sich die Erdsubstanz selbst – Mineralien, Wasser und Erde – in Zigtausenden Lebensformen. Die Erde spielt Scrabble, indem sie durch Rekombination der genetischen Buchstaben unterschiedliche Wörter bildet. Manche Wörter, wie zum Beispiel *Mensch*, verselbstständigen sich, um ein Eigendasein zu führen, und vergessen darüber, wer die Fäden in der Hand hält.

Falls »Sie« für den Planeten ein erholsamer Zeitvertreib sind, was hat er dann für seinen nächsten Schritt im Sinn? Spiele beinhalten viel Wiederholung, doch sie mussen auch etwas Neues bieten, mit Rekorden, die man brechen, und Höchstpunktständen, die man knacken kann. »Sie« treffen Ihre Wahl unter den Spielfeldern. Für sich genommen kann man – auf einer Ebene – in der Marssonde *Curiosity* eine menschliche Großtat, eine Spitzenleistung sehen, und zwar eine sehr komplexe. Ebenso hoch qualifizierte wie kluge Ingenieure und Wissenschaftler waren daran beteiligt. Sie mussten austüfteln, wie man einen Roboter baut, ihn mit einem Antriebssystem versieht, das ihn in eine andere Welt befördert und seine Landung bewerkstelligt, und wie man dann dafür sorgt, dass er uns Informationen zur Erde zurückschickt. Doch man kann die Angelegenheit auch aus einer ganz anderen Perspektive betrachten. Genauso vernünftig, logisch und wissenschaftlich ist es zu sagen, dass unser Planet seinen Nachbarn zu erreichen versucht.

Der Planet hat Geduld aufgebracht bei diesem Unterfangen. Während »Sie«, Ihr Augenmerk ganz auf das eigenständige Selbst gerichtet, alle Hände voll damit zu tun hatten, das Feuer zu entdecken, den Ackerbau zu erfinden, heilige Schriften zu Papier zu bringen, Krieg zu führen, Sex zu haben und sich noch mit weiteren Überlebensstrategien zu befassen, hat die Erde vielleicht schon davon geträumt, dem Mars auf die Schulter zu klopfen. (Rudy gehört nun einer Arbeitsgruppe mit der Zielvorgabe an, das Astronautengehirn auf dem Weg zum Mars vor der kosmischen Strahlung zu schützen.) Sollte Ihnen dieses Bild abstrus vorkommen, schauen Sie sich bitte die Aktivitäten Ihres Gehirns an. Wenn Sie die Strecke von A nach B zurücklegen, wenn Sie sprechen, arbeiten und lieben, dann handelt es sich dabei um ein bewusstes Vorhaben. Unbestreitbar aber laufen viele Hirnaktivitäten unbewusst ab, während uns die Aktivität des Gehirns in seiner Gesamtheit völlig unbekannt ist. Was immer die Erde zu einer Ganzheit macht, das macht auch Ihr Gehirn zu einer Ganzheit. Sich vorzustellen, die Erde bewege sich in eine in sich stimmige, einheitliche Richtung, genau wie Ihr Gehirn es vom Augenblick Ihrer Geburt an getan hat, ist deshalb durchaus nicht abwegig.

Kurz und gut: Wenn Sie (als Person) etwas vorhaben, dann haben Sie (als Leben auf der Erde) etwas vor, haben eine Zielsetzung. Womöglich hat die Erde als Ansammlung diverser Spezies – ganz so wie wir eine Ansammlung von Mikroben- und Säugetierzellen sind – ein Ziel im Sonnensystem, und das Sonnensystem eines in der Galaxie, und weiter bis zum Universum. Kommt uns als Spezies auf der Erde in ihrer Eigenschaft als »Lebewesen« im Universum eine bestimmte Aufgabe zu? Vielleicht sind wir das Immunsystem unseres geliebten Planeten. Weshalb? Der einzige natürliche Feind, der unseren Planeten in einen unbelebten Felsbrocken verwandeln kann, ist ein gewaltiger Komet oder Asteroid. Wir sind die einzige Spezies auf Erden, die solch ein Geschehnis vorhersagen kann und eine Chance hat, es abzuwenden. Ansonsten ähnelt die ganze Angelegenheit dem, was bei unserem Immunsystem geschehen kann: Wir brauchen es, aber es kann uns auch schaden, wenn es, beispielsweise bei einer Entzündung oder einer Autoimmunerkrankung, aus dem Ruder läuft. Diese Beziehungen, von der Zelle zum Menschen, zur Erde und über sie hinaus, gehen nahtlos ineinander über, selbst wenn es unserem Stolz schmeichelt, über den anderen Lebewesen zu stehen und uns als völlig getrennt von unserem jeweiligen Umfeld wahrzunehmen.

In Bezug auf das Super-Genom ist das Ende der Geschichte noch lange nicht erreicht. Es bleibt weiterhin in Arbeit. Zumindest aber hat es »Sie«, uns alle, in das Webmuster des Lebens und des Universums mit eingeflochten. In einer idealen Welt würde das ausreichen, den Planeten zu retten. »Sie« würden die Umwelt heilen und ihn so vor der Zerstörung bewahren. Bisher sind die Vorzeichen nicht gerade verheißungsvoll. Dieses Buch legen wir Ihnen in der Hoffnung vor, dass das Super-Genom nun mehr Menschen die richtige Richtung weisen wird – für unser Genom und den

Planeten Verantwortung zu übernehmen. Eins steht fest: Das Bewusstsein spielt in der menschlichen Evolution eine große Rolle. Uns bleibt lediglich die Entscheidung überlassen, in welche Richtung dieses Bewusstsein gehen wird – hoffentlich zum Licht hin.

ANHANG

Wir haben hier einige interessante Forschungsergebnisse in einer allgemeinverständlichen, auch für Nichtfachleute geeigneten Sprache wiedergegeben. Manche Leser werden indes an den genetischen Grundlagen ein tiefer gehendes Interesse haben. Ihnen liefern wir nachfolgend ein paar ausführlichere Informationen über Mutationen und epigenetische Veränderungen, da die Letztgenannten entscheidende Hinweise auf künftig zu erwartende Durchbrüche geben. Insbesondere wollen wir die verbreitete Besorgnis aufgreifen, »schlechte Gene« könnten vielleicht einen Menschen dazu prädestinieren, bestimmte Erkrankungen zu bekommen. Die Antwort ist wahrhaftig nicht so einfach. Aber die besten Ansatzpunkte für einen möglichen Zusammenhang zwischen komplexen Erkrankungen und Ihren Genen erhält man auf Grundlage der wissenschaftlichen Erkenntnisse, mit denen wir uns hier im Buch befasst haben. Aus dem – offenbar in viele Richtungen führenden – Zusammenhang zwischen Epigenetik und Entzündung könnte sich die spannendste medizinische Entwicklung seit Jahrzehnten ergeben. Wie Ihre Gene ist auch Entzündung etwas Zweischneidiges. Gegenwärtig steht die medizinische Forschung im Begriff, zu entschlüsseln, wie die entsprechenden, für den Körper in vielfältiger Weise nutzbringenden funktionellen Abläufe sich gegen ihn wenden und ihm Riesenprobleme bereiten können.

In drei Teilen widmet der Anhang sich der Klärung der Fragen, die damit in Zusammenhang stehen.

GENETISCHE ANSATZPUNKTE BEI KOMPLEXEN ERKRANKUNGEN

Ein großer Fortschritt in der Gentechnik, den das Humangenomprojekt herbeigeführt hat, ist die sogenannte Next-Generation-Sequenzierungstechnologie (NGS). Mit ihrer Hilfe lassen sich in kurzer Zeit große Abschnitte des Genoms entschlüsseln. Daher können wir nun das gesamte Humangenom eines Patienten erfassen und untersuchen, um nach Mutationen zu fahnden, die der Entstehung eines spezifischen Krankheitsbildes zugrunde liegen. Ferner wurde dann entdeckt, dass für das Eintreten der Erkrankung, wie bereits an anderer Stelle erwähnt, rund 5 Prozent der Genmutationen, die mit ihr in Zusammenhang stehen, ausreichen. Wer derartige Mutationen geerbt hat – Mutationen mit vollständiger Ausprägung, vollständiger Penetranz –, bei dem führen sie garantiert zum Eintreten der Erkrankung. (Solche Mutationen werden nach dem Erbsen züchtenden Mönch Gregor Mendel, dem Vater der Genetik, auch als mendelsche Genmutationen bezeichnet.)

Die ersten Gene, die die Alzheimerkrankheit hervorrufen und die Rudy und andere Forscher in den späten 1980er- und den 1990er-Jahren entdeckt haben, wiesen in der Tat solche Mutationen auf. Bei 95 Prozent der ererbten Erkrankungen allerdings wirken Variationen in der DNS zahlreicher Gene (Varianten) zusammen. Erst daraus ergibt sich letztlich das Erkrankungsrisiko des oder der Betreffenden, hinzu kommen Lebensstilgewohnheiten und persönliche Erfahrungen. Solche Varianten in der DNS werden als genetische Risikofaktoren eingestuft. Während manche das Risiko erhöhen, können andere uns vor einer Erkrankung schützen. In der Mehrzahl der Fälle hängt das Resultat freilich von der Umweltbelastung und der Lebensführung ab.

Für eine spezielle Person genau zu ermitteln, in welchem Maß der genetische Aspekt zu einem Erkrankungsrisiko beiträgt, erfordert jede Menge Detektivarbeit. Man muss gleichzeitig nach mehreren Genvarianten suchen und die Resultate der Familiengeschichte des Patienten, seinen Lebenserfahrungen und den Umweltbelastungen gegenüberstellen. Ungeachtet beträchtlicher Erfolge, die Genjäger wie Rudy und sein Team bei zahlreichen Erkrankungen hatten – zum Beispiel bei Schizophrenie, Fettleibigkeit, der Bipolaren Störung (manisch-depressiven Erkrankung) und bei Brustkrebs –, ließ sich das der Varianz unterworfene Risiko durch die mit der jeweiligen Erkrankung verknüpften Genvarianten bislang noch nicht einmal zu 20 Prozent erklären.

Bei den meisten komplexen Erkrankungen, so erkennt man heute, wirken Anlage und Umwelt zusammen. Dabei spielt der Einfluss von epigenetischen Faktoren eine wichtige Rolle. Epigenetische Einflussfaktoren wurden bereits mit zahlreichen Erkrankungen in Zusammenhang gebracht, beispielsweise mit solchen im Kindesalter auftretenden Erkrankungen wie dem Rett-Syndrom, dem Prader-Willi-Syndrom und dem Angelman-Syndrom. In manchen Fällen wird durch Methylierung der DNS-Basen im Gen selbst die Genaktivität direkt abgeschaltet. In anderen Fällen kommt es, um das Gen stillzulegen, zu chemischen Modifikationen (Methylierung und Acetylierung) jener Histon-Proteine, die an die DNS binden.

Das Bild ist indes noch komplizierter geworden. Da wir nun in der Lage sind, komplette Genome zu sequenzieren, stellen wir fest, dass jede/r von uns bis zu dreihundert Mutationen in sich trägt, die zum Funktionsverlust bestimmter Gene führen, ferner bis zu einhundert Varianten, die mit dem Risiko für bestimmte Erkrankungen in Verbindung gebracht worden sind. Darüber hinaus waren einige Mutationen und DNS-Varianten, die dieses Risiko beeinflussen, im Genom unserer Eltern noch nicht vertreten, sind vielmehr im Spermium oder in der Eizelle neu entstanden. Man bezeichnet sie als *De-novo*-Mutationen, als neuartige Mutationen. Neuartige Mutationen können in dem Spermium oder der Eizelle, die miteinander verschmolzen sind, um Ihren Embryo zu bilden, neu entstehen. In den zwei Sätzen à drei Milliarden DNS-Basen, die Sie von Ihren Eltern geerbt haben, kommen derartige Mutationen 1,2-mal pro 100 Millionen Basen vor. In Ihrem Genom beherbergen Sie, mit anderen Worten, rund zweiundsiebzig De-novo-Mutationen, die im Genom Ihrer Eltern nicht vorhanden sind beziehungsweise waren. (Die tatsächliche Quote der De-novo-Mutationen hängt in hohem Maß vom Alter des Vaters zum Zeitpunkt der Kindeszeugung ab. Vom dreißigsten Lebensjahr an gerechnet, verdoppelt sich die Anzahl der Mutationen in den väterlichen Spermien alle sechzehn Jahre. Dies trägt, wie gezeigt wurde, zu einem erhöhten Risiko für solche Erkrankungen wie Autismus bei.)

Zusätzlich zu den Einzelbasenvarianten in Ihrer DNS sind in Ihnen umfangreiche Wiederholungen, Löschungen (Deletionen), Inversionen und Umgruppierungen von bis zu einer Million DNS-Basen vorhanden – sogenannte strukturelle Varianten (SV). Strukturelle DNS-Disruptionen können Sie ebenso wie die Einzelbasenvarianten, die man auch als Einzelnukleotidvarianten (SNV = single-nucleotid variants) bezeichnet, entweder von Ihren Eltern geerbt haben, oder sie können als De-novo-Mutationen auftreten. Bei der Alzheimerkrankheit führt eine Verdoppelung des APP (amyloid precursor protein)-Gens, des ersten überhaupt entdeckten Alzheimer-Gens, unweigerlich zu einer früh (vor dem sechzigsten Lebensjahr) einsetzenden Demenz.

SVs können ebenso wie SNVs durch die Next-Generation-DNS-Sequenzierung ausfindig gemacht werden. Eine andere Art der genetischen Analyse, die sogenannte Transkriptomanalyse, ermöglicht eine Messung der Genexpression (oder Genaktivität) im gesamten Genom. Bringt ein Gen ein Protein hervor, dann fertigt es zunächst ein RNS-Transkript an, das zur Steuerung der Proteinsynthese dient. Die Transkriptomanalyse kann helfen, die epigenetische Genregulation zu überprüfen. Denn sie liefert Informationen über die Genaktivität, nicht jedoch über die DNS-Sequenz.

Der Punkt ist, dass uns mittlerweile wirkungsvolle Hilfsmittel zur Verfügung stehen, um die Komplexität der meisten Erkrankungen, die eine genetische Komponente beinhalten, entwirren zu können. Allerdings schreitet, das ist ein Problem, eine komplexe Erkrankung durch eine Abfolge von miteinander verknüpften Schritten weiter fort. Wenn Sie sich im Alltag eine Erkältung holen, bemerken Sie als Erstes ein leichtes Symptom, beispielsweise ein Kratzen in der Kehle. Und sofern Sie die Erkältung nicht gleich in diesem frühen Stadium in den Griff bekommen (beispielsweise durch die Einnahme von Zinktabletten), wird eine Reihe weiterer Symptome folgen. Das kennen Sie aus eigener Erfahrung. Etwas Ähnliches spielt sich auch auf der genetischen Ebene ab. Genetische Studien, die sich der Transkriptomanalyse in Verbindung mit der Gesamtgenomsequenzierung bedienen, führen eine »Weganalyse« (Pathway-Analyse)[22] durch, bei der man sich viele an einer Krankheit beteiligten Gene gleichzeitig ansieht. Diese Information soll einen Einblick in die pathologischen Funktionszusammenhänge geben, die für die Erkrankung ursächlich sind und sie weiter fortschreiten lassen. Bestimmte biologische »Wege« beziehungsweise Abläufe – Entzündung oder Wundheilung beispielsweise – haben Einfluss auf das Erkrankungsrisiko. Die Pathway-Analyse wirft, von den biologischen »Wegen« ausgehend, zugleich ein Licht auf weitere neue Gene, die insofern von Interesse sind, als sie für die Erkrankung von Bedeutung sein könnten. Bei Rudys Studien der Alzheimererkrankung deuteten zum Beispiel Pathway-Analysen der Risiko-Gene, die er und andere Forscher entdeckt hatten, darauf hin, dass das Immunsystem und außerdem entzündliche Prozesse eine wichtige Rolle spielen. Geht es um Erkrankungen beim Menschen – zum Beispiel Krebs, Diabetes, Herzerkrankungen oder Alzheimer, um nur einige zu nennen –, dann ist fast immer die Entzündung der todbringende Faktor, der den Patienten letztlich dahinrafft. Wollte man diejenige epigenetische Veränderung benennen, die bei der Regulierung eines biologischen Prozesses die größte Rolle spielt, dann wäre dies wahrscheinlich der Faktor Entzündung.

Typ-2-Diabetes

Beinahe vierhundert Millionen Menschen weltweit leiden an Typ-2-Diabetes (T2D). Man rechnet damit, dass ihre Anzahl in den nächsten zwanzig Jahren auf weit über fünfhundert Millionen Erkrankte ansteigen wird. Bei T2D-Patienten sind die Plasmaglukosewerte (die »Blutzuckerwerte«) erhöht – häufig erst im fortgeschrittenen Alter aufgrund genetischer Faktoren und der bis dahin getroffenen Lebensstilentscheidungen, insbesondere der Ernährung. Fettleibigkeit stellt einen hohen Risikofaktor dar. Vielfach erlebt man ein gehäuftes Auftreten von Diabetes in *einer* Familie. Normalerweise würde man wohl annehmen, dies deute auf erblich bedingte Genmutationen hin. Freilich essen Familien meist auch miteinander, nehmen oft die gleiche Nahrung zu sich und haben wahrscheinlich ähnliche Essgewohnheiten.

Das Risiko lässt sich inzwischen zwar genauer, aber nicht unbedingt leichter eingrenzen. Bei T2D kennt man bereits Dutzende Gene, die mit dem Risiko in Zusammenhang stehen, dass Diabetes im Erwachsenenalter einsetzt. (Viele dieser Gene, das wird kaum überraschen, sind zugleich mit Fettleibigkeit und erhöhten Plasmaglukosewerten in Verbindung gebracht worden.) Allerdings wirken sich die meisten DNS-Varianten in den betroffenen Genen auf das lebenslange Risiko, an Diabetes zu erkranken, nur geringfügig aus. Wahrscheinlich spielt die Lebensführung die entscheidende Rolle. Und das heißt, wie Sie inzwischen wissen: Hier ist die Epigenetik am Werk. Einen der überzeugendsten Belege dafür liefern Forschungsergebnisse, denen zufolge die Ernährung eines Menschen in jungen Jahren, namentlich im Kindesalter, den Ausschlag für das Risiko gibt, in späteren Jahren an Diabetes oder Herzerkrankungen zu leiden. Die in Arizona lebende Population der Pima-Indianer ist von T2D und Fettleibigkeit außerordentlich stark betroffen. Wenn eine Pima-Mutter zur Zeit der Schwangerschaft an T2D gelitten hat, erweisen sich die Kinder als hochgradig anfällig für T2D wie auch für Fettleibigkeit.

Diejenige wissenschaftliche Forschung, die Verbindungen zwischen komplexen Erkrankungen und Epigenetik herstellt, entwickelt sich rasant. Mittlerweile haben wir Genchip-Technologien, die an einer halben Million Stellen im Genom ermitteln können, wo möglicherweise die Aktivität eines unserer 23 000 Gene durch Methylierung abgeschaltet ist. Die betreffenden Stellen können dann nach bestimmten Erkrankungen wie Diabetes abgesucht werden, um genau festzustellen, welche Gene ein- oder ausgeschaltet werden. Für alle weitverbreiteten Erkrankungen führt man solche epigenomweiten Assoziationsstudien inzwischen überall auf der Welt durch. Im Fall von T2D fand man einige der größten epigenetischen Modifikationen im Bereich des sogenannten FTO-Gens.[23] Es steht mit Fettleibigkeit und dem Body-Mass-Index, der das Verhältnis zwischen Körpergröße und Gewicht beziffert, in Zusammenhang.

Ein weiterer Faktor, der zum Diabetesrisiko beiträgt, ist das Geburtsgewicht. Man hat festgestellt, dass bei Babys, die mit einem niedrigen oder mit einem hohen Geburtsgewicht zur Welt kommen, das Risiko, künftig an Diabetes zu erkranken, besonders groß ist. Epigenetische Prozesse können auf ein Baby bereits im Uterus Einfluss nehmen. Bei Babys mit hohem Geburtsgewicht dreht es sich offenbar darum, dass sie während der Schwangerschaft im Mutterleib einem Diabetes ausgesetzt sein können. Alles in allem besteht das T2D-Risiko mit ziemlicher Sicherheit in einer Kombination aus den genetischen Voraussetzungen, der Lebensführung, den epigenetischen Einflüssen und letztlich der Wechselwirkung aus all diesen Faktoren. Das gleiche Modell hat wahrscheinlich für die meisten komplexen Erkrankungen Gültigkeit, angefangen mit Stoffwechselstörungen bis hin zu Suchtproblemen und Psychosen.

Die Alzheimerkrankheit

Ein Forschungsbereich, der Rudy schon lange sehr am Herzen lag, betrifft die Alzheimerkrankheit. Ein Bericht in der Zeitschrift

Nature legte 2015 zur Bedeutung der Epigenetik bei Alzheimer eine umfassende Analyse mit bemerkenswerten Resultaten vor. Forscher am Massachusetts Institute of Technology (MIT) hatten eine Studie mit genetisch veränderten Mäusen durchgeführt: Ein menschliches Gen bewirkte, dass bei den Tieren der Verlust von Nervenzellen, eine *Neurodegeneration*, zu verzeichnen war. Diese Art von Nervenzelltod ähnelt dem, was sich während der letzten Krankheitsphasen im Gehirn von Alzheimerpatienten abspielt – ein Prozess, der die Betroffenen im Grunde ihrer selbst beraubt.

Als im Gehirn der Mäuse die Nervenzellen abzusterben begannen, wollten die Forscher wissen, welche Veränderungen im Genom damit einhergingen. Und während das Gehirn von einer grassierenden Neurodegeneration überrollt wurde, so stellten sie fest, waren in zwei wichtigen Genkategorien epigenetische Markierungen zu verzeichnen: bei Genen, die im Kontext der Neuroplastizität und der Neuverknüpfung neuronaler Netzwerke – beides entscheidende Punkte für die Selbsterneuerungsfähigkeit des Gehirns – von großer Bedeutung sind, außerdem bei weiteren in das Immunsystem des Gehirns involvierten Genen. Dieses erreicht den Schutz des Gehirns durch Entzündung, oft auf Kosten von Nervenzellen, die infolge ungezügelter Entzündungsprozesse absterben.

Im letztgenannten Fall nehmen die sogenannten Mikrogliazellen, die normalerweise die Nervenzellen unterstützen und hinter ihnen aufräumen, das in ihrem Umfeld stattfindende Massaker wahr und gehen irrtümlich von einem Bakterien- oder Virenangriff auf das Gehirn aus. Infolgedessen starten die überdrehten Mikrogliazellen, um die fremden Eindringlinge abzutöten, einen Beschuss mit freien Radikalen (Geschossen auf Sauerstoffbasis). Als eine Art Kollateralschaden des Kampfgetümmels töten sie dabei viele weitere Nervenzellen.

Anschließend verglich das MIT-Team die epigenomische Signatur des genveränderten Mäusegehirns mit den Gehirnen aus der Autopsie von Alzheimerpatienten, die der Krankheit erlegen waren. Man fand verblüffende Übereinstimmungen. (Später wurden dann in die Befunde dieser Studie auch noch die epigenetischen Markierungen bei aktuell an Alzheimer erkrankten Patienten mit einbezogen.) Ab dem Jahr 2008 haben Rudys Team und andere Forschergruppen immer mehr alzheimerrelevante Gene gefunden, die als Bestandteil des hirneigenen Immunsystems fungieren und zu Entzündung prädisponierende Mutationen aufweisen. Als schließlich die Ergebnisse von Rudys Alzheimergenomprojekt mit den Daten der MIT-Gruppe kombiniert wurden, stand außer Frage, welche Botschaft darin enthalten war: Bei Alzheimer handelt es sich im Grunde um eine Immunerkrankung, vorangetrieben durch ein Zusammenspiel von Mutationen der Immun-Gene mit der Lebensführung, das letzten Endes in epigenetischen Veränderungen ebendieser Immun-Gene kulminiert.

Ein völlig neues Paradigma für die Ursache und das Fortschreiten der Alzheimerkrankheit war geboren. Rudys Team und andere sind, um die Erkrankung zu verhindern und sie zu behandeln, weiter bestrebt herauszufinden, wie sich bewerkstelligen lässt, dass das Immunsystem des Gehirns sich »abregt«. Die Antworten auf diese nach wie vor offenen Fragen werden zweifellos in eventuellen Abstimmungsmöglichkeiten der Immun-Gene bei ihrem Umgang mit dem Ansturm der Neurodegeneration auf die Nervenzellen des Gehirns zu finden sein.

Schlaf und Alzheimer

Kommen wir nun auf die interessante Indizienkette zu sprechen, die zur Lösung eines der größten hinter der Alzheimerkrankheit stehenden Rätsel geführt hat. Eine ganz wichtige Spur, so zeigt sich jetzt, war der Schlaf. Störungen im Schlaf-Wach-Rhythmus sind mit zahlreichen neurologisch und psychiatrisch relevanten Erkrankungen in Verbindung gebracht worden, die Alzheimerkrankheit inbegriffen. Allmählich entwickelt die Wissenschaft nun eine ziemlich genaue Vorstellung vom Zusammenhang zwischen Schlaf und Alzheimer. Heutzutage wissen wir, dass die extreme Anhäufung eines Proteinfragments namens *Beta-Amyloid* (Aß) die Erkrankung in Gang setzt. Doch das war keineswegs immer so klar. Rudy und andere in diesem Bereich tätige Wissenschaftler hatten, als er noch Student war, bereits Mitte der Achtzigerjahre die Auffassung vertreten, Alzheimer werde durch Amyloid-Ablagerungen im Gehirn in Gang gesetzt. 1986 entdeckten Rudy und andere dann das Gen (APP), das Aß produziert (zugleich erwies es sich als das erste Alzheimer-Gen). Und achtundzwanzig Jahre später hat er gemeinsam mit seinen Kollegen und Kolleginnen in einer Petrischale das erste Labormodell der Alzheimer-Pathologie entwickelt, indem sie in einer künstlich geschaffenen Umgebung, die ähnliche Bedingungen wie das Gehirn bot, Gehirnnervenzellen kultivierten. Im Rahmen dieser Studie gelang es Rudy und seinen Kollegen und Kolleginnen Doo Yeon Kim, Se Hoon Choi und Dora Kovacs, erstmals komplett nachzustellen, wie sich ß-Amyloid-Plaques (sogenannte senile Plaques) und, in den Nervenzellen, jene neurofibrillären Faserbündel (Tangles) bilden, mit denen das Gehirn von Alzheimerpatienten übersät ist. Die Studie brachte dem Team 2015 die Auszeichnung mit dem hoch angesehenen Smithsonian American Ingenuity Award ein.

Durch die Herstellung von »Alzheimer in einer Petrischale«,* wie die *New York Times* ihren Artikel über die in *Nature* erscheinende wissenschaftliche Veröffentlichung zu diesem Bravourstück betitelte, fand eine über dreißig Jahre sich hinziehende Debatte ihren Abschluss – die größte Debatte, die es zum Thema Alzheimer jemals gab. Dreißig Jahre lang hatte man darüber diskutiert, ob die in großen Mengen zwischen den betroffenen Gehirnzellen zu findenden Amyloid-Ablagerungen tatsächlich die Ursache dafür sind, dass sich im Zellinneren neurofibrilläre Faserbündel bilden, die dann zum Absterben der Zelle führen. (Die Neurofibrillenbündel sind Ansammlungen von abnorm verändertem Eiweiß in einer Gehirnzelle und zugleich der entscheidende Marker für Alzheimer.) Die neue Studie lieferte den ersten überzeugenden Beleg dafür, dass das ß-Amyloid den gesamten pathologischen Folgeprozess, der zum Nervenzelltod und zur Alzheimer-Demenz führt, auslösen kann.

Alzheimer ist die am weitesten verbreitete Ursache für Demenz bei älteren Menschen. Und wer daran leidet, hat häufig schwere Schlafprobleme. Seinerzeit wurden diese Schlafstörungen als bloße Folgeerscheinung der Erkrankung abgetan. Wir wissen allerdings, dass sie schon früh auftreten und möglicherweise ein Faktor sind, der die Erkrankung mit verursacht. Zahlreiche Anhaltspunkte deuten darauf hin, dass der Schlaf-Wach-Rhythmus eng mit der

---

* Ermöglicht wurde die »Alzheimer in einer Petrischale«-Studie durch eine von großem Weitblick zeugende Stiftung, den Cure Alzheimer's Fund.

ß-Amyloid-Produktion im Gehirn von Menschen und von Mausmodellen der Alzheimerkrankheit verknüpft ist. Wie Rudys Kollege David Holtzman an der Washington University in St. Louis gezeigt hat, ist die Amyloid-Konzentration im Gehirn höher, wenn wir wach und die Nervenzellen aktiver sind. Nachts, insbesondere im Tiefschlaf, wird die Amyloid-Produktion stark gedrosselt. Darüber hinaus spielen sich während des Tiefschlafs im Gehirn noch ein paar weitere nützliche Dinge ab. Erstens können sich nach Auffassung mancher Wissenschaftler Kurzzeiterinnerungen im Tiefschlaf verdichten und ins Langzeitgedächtnis hinüberwandern, ähnlich wie Sie Daten vom USB-Stick auf die Festplatte herunterladen. Zweitens wird, mit Blick auf die Alzheimerkrankheit, im Tiefschlaf nicht nur die ß-Amyloid-Produktion heruntergefahren, sondern darüber hinaus ist es die Zeit, in der das Gehirn sich reinigt. Rings um die Nervenzellen erzeugt es dann mehr Flüssigkeit, die dazu dient, einen Großteil der Stoffwechselprodukte und solcher Eiweißbruchstücke wie ß-Amyloid hinauszuspülen. Dieses der Abfallbeseitigung dienende Wegenetz wird das *glymphatische System* des Gehirns genannt, da es – statt auf die Lymphzellen allerdings auf die Gliazellen des Gehirns zurückgreifend – an das erinnert, was das lymphatische System im Körper leistet. Während die Nervenzellaktivität im Tiefschlaf nachlässt, erhalten Sie also nicht nur eine Auszeit von der ß-Amyloid-Produktion, sondern befördern dieses außerdem gleich auch noch aus dem Gehirn hinaus. Zugleich produzieren Menschen oder Mäuse unter Schlafentzug, einem bedeutenden Stressfaktor, noch mehr ß-Amyloid und zeigen Anzeichen für ein verstärktes Vorkommen von Nervenzellschäden und jenen pathologischen Neurofibrillenbündeln, die sich in den Zellen bilden. Angesichts der Tatsache, dass ß-Amyloid und neurofibrilläre Faserbündel bei der Alzheimerkrankheit das Absterben der Nervenzellen bewirken, haben Sie nun erst recht gute Gründe, regelmäßig für einen achtstündigen Nachtschlaf zu sorgen und den Stress zu vermeiden, dem Ihr System durch Schlafentzug ausgesetzt wird. Alles spricht dafür, dass guter Schlaf eine der besten Möglichkeiten ist, das potenzielle Risiko einer Alzheimererkrankung zu verringern. Darüber hinaus könnte eine verbesserte Schlafqualität und -dauer unter Umständen auch für Alzheimerpatienten hilfreich sein. Genau verstehen wir zwar noch nicht, wie der Schlaf auf der Ebene unserer Gene das Gehirn reinigt. Indem Sie auf Ihren Schlaf achtgeben, tragen Sie aber in jedem Fall dazu bei, die durch diese schreckliche Krankheit hervorgerufene Besorgnis abzuschwächen.

Brustkrebs

Eine weitere Erkrankung mit komplexen Risikomustern ist der Brustkrebs. Durch Studien an gesunden Frauen, bei denen sich dann später – mit oder ohne Mutation im BRCA1-Gen[24] – Brustkrebs entwickelt hat, konnten Forscher am Londoner University College viel über die epigenetische Signatur, die diese Erkrankung kennzeichnet, in Erfahrung bringen. BRCA1-Mutationen sind für rund 10 Prozent der Brustkrebserkrankungen verantwortlich, während die restlichen 90 Prozent weitgehend ein Rätsel bleiben. Die Frage lautet, wie viel »fehlende Erblichkeit« ist epigenetisch? Die hier anzutreffenden epigenetischen Veränderungen, so haben die Londoner Studien gezeigt, waren bei den Frauen beider Gruppen ziemlich ähnlich; die Veränderungen hingen, mit anderen Worten, nicht davon ab, ob die betreffende Patientin die BRCA1-Mutation geerbt hatte. Kennt man erst die epigenetische Signatur der Erkrankung, dann kann sie letztlich einer Prognose, wer auf Brustkrebs zusteuert, dienlich sein, bevor die Erkrankung tatsächlich eintritt – ein enormer Vorteil, wenn man bedenkt, dass jedes Jahr 250 000 Frauen an Brustkrebs erkranken und 40 000 daran sterben.

Die Tatsache, dass die Epigenetik offenkundig das Risiko derart stark beeinflusst, bedeutet: Für uns kommt es entscheidend darauf an, Lebensstilveränderungen – beginnend mit der Ernährung – wirklich ernsthaft in Erwägung zu ziehen. Zu den Ernährungsfaktoren und Nahrungsergänzungen, die nachweislich dazu beitragen, das Brustkrebsrisiko zu mindern, zählen Aspirin, grüner Tee, Kaffee und Vitamin D.

Im Fall von Aspirin stammen die besten Daten aus einer dreißig Jahre alten Studie, die 130 000 Menschen begleitet hat. Bei denjenigen, die regelmäßig Aspirin einnahmen (mindestens zwei 325mg Aspirintabletten pro Woche), gab es bei Gastrointestinalkrebs 20 Prozent weniger und bei Kolorektalkrebs (»Darmkrebs«) 25 Prozent weniger Erkrankungsfälle. Die Ergebnisse für diese speziellen Krebsarten haben freilich nicht pauschal für Krebs ganz allgemein

Gültigkeit, und bei Aspirin musste, damit sich der beschriebene Nutzen zeigte, eine Mindesteinnahmedauer von sechzehn Jahren gegeben sein. Wer die Aspirineinnahme drei oder vier Jahre lang unterbrach, dem brachte sie keinen Vorteil mehr. Der einer Krebserkrankung entgegenwirkende Effekt des Aspirins hängt, nach allem, was man weiß, mit seiner entzündungshemmenden Wirkung (keine Überraschung) und außerdem damit zusammen, dass es offenbar die Bildung neuer Krebszellen reduzieren kann.

Herzerkrankungen

Auch bei Herzerkrankungen wissen wir, dass das Risiko aus dem Zusammenwirken von Genmutationen und Lebensführung resultiert. Doch wie bei Diabetes und Brustkrebs spielen zugleich epigenetische Modifikationen (Methylierung) eine Rolle, durch die bestimmte Gene stillgelegt werden. In einer Studie hat man festgestellt, dass die Werte von zwei Blutfetten (den Triglyzeriden und dem VLDL-Cholesterin [VLDL = very low density lipoprotein]) an die Methylierung eines Gens gebunden waren, das als CPT1A (carnitine palmitoyltransferase 1A) bezeichnet wird. Dieses Gen produziert ein zum Fettabbau benötigtes Enzym. Wird es durch epigenetische Einwirkung ausgeschaltet, bleiben Fettsäuren, anstatt in Energie umgewandelt zu werden, im Blutstrom erhalten und erhöhen so das Risiko für eine Herzerkrankung. Die Methylierung des CPT1A-Gens wird durch die Ernährung, durch Alkoholkonsum und durch das Rauchen beeinflusst.

Alkohol und Gene

Sogar die Alkoholabhängigkeit wird durch epigenetische Vorgänge beeinflusst. Alkoholismus fordert, indem er weltweit einen von dreißig Todesfällen verursacht, von den Opfern wie auch von deren Familien einen verheerenden Tribut. Unter den mit Alkoholabhängigkeit assoziierten Genen am besten bekannt sind die Alkoholdehydrogenase (ADH) und die Aldehydehydrogenase (ALDH). Beide produzieren Enzyme, die am Alkoholabbau im Körper beteiligt sind. Variationen in diesen Genen erklären die Erblichkeit von Alkoholismus allerdings nur zu einem kleinen Teil. Die »fehlende Erblichkeit« steckt wahrscheinlich in epigenetischen Veränderungen, die mit den Belohnungszentren des Gehirns verknüpft sind – Grund für das wohlige Gefühl, das sich bei einem Drink einstellt.

Mittlerweile wissen wir, dass diese Belohnungszentren nach Alkoholzufuhr in der Tat Veränderungen durchlaufen. Verschiedene Menschen reagieren, mit anderen Worten, auf Alkoholkonsum unterschiedlich, abhängig von der jeweiligen Genaktivität. Schwere Trinker weisen im Blut möglicherweise einen zu hohen Wert der Aminosäure Homocystein auf. Der erhöhte Homocysteinspiegel führt letztlich zu Methylierungsveränderungen, die bestimmte Gene ausschalten. Solche Genaktivitäten können einen Teufelskreis in Gang setzen – mit einer sich verändernden Reaktion auf Freude und Leid, einem zunehmend stärker werdenden Verlangen nach Alkohol und immer weniger Freude.

Psychische Erkrankungen

Epigenetische Veränderungen können auch mit psychischen Erkrankungen wie der Schizophrenie und der Bipolaren Störung (manisch-depressiven Erkrankung) verknüpft sein. Die Suche nach ererbten Genmutationen, die zu diesen Erkrankungen führen, war bislang mäßig erfolgreich. Angesichts dieser Sackgasse kommt womöglich der Epigenetik einmal mehr eine entscheidende Rolle zu, indem sie den Platz der fehlenden Erblichkeit einnimmt; und ebenso der Lebensführung. Schizophrenie und Bipolare Störung, das zeigen immer mehr Belege, ergeben sich durchaus nicht als unweigerliche Konsequenz aus Genmutationen, die von den Eltern an ihr Kind vererbt werden; beziehungsweise sie hängen keineswegs einzig und allein von diesen Mutationen ab.

Als mögliche Übeltäter in der Lebensführung eines Menschen kommen die Ernährung, chemische Schadstoffe und eine sich auf epigenetische Modifikationen auswirkende Kindeserziehung in Betracht. Die Lebensführung eines Patienten kann für die von Geburt an erworbenen epigenetischen Markierungen entscheidend sein. Studien an Mäusen legen allerdings den Gedanken nahe, epigenetische Markierungen könnten vererbt sein. Solche Markierungen kämen dann vermutlich als Resultat der elterlichen oder großelterlichen Lebensweise zustande. (Beachten Sie bitte, dass wir keine Schuldzuweisung vornehmen. Die Epigenetik der psychischen Erkrankungen ist noch ziemlich provisorisch und unvollständig. Niemand war bisher in der Lage, für eine Lebensstilentscheidung, die bei psychischen Erkrankungen eine Rolle spielen könnte, die Verbindung von A nach B herzustellen.)

Epigenomweite Studien bei Schizophrenie und Bipolarer Störung haben epigenetische Markierungen bei einigen Genen zutage gefördert, bei denen dies durchaus absehbar war – etwa bei Genen, die an der Produktion bestimmter, zuvor mit Psychosen in Zusammenhang gebrachter neurochemischer Substanzen beteiligt sind. Andere Markierungen hingegen waren weniger absehbar. Gene von maßgeblicher Bedeutung für die Immunabwehr beispielsweise sind bei Menschen mit Bipolarer Störung ebenso aufgetaucht wie bei Schizophreniepatienten, was darauf hindeutet, dass das Immunsystem mit der Empfänglichkeit für diese Erkrankungen irgendwie in Verbindung stehen könnte. Zweifellos sind wir hier, ähnlich wie bei anderen epigenetischen Signaturen mit einem Risikobezug, mit dem Problem von Ursache und Wirkung konfrontiert. Woher wissen wir, ob die epigenetischen Markierungen bereits vor Beginn (Ursache) oder erst infolge der Erkrankung (Wirkung) aufgetreten sind? Eines lässt sich derzeit immerhin mit Sicherheit sagen: Epigenomweite Untersuchungen zur Ermittlung bestimmter Erkrankungen werden bei der Prävention und Behandlung komplexer Erkrankungen in jeder Hinsicht von unschätzbarem Wert sein, angefangen mit der Vorbeugung bis hin zur endgültigen Heilung.

Was die Frage anbelangt, wohin die Genetik uns führen wird, sind wir wirklich überaus optimistisch. Aber wir sind auch Realisten. Nach wie vor besteht eine große Kluft zwischen zwei Bereichen: dem Sichtbaren und dem Unsichtbaren. Jede/r von uns lebt in beiden Bereichen, eine Tatsache, an der kein Weg vorbeiführt. Einem Zellbiologen zeigt der Blick durchs Mikroskop unendlich viele Veränderungen in der Funktionsweise einer Zelle. Der alles entscheidende Faktor – die Erfahrung, die all diese Veränderungen herbeiführt – lässt sich hingegen nicht beobachten. Zu jedem Augenblick im Leben eines Menschen leistet das Nichtphysische seinen Beitrag, und darin liegt nach unserer Überzeugung der Hauptgrund, weshalb der Blick der Genetik über Materialismus und Zufall unbedingt hinausgehen sollte.

Auf längere Sicht muss solch ein radikaler Perspektivenwechsel sich natürlich auf entsprechende Fakten stützen. Weitaus wichtiger aber ist es, die Ideen zu formulieren, denen die Fakten entsprechen sollen. Darin besteht unser Ziel in diesem Buch, und wir haben einige Riesenschritte in diese Richtung zurückgelegt. Inzwischen ist Ihr Wissen in Bezug auf die dynamische Natur Ihres Genoms größer als dasjenige eines Genetikers noch vor zwanzig oder dreißig Jahren. Ganz entscheidend kommt es jedenfalls darauf an, dieses Wissen im Sinn einer Optimierung Ihrer Genaktivität tatsächlich anzuwenden. Bevor wir das tun können, gilt es hier jedoch, noch einmal einen größeren Batzen an Informationen zur Genetik vorzulegen, und zwar aus einer ganz überraschenden Quelle, an die niemand je gedacht hätte.

DAS GROSSE PARADOX DER DNS

Die Epigenetik ist ein komplexes Thema, doch beim Lesen dieses Buches haben Sie das Grundkonzept erfasst: Aufgrund der Entscheidungen, die Sie Tag für Tag treffen, und der daraus resultierenden Erfahrungen, die Sie zu dem Menschen machen, der Sie sind, wird die Genexpression ein- und ausgeschaltet, hoch- und runterreguliert. Durch diese Schaltvorgänge, aus denen sich Billionen und Aberbillionen möglicher Kombinationen ergeben, wird die Alltagserfahrung in die Zellen Ihres Körpers übertragen. Sogleich aber stellt sich uns eine beunruhigende Frage. Warum richten manche Erfahrungen im Körper derartige Schäden an? Warum ist die DNS nicht auf die Erfüllung einer einzigen Aufgabe, die Bewahrung des Lebens, ausgerichtet?

Das ist das große Paradox der DNS – und das nächste Glied in unserer Geschichte. Die DNS macht das Leben möglich, verfügt zugleich jedoch über das Potenzial zu verheerenden, das Leben zerstörenden Aktivitäten; sie gleicht einer Bombe, die sich selbst entschärfen oder aber eine Explosion auslösen kann. Für welche Möglichkeit wird sie sich entscheiden? Warum sollte der Lebenscode dazu verwendet werden, den Tod zu bringen? Darin besteht im Kern das Paradox. In uns allen sind für die Krebsentstehung zuständige Gene (Protoonkogene) und ihnen entgegenwirkende, für die Krebsbekämpfung zuständige Gene (Tumorsuppressorgene) vorhanden. Das mutet unerklärlich an – bis Ihnen klar wird, dass die DNS jeden Aspekt des Daseins widerspiegelt.

Anstatt sich für eine Seite zu entscheiden, steht die DNS für alle Seiten und beinhaltet sämtliche Möglichkeiten. Ein Virus oder ein Bakterium, das Sie krank machen kann, hat seine eigene genetische Signatur und tut alles in seiner Macht Stehende, dass sie unangetastet bleibt. Und das Gleiche tun die Immunzellen Ihres Körpers, die die Viren und Bakterien bekämpfen. Wenn neue Zellen geboren werden, erben sie ein genetisches Programm für ihren Tod. Tatsächlich inszeniert die DNS ein Drama, in dem sie die Rolle des Helden und des Schurken, des Angreifers und des Verteidigers, des Lebensbewahrers und des Lebenszerstörers spielt.

Die Herausforderung besteht darin, Entscheidungen zu treffen, durch die wir die lebensbejahende Seite der DNS aktivieren. In diese Richtung haben wir bis hierher, wie Sie sehen konnten, schon große Schritte zurückgelegt. Sie haben begonnen, das Leben aus der Perspektive einer Zelle zu betrachten. Eine Zelle nimmt ihre Umwelt wahr und führt diejenigen Anpassungen durch, die dem eigenen Überleben den größten Nutzen bringen. Zugleich tut sie das aber mit dem geringstmöglichen Energieaufwand, um ein Gleichgewicht aufrechtzuerhalten und so ihren Nachbarzellen und dem gesamten Körper zu dienen. Falls dies fehlschlägt, kann es zu Krebs und anderen Erkrankungen führen, die unter Umständen den Wirt und damit auch die Zelle töten. Jede Zelle weiß daher, indem sie in vollendetem Einklang mit ihren Genen zusammenwirkt, was sie in jeder Situation zu tun hat. Unsere Hoffnung ist, dass wir als Menschen es darin den Zellen gleichtun können.

Die jüngsten Forschungsergebnisse bei einer Reihe von Erkrankungen wie zum Beispiel Herzleiden, Autismus, Schizophrenie, Fettleibigkeit und Alzheimer lassen den Schluss zu, dass es im Leben eines Menschen für jede Erkrankung – oft jahrzehntelang oder sogar bis in die frühe Kindheit zurückreichend – Indikatoren gibt. Diese Entdeckung sorgte für Überraschung, da sie zu unserer herkömmlichen Vorstellung vom Krankwerden in Widerspruch steht. Wir neigen zu der Vorstellung, der Prozess des Erkrankens laufe nach dem gleichen Muster ab wie bei einer gewöhnlichen Erkältung. Da sitzt man im Flieger neben jemandem, der niest und hustet. Drei Tage später hat einen die Erkältung dann selbst erwischt. Es gibt eine einfache Abfolge von Ursache und Wirkung, außerdem einen eindeutigen Ausgangspunkt der Infektion.

Viele akute Erkrankungen entsprechen in der Tat diesem Muster. Eine chronische Erkrankung, so stellt sich heraus, tut das hingegen nicht. Und chronische Erkrankungen sind die Haupttodesursache in der heutigen Gesellschaft. Wie aber stellt man, Jahrzehnte bevor Symptome auftreten, ein Vorsorgeprogramm für eine Krankheit auf die Beine? Ein verblüffendes Beispiel für dieses Dilemma zeigte sich, als man im Koreakrieg die Leichen der im Einsatz gefallenen jungen Soldaten einer Autopsie unterzog. Die Koronararterien der jungen Männer, gerade Anfang zwanzig, wiesen jenen fetthaltigen Plaque auf, der die Hauptursache von Herzinfarkten ist. Woher hatten so junge Männer all den Plaque, oft derart viel davon, dass man allen Grund zur Sorge vor einem unmittelbar drohenden Herzinfarkt hätte haben müssen? Medizinisch gab es darauf keine Antwort, und die Entstehung des arteriellen Plaques ist bis heute noch nicht abschließend geklärt. Ebenso rätselhaft war, warum diese Männer nicht schon in jungen Jahren einen Herzinfarkt erlitten. Denn ein frühzeitiger Herzinfarkt tritt typischerweise etwa ab dem vierzigsten Lebensjahr ein. Auch wenn wir auf diese Fragen keine zufriedenstellenden Antworten erhalten, liegt uns hier ein früher, auf die Fünfzigerjahre zurückgehender Hinweis darauf vor, dass eine chronische Erkrankung bereits viele Jahre, ehe sich erste Symptome zeigen, einsetzt und es außer auf einer mikroskopischen Ebene keinen eindeutigen Beginn gibt.

Zugleich hat das Rätsel jedoch einen Aspekt, der viel Anlass zu Hoffnung gibt: Diese frühzeitig vorhandenen Indizien bieten die beste Chance auf Prävention und Heilung einer chronischen Erkrankung. Denn gerät der Körper aus dem Gleichgewicht, dann lässt sich das umso leichter behandeln, je früher man es mitbekommt. Millionen Menschen halten sich an diesen Grundsatz, wenn sie beim ersten Anzeichen einer Erkältung eine Zinktablette oder schon beim leisesten Anflug von Kopfweh ein Aspirin nehmen. Und nach dem gleichen Prinzip kann man noch früher ansetzen. Darauf beruht die Wirkung von Impfstoffen. Sie helfen dem Körper bereits im Vorfeld, sich gegen Kinderlähmung, Masern oder das diesjährige Grippevirus zu wappnen – bevor die Krankheit eine Chance hatte, sich zu entwickeln.

Ein Impfstoff bringt in der Tat der Körperintelligenz etwas Neues bei. Der Körper beherzigt es (d. h. die Gene reagieren auf eine neue Weise) und lernt aus der neuen Erfahrung. »So sehen Masern aus. Wappne dich dagegen.« Niemals wird es einen Allroundimpfstoff gegen alle menschlichen Leiden geben (und auch die aktuellen Impfstoffe haben ihre Kritiker und Probleme). Stattdessen bieten wir Ihnen hier Anregungen zu einem neuen Selbsthilfemodell. Kernstück dieses Modells ist ein revolutionär neuer Zugang zu Ihren Genen.

Solch ein Umdenken steht in Einklang mit jedem zukunftsweisenden Trend in der Medizin. Der breiten Öffentlichkeit allerdings ist bislang noch nicht wirklich bewusst geworden, wie radikal die Veränderung sein wird. Eine neue Ära des Wohlergehens bahnt sich an, aufbauend auf der Körperintelligenz als unserem stärksten Verbündeten. Lassen Sie uns, damit deutlich wird, wie dringend notwendig dieser Ansatz ist, und damit wir über das Wohlergehen eine weitaus gewichtigere und optimistischere Aussage treffen können, einen Blick auf eine gefürchtete Krankheit werfen. Die Rede ist vom Lungenkrebs. Der Kampf gegen den Lungenkrebs läuft auf eine totale Konfrontation zwischen dem Rauchen auf der einen und der Prävention auf der anderen Seite hinaus. Klarer könnten die Fronten kaum sein. Lungenkrebs ist bei Männern wie bei Frauen unter allen Krebsarten der größte Todbringer und hat den drei nächstplazierten Krebsarten *zusammengenommen* (Brust-, Dickdarm- und Bauchspeicheldrüsenkrebs) den Rang abgelaufen. Die meisten Menschen finden es überraschend, wenn sie erfahren, dass Lungenkrebs bei Frauen schon 1987 den Brustkrebs als häufigste Krebstodesursache überflügelt hat.

Die Erkrankung wäre selten, gäbe es keinen Tabak. Um das Jahr 1900, bevor das Rauchen allgemeine Verbreitung fand, war ein Fall von Lungenkrebs etwas so Ungewöhnliches, dass ein niedergelassener Allgemeinmediziner die Erkrankung womöglich nur aus Lehrbüchern kannte. Angesichts der dramatischen Zunahme des Rauchens in der heutigen Zeit beläuft sich der Anteil der tabakbezogenen Lungenkrebserkrankungen auf rund 90 Prozent aller Fälle. Und hört jemand mit dem Rauchen auf, dann verringern sich die Risiken Jahr für Jahr, wenngleich sie niemals ein Nullniveau erreichen.

Soweit die (von der American Lung Association bereitgestellten) Statistiken. Und seit das US-Gesundheitsministerium 1964 die Tabakunternehmen gezwungen hat, auf jede Zigarettenpackung Warnhinweise aufzudrucken, war die Notwendigkeit einer vernünftigen Prävention stets klar und nicht in Abrede zu stellen. (Die bedauerliche Tatsache, dass heutzutage mehr Frauen beschließen, mit dem Rauchen zu beginnen, erklärt, warum Lungenkrebs sich bei Frauen auf dem Vormarsch befindet.)

Hier aber wird die Scheidelinie zwischen Wohlbefinden und grundlegendem Wohlbefinden sichtbar. Tatsache ist, dass sich nicht alle Raucher Lungenkrebs zuziehen. Weshalb nicht? Die krank machenden Bestandteile des Tabakrauchs bewirken mit fast hundertprozentiger Sicherheit eine Schädigung des Lungengewebes. Für aktive Raucher zeichnet sich eine Reihe von Problemen mit den Atemwegen ab, unter anderem die Möglichkeit, ein Emphysem und Asthma zu bekommen. Aber sehen Sie sich selbst die unter http://lungcancer.about.com (in englischer Sprache) aufgeführten Statistiken an. Wahlweise können Sie unter www.krebsdaten.de in deutscher Sprache auch eine vergleichbare Website des Robert-Koch-Instituts aufrufen.

Laut einer europäischen Studie aus dem Jahr 2006 betrug das Risiko, an Lungenkrebs zu erkranken:

0,2 Prozent bei Männern, die nie geraucht haben (0,4 Prozent bei Frauen)

5,5 Prozent bei ehemaligen Rauchern männlichen Geschlechts (2,6 Prozent bei den weiblichen Angehörigen dieser Gruppe)

15,9 Prozent bei Männern, die gegenwärtig rauchen (9,5 Prozent bei Frauen)

24,4 Prozent bei »schweren Rauchern« – definiert als das Rauchen von mehr als fünf Zigaretten am Tag – männlichen Geschlechts (18,5 Prozent bei den weiblichen Angehörigen dieser Gruppe)

Eine frühere kanadische Studie bezifferte das lebenslang bestehende Risiko für männliche Raucher auf 17,2 Prozent (11,6 Prozent für Frauen) gegenüber nur 1,3 Prozent für männliche Nichtraucher (1,4 Prozent für weibliche Nichtraucher).

Diese prozentualen Angaben besagen, mit anderen Worten, dass eine Erkrankung an Lungenkrebs bei Ihnen sehr unwahrscheinlich ist, sofern Sie nicht rauchen. Falls Sie zu rauchen begännen, liefe dies auf einen linearen Anstieg Ihres Krebsrisikos hinaus. Aber selbst wenn Sie zur Höchstrisikokategorie der »schweren Raucher« gehörten, würden Sie in 75 Prozent aller Fälle nicht an Lungenkrebs erkranken.

Selbstverständlich sprechen wir uns nicht im Traum dafür aus, dass Sie versuchen sollten, »Ihre Chance zu nutzen«, indem Sie zu rauchen beginnen. Diese Geschichte führt tatsächlich in eine ganz andere, und zwar unerwartete Richtung. Warum kommen manche Raucher gerade noch mal davon? Das ist die Preisfrage, die sich aufgrund von Statistiken nicht so ohne Weiteres beantworten lässt. Sie und jeder andere Mensch wollen wissen, wie letzten Endes unsere persönliche Situation aussehen wird. Und Lungenkrebs ist nur *ein* schreckliches Beispiel. Bei jeder Krankheit verweisen die Statistiken auf einige Menschen, denen es gelingt, nicht zu erkranken. »Wie kann ich einer von ihnen werden?«, fragt sich natürlich jede/r von uns.

Die Antwort ist genetischer Natur, geht freilich über das Klischee, manche Menschen hätten eben gute, andere dagegen schlechte Gene, weit hinaus. Stellen Sie sich vor, wie Tabakrauch in die Lungen zweier Menschen gelangt. Die chemischen Schadstoffe im Rauch sind bei beiden dieselben; die bekannten Karzinogene sind dieselben. Wenn der Rauch mit der äußeren Zellschicht des Lungengewebes in Berührung kommt, setzen zwangsläufig schädigende Wirkungen ein – doch nicht unbedingt auf dieselbe Weise und im selben Ausmaß.

Zellen sind sehr widerstandsfähig, sehr resilient, und sie treffen andauernd Entscheidungen. Daraus sticht über Jahrmillionen der Evolution hinweg eine Entscheidung hervor: Zellen setzen sich entschlossen gegen alles zur Wehr, was ihr Überleben bedroht. Eine schwere Bedrohung – und zwar diejenige, die im Fall des Tabakqualms zutrifft – sind in den Genen auftretende Schadvarianten, sogenannte pathogene Mutationen. Die toxischen Substanzen im Tabakrauch können auf einmal eine Mutation verursachen, die zu einer Beeinträchtigung der zellulären Prozesse führt. Allerdings versteht sich die DNS auf Selbstregulation und Selbstinstandsetzung. Und im Normalfall werden Schäden hervorrufende Mutationen zerstört. *Die Heilungsmöglichkeiten einer Zelle stoßen irgendwann an eine Grenze, aber die Zelle geht nicht einfach an einer Vergiftung zugrunde.* Setzt man sie den im Tabak enthaltenen Giftstoffen hinreichend lange aus, wird der Zellabwehr irgendwann unweigerlich die eine oder andere Deformation entgehen. Sobald dann genügend Schaden entstanden und dieser von einer bestimmten Art ist, folgt die Katastrophe. Die Zelle vergisst, sich normal zu teilen. Eine Zelle die sich auf den Weg der zügellosen Teilung begibt und in ihrem ungesteuerten Wachstum die benachbarten Zellen überwältigt, ist kanzerös geworden.

Sie sehen, wohin die Geschichte uns jetzt geführt hat. Hinter all den Statistiken für die Gesamtbevölkerung geht es am Ausgangspunkt eines malignen Tumors darum, dass einzelne Zellen, gesteuert von ihrer DNS, zu entscheiden haben, was sie tun. Gehen wir der Angelegenheit noch weiter auf den Grund. Wenn drei von vier Rauchern dem Lungenkrebs entgehen (das bietet ihnen keinesfalls eine Gewähr, auch anderen schweren Erkrankungen zu entgehen), welche Entscheidungen haben ihre Zellen dann getroffen? In der Tat haben nämlich diese Entscheidungen sie gerettet.

Nach heutigem Stand des medizinischen Wissens lässt sich dazu Folgendes sagen: Manche Menschen können sich gegen Giftstoffe besser zur Wehr setzen als andere. Im einen oder anderen Fall gelingt der DNS die Selbstinstandsetzung und die Zerstörung von Schaden anrichtenden Mutationen besser. Wie eine Zelle heilt, hängt vom Zusammenwirken vieler Faktoren ab. Und wie sie einer Gefahr entrinnt, das geht in alles andere, was ihr widerfährt, so über, dass die Grenzen verschwimmen. In Bezug auf eine Zelle und die Frage, wie sie einer Erkrankung entgeht, bleibt viel Raum für Ungewissheit. Wenn man weiß, wie eine typische Zelle Entscheidungen trifft, ist für uns damit noch lange nicht klar, wie *Ihre* Zellen Entscheidungen treffen. Die Zellen eines jeden Menschen sind anders, abhängig von ihren spezifischen Genbausteinen und den Genaktivitäten, die Sie ihnen durch Ihre Lebensführung übermitteln. Außerdem steht da die Frage im Raum, welche Wege Ihre Zellen in einem Tag, in einem Monat oder in zehn Jahren einschlagen werden. Denn wie Menschen können auch Zellen launisch und wankelmütig sein, was unter anderem von den Entscheidungen abhängt, die Sie treffen.

Wir haben uns mit einem düsteren Thema befasst, um Licht in etwas Positives – die enorme Intelligenz und Resilienz der Zelle, soll heißen, *Ihrer* Zellen – zu bringen. Die Forschung hat gezeigt, dass in unserem Körper täglich Tausende potenziell Schaden anrichtende Abnormitäten in unserem Körper entdeckt und beseitigt werden. Der Unterschied zwischen Wohlergehen und grundlegendem Wohlergehen besteht darin, dass Sie *lernen, Ihre Gene auf eine positive Art und Weise zu lenken und zu beeinflussen.*

Wir haben gesagt, dass Sie mehr sind als Ihre Gene, genauso wie Sie mehr sind als Ihr Gehirn. Zu lernen, wie Sie sich Ihrer Gene so bedienen können, dass Sie Ihnen ein Höchstmaß an Gesundheit und Glück bescheren, das ist der springende Punkt. Alles, was Sie sein, jede Leistung, die Sie erzielen, jeder Wert, den Sie wahren wollen, kann nur auf dem Weg über Ihr Gehirn und Ihre Gene Wirklichkeit werden. Mit Ihren Genen kommunizieren zu lernen, ist also nicht einfach nur ein hübsches Extra, sondern eine unverzichtbare Notwendigkeit. Ohnehin kommunizieren Sie bereits mit Ihren Genen, aber die meisten Botschaften, die Sie ihnen senden, sind unbewusst. Wiederholung spielt da eine große Rolle. Reaktionen werden zu eingeschliffenen Automatismen – eine leichtfertige Vergeudung Ihrer Fähigkeit, freie Entscheidungen zu treffen.

Ist Depression genetisch bedingt?

Genetik wäre viel einfacher, wenn das ganze Geschehen sich wie in einer Einbahnstraße abspielen würde, in der Gen A sich immer mit Erkrankung B in Verbindung bringen ließe. Denn eine *lineare Beziehung von Ursache und Wirkung* ist eine einfache und überzeugende Sache. In der Welt der Gene mit ihren permanent hin- und hergeschickten Botschaften verläuft der Verkehr jedoch in beide Richtungen. Genauer gesagt entspricht er eher dem Verkehr einer sechsspurigen Autobahn, auf der aus allen Richtungen kommende Botschaften transportiert werden.

Diese Einsicht greift, mit all ihren Konsequenzen, in der Medizin und der Biologie gerade erst um sich und wirft vieles von dem, was wir über das Gehirn, über das Leben einer Zelle und über fast jede Art von Krankheit zu wissen glaubten, über den Haufen. Um Ihnen ein anschauliches Beispiel dafür zu geben – den Blick auf die gegenwärtige Situation empfinden wir vielleicht als deprimierend, denn im Leben fast eines jeden von uns hat Depression direkt oder indirekt, entweder durch eigenes Leid oder durch das eines Familienmitgliedes oder Freundes, Spuren hinterlassen.

Rund 20 Prozent aller Menschen durchlaufen irgendwann in ihrem Leben eine schwere Depression. In den USA sind gegenwärtig unter Soldaten, die in Afghanistan im Einsatz waren, sehr viele Depressionen zu verzeichnen (und, damit unmittelbar zusammenhängend, ein steiler Anstieg bei den Selbstmorden unter Afghanistan-Kriegsveteranen, da zwischen Depression und Selbstmord generell eine Verbindung besteht); ebenso unter entlassenen Arbeitskräften, die eine Langzeitarbeitslosigkeit durchstehen müssen. In beiden Fällen hat ein äußeres Geschehen zur Depression geführt. Warum das so ist, wissen wir allerdings insofern nicht, weil nur ein bestimmter Prozentsatz der Menschen, die dem Einfluss des gleichen Impulses (Krieg oder Arbeitsplatzverlust) ausgesetzt sind, tatsächlich in Depression verfällt.

Die Verbindung zwischen Depression und den Genen bleibt, wie sich gezeigt hat, schwer fasslich. Etwas derart Simples wie ein »Depressions-Gen« gibt es jedenfalls nicht. Anfang 2013 eröffnete die Zeitschrift *Science News* einen Artikel über Depression mit einer pauschalen Einschätzung: »Eine gewaltige Anstrengung, durch die enthüllt werden sollte, welche Gene bei Depressionen eine Rolle spielen, ist weitgehend gescheitert.« Diese Nachricht hat die Ärzteschaft merklich erschüttert. In der breiten Öffentlichkeit hingegen, die weiterhin die multimilliardenschwere Arzneimittelindustrie und ihre nimmermüde Produktion von neuen – und angeblich besseren – Antidepressiva finanziert, ist diese Nachricht noch gar nicht richtig angekommen. Siebenundzwanzig Jahre nach Markteinführung von Prozac[25] nimmt ungefähr einer von fünf US-Amerikanern, ungeachtet der erwiesenen Risiken durch Nebenwirkungen, ein psychotropes (das Bewusstsein veränderndes) Medikament. Laut der Website www.drugs.com hat beispielsweise Prozac drei weitverbreitete (juckenden Hautausschlag und Nesselsucht, Ruhelosigkeit und die Unfähigkeit, still zu sitzen), zwei weniger verbreitete (Schüttelfrost oder Fieber und Gelenk- oder Muskelschmerzen) und einundzwanzig eher selten auftretende (u. a. Angst, Müdigkeit und vermehrten Durst) Nebenwirkungen.

Wenn der Arzt ein Medikament verschreibt, um das Leid eines Patienten zu lindern, kommt die Verbindung zu den Genen nicht zur Sprache. Von den Genen hängt es aber ab, ob ein Medikament wirkt oder nicht. Das seit Jahrzehnten akzeptierte Modell für Depressionen bezeichnet die Erkrankung als eine Stoffwechsel- bzw. Funktionsstörung des Gehirns. Grundlage von Stoffwechsel- bzw. Funktionsstörungen des Gehirns ist aber die Genetik. Die Logik ist trügerisch einfach. Fühlt man sich deprimiert, besteht zwischen den Botenstoffen im Gehirn (vor allem den Neurotransmittern Serotonin und Dopamin) ein Ungleichgewicht. Daher muss bei einer Depression die zelluläre Funktion beeinträchtigt sein, die für die Herstellung dieser Botenstoffe zuständig ist, was auf eine genetische Beeinträchtigung hinausläuft, da die Gene der Ausgangspunkt für jeden in einer Zelle ablaufenden Prozess sind.

Warum aber hat sich diese simple Logik nicht als zutreffend erwiesen? Wie namhafte Forscher inzwischen einräumen, sind die Gene von deprimierten Menschen, vergleicht man sie mit den Genen von nicht deprimierten Menschen, keineswegs beschädigt oder beeinträchtigt. Aus diesem Befund folgt, dass andere Grundannahmen falsch sind.

Die Wirkung der gängigsten Antidepressiva basiert angeblich auf einem Ausgleich von chemischen Unausgewogenheiten in den Synapsen – dem Zwischenraum zwischen zwei Nervenenden –, und für diese soll ein Serotonin-Defizit verantwortlich sein. Serotonin wird jedoch unmittelbar von den Genen reguliert. Und einige maßgebliche Forschungsergebnisse deuten darauf hin, dass die Medikamente, deren Wirkung angeblich darin besteht, das Serotonin-Problem zu lösen, entweder nicht auf die beschriebene Weise wirken oder dass von vorneherein gar kein Serotonin-Problem vorhanden war. Der Bericht in *Science News* ließ diesbezüglich nicht viel Spielraum: »In der Hoffnung, auf genetische Einflüsse zu stoßen, die sich auf die Depressionsanfälligkeit eines Menschen auswirken, hat ein aus 86 Wissenschaftlern bestehendes internationales Team die DNS von 34 549 Freiwilligen durchforstet. Die Untersuchung hat jedoch nichts zutage gefördert.« (Die Studie, auf die der Bericht Bezug nahm, wurde übrigens in der *Biological Psychiatry*-Ausgabe vom 3. Januar 2013 veröffentlicht.)

Nichts bedeutet nicht etwas. Wenn die von den Genen über die Synapsen und schließlich bis zum pharmazeutischen Labor reichende Argumentationskette eine entscheidende Lücke aufweist, regen sich viele Zweifel. Ist Depression in erster Linie eine Erkrankung des Gehirns? Oder ist sie, wie die Psychiatrie seinerzeit, bevor die heutige medikamentöse Behandlung in den Alltag Einzug hielt, angenommen hatte, eine Gemütserkrankung? Die jüngsten Theorien haben keineswegs alles wieder von vorn aufgerollt. Was wir wissen, ist nicht schwarz-weiß. Bei der Depression gibt es eine

Reihe von Variablen – was zu einigen ziemlich guten Schlussfolgerungen führt:

Es existieren viele Arten von Depression. Hier geht es nicht nur um *eine* Erkrankung.
Bei jedem von Depression betroffenen Menschen zeigt sich eine für ihn spezifische Mischung möglicher Ursachen für die Symptome.
Zur zerebralen Komponente der Depression gehören die Erziehung, das erlernte Verhalten, die Grundüberzeugungen und die Selbsteinschätzung.
Zur zerebralen Komponente gehören fest vorprogrammierte Nervenbahnen mit vermutlich in bestimmten Hirnarealen vorhandenen Schwächen, deren Ursachen bis heute noch nicht verstanden worden sind.
Depression darf nicht auf *eine* Hirnregion eingegrenzt werden. Hier spielt die Wechselwirkung mehrerer Hirnregionen eine Rolle.

Ein simples Modell von Ursache und Wirkung wird, wie Sie sehen können, durch diese Schlussfolgerungen zunichtegemacht. »Nehmen Sie ein Aspirin, wenn Sie Kopfweh haben«, lässt sich nicht übertragen auf: »Nehmen Sie ein Antidepressivum, wenn Sie sich deprimiert fühlen.« Die Anfälligkeit für Depression ist ebenso komplex wie die Genexpression selbst. Warum sagt man, was bekanntlich so auch zutrifft, Depression liege in der Familie? Hier gibt es abermals keine einfache Antwort. Weder ein einzelnes Gen noch eine Gruppe von Genen, die Sie geerbt haben, sorgt offenbar automatisch dafür, dass Sie an Depression leiden werden. Vielmehr sprechen wir hier über Gene, die Sie für die Störung anfällig machen. Was zum Auslöser dieser (unbekannten) Gene wird, bleibt ein Rätsel. Dieselbe genetische Prädisposition könnte ebenso in einem Kind verborgen sein, das nie an Depression leiden wird, wenn es heranwächst, wie auch in einem anderen Kind, bei dem auf irgendeine Weise ein Auslöser bewirkt, dass es in Depression verfällt. Bringen einen zum Beispiel soziale Interaktionen dazu, sich hilf- und hoffnungslos zu fühlen? Solch ein Gefühl vermittelt einem die Depression. Vielleicht führen also – in ausreichend großer Zahl vorhanden – schlechte Erinnerungen (im Epigenom) an die Erfahrung, sich von anderen ausgeschlossen oder geächtet zu fühlen, zu einem Wendepunkt, woraufhin dann Depression einsetzt.

Nach unserer Auffassung ist Depression keine Stoffwechsel- bzw. Funktionsstörung des Gehirns, die darauf wartet, dass endlich jemand die erlösende Wunderpille findet. Das gesamte Modell bedarf einschneidender Veränderungen. Selbst im Sinn einer medizinischen Diagnose ist es suspekt. Die eben angesprochene große Studie, in der man keine für Depression zuständigen Gene finden konnte, hat den Depressionsdiagnosen keine Beachtung geschenkt und sich stattdessen an die Symptome gehalten. Genaueres Nachfragen zu den Symptomen hätte zur Konsequenz, dass eine geringere Zahl von Menschen als depressiv eingestuft werden würde. Vielleicht verschließen ja manche Menschen die Augen vor der Wirklichkeit oder kennen nicht den Unterschied zwischen Depression und gewöhnlicher Schwermut. Noch wichtiger aber: Symptome verändern sich im Lauf eines Lebens, und für jeden Leidenden gelten variable, ständig in Veränderung begriffene Maßstäbe. Eine Depression kommt und geht – wie alle Emotionen – und fühlt sich am einen Tag anders an als am nächsten.

Wird Depression also jemals heilbar sein? Die Situation ist zu unklar, als dass irgendjemand diesbezüglich eine pessimistische oder optimistische Prognose abgeben könnte. Eine medikamentöse Behandlung bleibt nach wie vor sehr populär, ganz gleich, was die Grundlagenforschung dazu anzumerken hat. In Fällen von leichter bis mittelgradiger Depression, dem am häufigsten vorkommenden Typus, wirken Antidepressiva oft nur 30 Prozent der Zeit; sie sind, mit anderen Worten, ungefähr gleich wirksam wie der Placeboeffekt. Manche Symptome einer schweren Depression halten sich hartnäckig, und in anderen Fällen schneiden die chronisch depressiven Menschen trotz allem dann am besten ab, wenn sie mit Medikamenten behandelt werden. Hoffnung zu haben ist immer besser als aufzugeben.

Da Sie nun die Situation mit all ihren Punkten der Ungewissheit kennen, sind Sie überdurchschnittlich gut informiert, denn die allermeisten Ärzte kümmern sich gar nicht mehr um die Forschung, sondern verschreiben einfach weiter die immer gleichen Antidepressiva. Millionen Patienten nehmen sie nach wie vor ein, weil sie das Gefühl haben, es gebe keine andere Möglichkeit. Aber die gibt es. Depression passt zwar nicht in das alte Krankheitsmodell, jedoch in das neue Modell, das wir beschrieben haben. In eine Depression sind die Lebensführung und die Umwelt mit einbezogen. Die Gene spielen eine Rolle, aber das tun auch das Verhalten, die persönlichen Überzeugungen und die Art und Weise, wie die oder der Betreffende auf Alltagserfahrungen reagiert. Das Epigenom speichert genetische Reaktionen aufgrund von persönlichen Erfahrungen und Erinnerungen, was ständig sich verändernde Aktivitäten Ihrer Gene zur Folge hat.

EPIGENETIK UND KREBS

Lassen Sie uns nun noch etwas näher auf das eingehen, was über den Zusammenhang von Genen und Krebs bekannt ist. Wohl keine andere Erkrankung beruht so sehr auf erbgutbezogenen Risiken wie Krebs. Um zu erläutern, warum das so ist, müssen wir für einen Moment ein Stück weit zurückgehen. Bereits ziemlich am Anfang des ersten Teils haben wir erwähnt, dass Rudy sich seinerzeit, als er noch Student an der Harvard Medical School war, wahnsinnig darüber gefreut hat, an der allerersten Studie beteiligt zu sein, in der das für eine Erkrankung mit damals noch unbekannter Ursache (die Huntingtonkrankheit) ausschlaggebende Gen ermittelt werden sollte. Seit jenen bahnbrechenden Studien unter Einsatz genetischer Analysemethoden in den frühen Achtzigerjahren bestand die Hoffnung, durch den Vergleich des Erbguts von Kranken mit demjenigen von Gesunden werde man irgendwann all die Rätsel der erblich bedingten Erkrankungen lösen können. Von den sechs Milliarden Buchstaben – Kombinationen aus A, G, C und T –, die wir von unseren Eltern geerbt haben, finden lediglich rund zweihundert Millionen für die Bildung der Gene Verwendung. Die spärlich verteilten Gene gleichen Wörtern in der vom Erbgut erzählten Geschichte des Lebens. Die verbleibenden 5,8 Milliarden Buchstaben dienen der Anordnung und Betonung dieser Wörter, wodurch es möglich wird, dass von ein und derselben Geschichte viele Variationen entstehen. Großenteils haben die Genetiker, nachdem das für die Huntingtonkrankheit verantwortliche Gen entdeckt worden war, zwischen 1990 und 2010 die meiste Zeit lediglich nach Krankheitsmutationen in der DNS-Sequenz der Gene gesucht, quasi nach Tippfehlern in den Wörtern der Erbgutgeschichte. Dank der Epigenetik erfahren wir nun jedoch, dass ein Gutteil der Geschichte in der intergenischen DNS enthalten ist, in jenen zwischen den Genen gelegenen Regionen des Genoms also, die wir noch vor gar nicht so langer Zeit als »junk DNA«, als »Müll-DNS« bezeichnet haben. Diese Regionen entscheiden über die Interpretation der Geschichte und den Stellenwert der verschiedenen Kapitel.

In einem Leitartikel der Zeitschrift *Nature* zu den ersten Daten, die aus der als »Roadmap Epigenome Project« bezeichneten umfassenden Datensammlung hervorgingen, hieß es: »Bei Erkrankungen des Menschen wirken das Genom und das Epigenom zusammen. Unter Nutzung von ausschließlich auf das Genom bezogenen Informationen gegen Krankheiten anzugehen war so, als würde man mit nur einer Hand, die einem obendrein noch auf den Rücken gebunden wurde, zu arbeiten versuchen. Die neu gefundenen epigenomischen Daten befreien nun die andere Hand. Eine Antwort auf alles werden sie uns nicht geben, könnten aber den Forschern helfen zu entscheiden, welche Fragen gestellt werden sollten.« Die meisten Volkskrankheiten mit einer starken genetischen Komponente, so wird deutlich, sind hochkomplex. Und sehr viele Faktoren, von den elterlicherseits geerbten Mutationen des Genoms bis hin zu epigenetischen Modifikationen infolge eigener Lebenserfahrungen, ergeben erst in ihrem Zusammenspiel das persönliche Risiko für bestimmte Erkrankungen.

Im jahrzehntelangen Kampf gegen Krebs hat man gewiss deutliche Fortschritte erzielt. Dennoch wird den Angaben der American Cancer Society aus dem Jahr 2015 zufolge Jahr für Jahr immer noch bei über 1,6 Millionen US-Amerikanern Krebs diagnostiziert. Zugleich versterben jährlich fast 700 000 US-Bürger an Krebserkrankungen aller Art. Mehr als jede andere Erkrankung hat Krebs zu einem unglaublichen Fortschritt im Verständnis der für die Erkrankung verantwortlichen genetischen Mutationen geführt. Und nach gegenwärtigem Kenntnisstand geht man davon aus, Krebs entwickle sich aufgrund einer Häufung von Genmutationen, die bewirken, dass die Zellen kanzerös werden und verschiedene Arten von Tumoren bilden. Inzwischen wissen wir allerdings, dass das Krebsrisiko auch davon abhängt, wie epigenetische Modifikationen des Genoms bestimmte Regionen für neu auftretende Mutationen anfälliger machen. (In der Tat stammen bisher die wichtigsten Belege für die Rolle, die die Epigenetik bei Erkrankungen spielt, aus Krebsstudien.) Ausgelöst werden können solche Mutationen infolge der Belastung durch bestimmte Umweltgifte. Das vielleicht geläufigste Beispiel dafür sind die Dioxine, eine Gruppe von todbringend wirkenden chemischen Substanzen, die unter anderem bei der Pestizidherstellung oder der Müllverbrennung entstehen und bei denen es so etwas wie eine ungefährliche Dosis nicht gibt. Nach Einschätzung der US-Umweltschutzbehörde Environmental Protection Agency übersteigt der durch Dioxine angerichtete Schaden sogar noch den Schaden, der in den Sechzigerjahren auf das Konto von DDT ging. Ein Umweltgift ruft potenziell neue epigenetische Veränderungen hervor. Diese können modifizieren, wie die genomische DNS in der betreffenden Region gefaltet ist. Was potenziell dann wieder Einfluss darauf nehmen kann, wo die Entstehung neuer Mutationen zugelassen wird.

Die Tumorbildung umfasst also zahlreiche Schritte, unter anderem auch genetische und epigenetische Veränderungen im Genom. Im Unterschied zu Genmutationen können die epigenetischen Modifikationen als vorübergehend und sogar als umkehrbar angesehen werden. Manche Formen von Krebs entstehen aufgrund von Genen, die durch einen als Hypomethylierung bezeichneten Prozess aktiviert werden (die griechische Vorsilbe *hypo* bedeutet »unter«). In dem Fall sind die Methylmarkierungen, die sie deaktivieren, auf die eine oder andere Weise entfernt worden. Ohne einen Suppressor,[26] der sie zurückhält, werden die gefährlichen Gene aktiviert. In anderen Fällen kann es umgekehrt ablaufen: Das *Ab*schalten bestimmter Gene durch Methylierung kann zu Tumorbildung führen. Auch die Bindung zusätzlicher Acetylgruppen an die Histon-Proteine, um die sich die DNS wickelt, spielt hier unter Umständen eine Rolle.

Inzwischen entstehen neue Medikamente, die diese tumorverursachenden epigenetischen Veränderungen aufheben sollen. Zum Beispiel wirken sogenannte DNS-Methyltransferase-Inhibitoren (DNMTI) als Demethylierungsagenzien, die Methylmarkierungen von Genen entfernen können. Zur Behandlung bestimmter Formen von Leukämie werden solche Medikamente bereits erfolgreich eingesetzt. Andere Präparate, sogenannte Histon-Acetylase(HDAC)-Inhibitoren, finden ebenfalls bei der Behandlung von Leukämie und Lymphomen Verwendung. Selbstverständlich sind diese sogenannten Epidrugs (epigenetisch wirksame Medikamente) nicht frei von Problemen, da sie wirklich ganz spezifische Wirkungen auf das Erbgut ausüben. Und sie werden zwar bei der Behandlung von Blutkrebs mit einem gewissen Erfolg eingesetzt, im Einsatz gegen solide Tumoren waren sie hingegen nicht sonderlich wirkungsvoll. Was die Wirkung dieser neuen Medikamentengruppe anbelangt, hoffen wir das Beste. Nichtsdestoweniger sollten wir unbedingt über die Notwendigkeit nachdenken, zu Lebensstilveränderungen, die zu ebensolchen Resultaten führen könnten, Studien durchzuführen – beispielsweise im Hinblick auf gesunde Ernährung, Stressbewältigung, Körpertraining, Gewichtsreduzierung bzw. -regulierung und dergleichen.

Ist Krebs Zufall?

Die Frage nach der Zufälligkeit ist nicht einfach nur eine theoretische Frage – Krebs verursacht in unserem Leben einen Großteil des menschlichen Leids. Vor rund zwanzig Jahren, in den Neunzigerjahren, hat man geglaubt, Krebs sei im Grunde eine Sache des Zufalls und fast jeder sei einem gleich großen Risiko ausgesetzt. Die Genetik hat die in der Öffentlichkeit vorherrschende Vorstellung vom schonungslos unpersönlichen Krebs, der seine Opfer nach Belieben heimsucht, durchaus bestärkt. Doch es gab auch Widerspruch. Wer der Meinung war, Krebs werde durch toxisch wirkende Substanzen verursacht, verwies exemplarisch auf Tabak und Asbest. Wer den Standpunkt vertrat, Krebs werde durch Viren hervorgerufen, verwies auf den Gebärmutterhalskrebs, der vom Humanen Papillomvirus (HPV) herrührt. Es stellte sich heraus, dass hier jeder ein Puzzleteil hatte. Oder wie ein führender Krebsexperte es ausdrückte: Jedes Lager glich einem Blinden, der an einem Teil der Antwort festhält.

Die heute gültige Auffassung bringt uns wieder zu dem vertrauten Bild der Ursachenwolke (siehe S. 62) zurück. Umweltgifte, Viren und Zufallsmutationen, sie alle spielen eine Rolle. Und wie sich schon bei dem Versuch gezeigt hat, das Rätsel zu lösen, weshalb gerade die niederländischen Männer auf einmal zu den größtgewachsenen Menschen der Welt geworden sind, ist die Wolke, wenn man eine Verbindung von Ursache und Wirkung herstellen will, kein sonderlich zufriedenstellendes Modell. Die einzige echte Gewissheit ist: Alle Wege führen letztlich zum Genom. Jede Art von Krebs, das weiß man inzwischen, setzt innerhalb der Zelle einen Auslöser in Form eines Krebs-Gens (Onkogens) voraus. Es existieren viele Gene dieser Art. Im Rahmen einer weltweiten Anstrengung, den sogenannten Krebsatlas zu entwickeln – einen vollständigen genetischen Wegweiser zur Krebserkrankung –, hat man sie in den letzten Jahren katalogisiert. Außer durch das Einschalten eines Onkogens kann Krebs auch durch das Ausschalten seines Gegenspielers, des Tumorsuppressorgens, in Gang gesetzt werden.

Sobald man von Schaltern beziehungsweise dem Ein- und Ausschalten spricht, wird die Epigenetik in die Gleichung mit einbezogen – und damit einhergehend Fragen nach der Zufälligkeit, da der Vorgang, der den Schalter auslöst, möglicherweise ganz und gar nicht per Zufall zustande kommt. Das Rauchen von Zigaretten ist kein zufälliger Vorgang. Wenn man raucht, steigt das persönliche Risiko, an Lungenkrebs zu erkranken, auf die Stufe hoher Wahrscheinlichkeit. Die epigenetische Erklärung für Krebs bereitet uns allerdings ebenso viele Probleme, wie sie Lösungen bietet. Zum Beispiel hat die vergebliche Hoffnung, bei Krebs gehe es womöglich nur um ein einziges Gen, die bereits vor drei Jahrzehnten, in den Achtzigerjahren, zunichtegemacht wurde, in der Epigenetik eine Neuauflage erlebt. Nun stellt sich indes heraus, dass *eine* Genmutation zwar möglicherweise zu einer bestimmten Art von Krebs führt, in die Erkrankung hingegen offenbar bis zu *fünfzig oder hundert Gene* involviert sind. Krebs-Gene können, während die Krankheit sich ausbreitet, weiter mutieren. Dadurch machen sie den bösartigen Tumor zu einem sich schnell verändernden, außerordentlich schwer zu erfassenden Ziel. Für Schlagzeilen haben Medikamente, die auf gezielte Genmodifikation setzen, dadurch gesorgt, dass sie bestimmte Arten von Krebs zu heilen vermochten, zum Beispiel eine Form von Kinderleukämie, an der lediglich ein einzelnes Gen beteiligt ist.

Einer über zwei Jahrzehnte sich erstreckenden Suche nach ähnlichen Medikamenten zur Beseitigung diverser Krebsarten war jedoch nur sehr bescheidener Erfolg beschieden. Und was die Sache noch schlimmer macht: Medikamente, die mit hervorragender Wirksamkeit jede Spur eines bösartigen Tumors beseitigen, haben tragischerweise vielfach nur eine zeitlich befristete Wirkung. Nach ein paar Monaten kehrt der Patient zurück, weil der Krebs zurückgekehrt ist. Bei oberflächlicher Betrachtung könnte man den Eindruck gewinnen, genau darin bestehe die Geheimwaffe des Krebses – wie schnell und beliebig er mutieren kann, getreu dem Dogma der Evolutionslehre, dass die evolutionäre Entwicklung dem Zufall überlassen bleibt.

Doch manche Anzeichen weisen in eine neue Richtung. Bei keiner anderen Erkrankung ist so eindeutig eine Verbindung zu epigenetischen Abweichungen festgestellt worden wie bei Krebs.

Das Epigenom bestimmter Arten von Krebszellen weist genau jenen epigenetischen Fingerabdruck auf, der auch in derjenigen Zelle zu finden ist, in der die Krebserkrankung begann. Aufgrund dessen lässt sich ausfindig machen, welches Gewebe Ausgangspunkt der Erkrankung war, ganz gleich wo im Körper der Krebs entdeckt wird. Eine solche Information könnte künftig für die Diagnose und Behandlung verschiedener Formen von Krebs unermesslich wertvoll sein. Denn nachdem ein Tumor sich ausgebreitet hat, ließ sich oft nur unter extremen Schwierigkeiten zurückverfolgen, wo sein Ausgangspunkt war. Zusätzlich verkompliziert wird das Problem durch die Gewohnheit der Krebszelle, fortwährend zu mutieren. Hoffentlich können wir, indem wir das Epigenom von gesunden mit dem von kranken Zellen vergleichen, besser verstehen, wie das Erkrankungsrisiko durch viel mehr beeinflusst werden kann als lediglich durch das Erbgut, das wir von den Eltern erhalten haben.

Eine sorgfältige Untersuchung der epigenetischen Markierungen (Methylierung und Acetylierung), so zeigt sich, ermöglicht tatsächlich Prognosen im Hinblick auf die Art von Krebs, die sich entwickeln wird. *Diese* überraschende Entdeckung treibt in das Dogma von den Zufallsmutationen einen Keil. Während Sie Ihr Leben leben und die Umwelt und Ihre persönlichen Erfahrungen Ihre Genaktivitäten steuern (darauf sind wir bereits ausführlich zu sprechen gekommen), können spezielle neue Mutationen auftreten, die in einer bestimmten Art von Tumor für jede Zelle identisch sind. Epigenetische Modifikationen führen also zu *vorhersagbaren* neuen Mutationen. Etwas Vorhersagbares aber verbleibt nicht länger im Bereich des rein Zufälligen.

Diese Stufe der Vorhersagbarkeit ist freilich nicht des ganzen Rätsels Lösung. Denken Sie – als Analogie – ans Wetter. An einem

Sommertag im August besteht eine hohe Wahrscheinlichkeit für Gewitter, und der Zeitpunkt lässt sich einigermaßen genau prognostizieren. Da die Hitze im Lauf des Tages zunimmt, ist ein Gewitter am Nachmittag oder in den Abendstunden wahrscheinlicher als bei den frischeren Temperaturen am Morgen. Doch die genaue Bewegung der Luftströme, die Entwicklung der Luftfeuchtigkeit und der Wolken lassen sich weit weniger genau vorhersagen. Und falls Sie die Ursache eines bestimmten Gewitters bis hinab auf die Ebene des letzten Luftmoleküls in Erfahrung bringen wollen, ist das ein Ding der Unmöglichkeit. Bei Krebs vollziehen sich oft viele Mutationen simultan, und nicht alle führen zu schlechten Resultaten. Tausende Möglichkeiten tun sich auf, mit einem hohen Maß an Unvorhersagbarkeit. (Wenn sich etwas nicht vorhersagen lässt, ist es darum aber keineswegs zufällig. Der nächste Gedanke, den Sie haben werden, stellt sich nicht per Zufall ein. Doch er lässt sich nicht vorhersagen. Die Krebsforschung muss erst noch ermitteln, ob Krebs auch so ist oder nicht.)

Diese Einsicht, zu der man kurze Zeit nach den triumphalen, die genetischen Krebsursachen betreffenden Forschungsergebnissen gelangte, wirkte äußerst entmutigend. Onkologen begannen über den Krebs als einen hinterhältigen Widersacher zu murren, dessen Repertoire an verfügbaren Verteidigungsstrategien jedes Mal größer wird, wenn eine Lösung in greifbarer Nähe zu sein scheint (ein gutes Beispiel dafür haben wir Ihnen genannt, als wir im Kapitel »Die Weisheit des Körpers« darauf hinwiesen, dass Krebs unglücklicherweise vollständigen Zugriff auf die Intelligenz der Zelle hat). Nun, da der Krebsatlas geklärt hat, welche Mutationen die gefährlichen sind, wächst die Hoffnung wieder. Doch genauso wichtig und vielleicht die beste Einzelspur zur Heilung der Krankheit ist: Offenbar folgt die Entwicklung von Krebs einigen fest vorgegebenen Bahnen (»Pathways«[27]) – nicht besonders vielen, vielleicht nur etwa einem Dutzend für jede Art von bösartigem Tumor. Es gibt, mit anderen Worten, ein Muster, das die orthodoxe Auffassung von Zufallsmutationen noch weiter untergräbt.

Ein ermutigendes Forschungsergebnis zeigt: Bestimmte Tumore brauchen, nachdem der ursprüngliche Auslöser irgendwann eine Zelle auf Abwege gebracht hat, für ihre Entwicklung viele Jahre, gar Jahrzehnte. Der Gedanke dabei ist, dass eine bestimmte Sequenz – der genetische »Pathway«, dem eine abnorme Zelle folgen muss – eine Reihe von Schritten umfasst, die der Reihe nach stattfinden. Zur Verdeutlichung eine Analogie: Sicherlich haben Sie schon mal so ein kleines Spiel mit winzigen Stahlkugeln, die über ein mit Löchern versehenes Brett hin und her rollen, gesehen. Man hält es in der Hand und versucht, indem man das Brett hin und her bewegt, zu bewerkstelligen, dass sämtliche Stahlkügelchen durch ein Loch fallen. Auch die Löcher sind winzig, daher ist das keine leichte Aufgabe. Stellen Sie sich jetzt bitte vor, eine Krebsmutation sei mit einer ähnlichen Aufgabe konfrontiert. Sie muss sich erst durch eine kleine Öffnung (durch eine unter unzählig vielen Möglichkeiten vorhandene ganz bestimmte genetische Modifikation) hindurchschlängeln, um zur nächsten Ebene gelangen zu können. Sobald das gelungen ist, erwartet sie bereits die nächste kleine Öffnung in Form einer neuen Mutation unter unzähligen Möglichkeiten, und so weiter.

Handelt es sich um einen Krebs, der typischerweise langsam wächst, wie es manche Arten von Dickdarm- und Prostatakrebs tun, kann es dreißig oder vierzig Jahre dauern, bis eine Zelle die komplette Sequenz durchlaufen hat. Und so hofft man, bei einer möglichst frühen Krebserkennung – indem man den absehbaren Fingerabdruck der epigenetischen Markierungen erkennt – den Krebs bezwingen zu können, lange bevor die ersten Symptome sich zeigen. Dieser Lichtblick am Ende des Tunnels ergibt sich aus der Entdeckung, dass man mittlerweile auf Grundlage der epigenomischen Signatur desjenigen Zelltyps, der aller Wahrscheinlichkeit nach Ausgangspunkt der betreffenden Krebserkrankung gewesen ist, die genaue Genmutation vieler Tumorarten vorhersagen kann.

Wir müssen uns demnach zumindest Folgendes fragen: Wenn bei Erwachsenen durch Giftstoffe, Stress, Trauma, Ernährung und dergleichen epigenetische Mutationen entstehen, werden dann in bestimmten Zellen vorhersehbare Neumutationen auftreten? Wenn die Mutation in Sperma- oder Eizellen stattfindet, könnte sie dann an die nächste Generation weitervererbt werden? Das wissen wir noch nicht. Aber schon die bloße Möglichkeit wäre für Darwin Grund genug gewesen, nicht mehr zu wissen, wo ihm der Kopf steht, und heute führt sie zu einer größeren Revision seiner Theorie.

Rufen epigenetische Veränderungen tatsächlich bestimmte Mutationen hervor – über diejenigen hinausgehend, die einen Tumor verursachen –, dann könnten die eigenen Lebenserfahrungen und die Umwelteinflüsse, theoretisch zumindest, zu einer noch weiter reichenden Vorhersehbarkeit führen. Bei anderen chronischen Erkrankungen könnte es ebenfalls epigenetische Signaturen geben, die sich lange vor dem Auftreten der ersten Symptome zeigen. Und noch mehr Grund zu staunen hätten wir, wenn die Prävention sich auch auf ungeborene Generationen erstrecken würde, die diese Markierungen im Mutterleib ererbt hätten. Zu dem Zeitpunkt, als dieses Buch geschrieben wurde, waren solche Möglichkeiten lediglich eine Reihe faszinierender Spekulationen. Doch darüber nachzudenken, was Studien in diesem Bereich künftig noch zutage fördern werden, ist allemal faszinierend.

Umweltgifte und Epigenetik

Bisher haben wir das Augenmerk auf die genetischen Beiträge zum Krankheitsrisiko gerichtet. Aber da gibt es offensichtlich noch einen ganz entscheidenden Punkt – den Einfluss der Umweltgifte auf unsere Gene und das Epigenom. Die US-amerikanische Gesundheitsbehörde Centers for Disease Control and Prevention hat im Blut und im Urin der US-Bevölkerung 148 verschiedene Umweltchemikalien ausfindig gemacht. Belege in immer größerer Zahl untermauern die Auffassung, dass Umweltschadstoffe Erkrankungen wahrscheinlich dadurch verursachen, dass sie in unserem Genom epigenetische Veränderungen bewirken und so die Aktivitäten bestimmter Gene modifizieren. In verseuchtem Wasser enthaltenes Arsen hat zum Beispiel dramatische Auswirkungen auf die Methylierung des Genoms, woraufhin schließlich Blasentumore entstehen. Eine hochgradige Belastung durch andere Schwermetalle (Nickel, Quecksilber, Chrom, Blei und Cadmium) in der Nahrungs- und Trinkwasserversorgung kann ebenfalls Veränderungen in der Genmethylierung verursachen und zu verschiedenen Arten von Krebs führen, unter anderem zu Lungen- und Leberkrebs. Unterm Strich gibt es weltweit geschätzte dreizehn Millionen Todesfälle – oder mehr – pro Jahr infolge von Umweltschadstoffen. Viele von ihnen hat man mit epigenetischen Modifikationen des Genoms in Zusammenhang gebracht.

Wir sind keine Panikmacher. Aber es ist wichtig, der Wissenschaft dorthin zu folgen, wo sie einen hinführt. Wohl kein anderer hat unseren Kenntnissen in dieser Thematik so sehr auf die Sprünge geholfen wie Dr. Michael Skinner, ein Entwicklungsbiologe an der Washington State University. In einer Studie hat Skinner schwangere Ratten einer chemischen Substanz – einem Fungizid namens Vinclozolin – ausgesetzt, von der bekannt war, dass sie die embryonale Entwicklung beeinträchtigt. Vinclozolin wird eingesetzt, um beim Weinanbau die Trauben vor Schimmel zu schützen, außerdem um bei Obst und Gemüse Mehltau und Fäulnis zu bekämpfen.[28] Bei männlichen Mäusen, das war bereits gezeigt worden, vermindert Vinclozolin die Fortpflanzungsfähigkeit. Das Bestürzende an Skinners Untersuchungsergebnissen war nun der Umstand, dass die Nachkommen von Mäusen, die der Chemikalie ausgesetzt worden waren, bis in die vierte oder fünfte Generation durchgängig von einer Verringerung der Spermienanzahl betroffen waren. Fünfzehnmal stellte sich bei der Wiederholung des Versuchs diesbezüglich das gleiche Ergebnis ein.

Grund für die durch Vinclozolin hervorgerufene Störung der Spermaproduktion waren keine Mutationen in der DNS, sondern epigenetische Modifikationen (durch Methylmarkierungen) bei der fungizidbelasteten erwachsenen Maus. Diese Modifikationen wurden dann an die nächsten Generationen weitervererbt. (*Das* unterscheidet sich von dem, wovon wir normalerweise hören, wenn – etwa bei der Sichelzellenanämie – tatsächlich mutierte Gene, die für eine Erkrankung prädisponieren, von den Eltern an die Kinder vererbt werden.) Hier ist also ein weiterer Anhaltspunkt für die Existenz einer »generationsübergreifenden Genetik« hinzugekommen.

Darüber hinaus haben Skinner und seine Kollegen herausgefunden, dass es ein bestimmtes Muster dafür gab, an welcher Stelle des Genoms die Methylmarkierungen angebracht wurden, nachdem die Mäuse unterschiedlichen chemischen Giftstoffen ausgesetzt worden waren. Jeder Giftstoff, ob es sich nun um ein Insektizid oder um den Flugzeugtreibstoff Kerosin handelte, hinterließ ein eigenes, für ihn charakteristisches Muster. In manchen Fällen konnten die in der Genaktivität hervorgerufenen Veränderungen anschließend vererbt werden und die Nachkommen für bestimmte Erkrankungen prädisponieren. Zum Beispiel hat das Insektizid DDT, wegen der verheerenden Auswirkungen auf die Nahrungsmittelkette von Vögeln und anderen Tieren in den USA schon lange verboten, auch eine bestimmte epigenetische Wirkung. Mäuse, die einer DDT-Belastung ausgesetzt wurden, so hat man gezeigt, entwickeln in nachfolgenden Generationen eine Prädisposition zu Fettleibigkeit nebst den entsprechenden Erkrankungen wie Diabetes und Herzleiden.

Das Spektrum der zu unserem Schaden sich auswirkenden epigenetischen Veränderungen, die durch Pestizide herbeigeführt werden, ist groß. Für das Pestizid Methoxychlor, das eingesetzt wird, um Nutztiere vor Flöhen, Stechmücken und anderen Insekten zu bewahren, konnte gezeigt werden, dass es bei Mäusen Fehlfunktionen in Hoden und Eierstöcken verursacht. Ein weiteres Pestizid, Dieldrin,[29] hat dramatische Auswirkungen auf epigenetische Modifikationen (Acetylierung) der Histone, was bei Mäusen zu einem – mit dem Parkinsonsyndrom in Zusammenhang gebrachten – Absterben von Nervenzellen führt. Skinner hat außerdem in Mäusestudien gezeigt, dass der praktisch allgegenwärtige und krebserregend wirkende Umweltschadstoff Dioxin, Nebenprodukt vieler industrieller Prozesse, eine epigenetische Vererbung von Erkrankungen der Prostata, der Nieren und polyzystische Ovarerkrankungen verursacht.

Ein besonders gewissenhaft untersuchtes Umweltgift, das abnorme epigenetische Veränderungen bewirken kann, ist Bisphenol A (BPA). Es hat einen großen Einsatzbereich in der Produktion von Kunststoffen, die bei der Herstellung von Plastikgefäßen für Nahrungsmittel und Getränke, einschließlich Babyfläschchen,[30] und zur Beschichtung von Konservendosen Verwendung finden. Bei BPA ist bestens dokumentiert, dass es epigenetische Veränderungen hervorruft. Wir führen hier nur eine ganz kleine Auswahl einschlägiger Studien an. Untersuchungen an der Tufts University haben gezeigt, dass BPA die Genaktivität in den Milchdrüsen von Ratten, die dieser chemischen Substanz im Mutterleib ausgesetzt waren, verändern kann. Das machte die Tiere im weiteren Verlauf des Lebens anfälliger für Brustkrebs. Zuvor war bereits nachgewiesen worden, dass mit BPA belastete männliche Ratten ein erhöhtes Risiko haben, an Prostatakrebs zu erkranken. In einer anderen Studienreihe sorgte BPA für epigenetische Modifikationen, die bei einer speziellen Mäuserasse, abgesehen von einem erhöhten Krebsrisiko, mit einer Veränderung ihrer gelben Farbe einhergingen. (Glasgefäße oder solche mit der Aufschrift »BPA-frei« zu verwenden ist eine Möglichkeit, eine BPA-Belastung bei Kleinkindern zu vermeiden.) Schließlich konnte bei Diethylstilbestrol (DES), das zwischen 1940 und 1960 verwendet wurde, um bei Schwangeren Fehlgeburten zu vermeiden, nachgewiesen werden, dass diese chemische Substanz das Brustkrebsrisiko erhöht. Inzwischen wissen wir, dass dieses Risiko mit epigenetischen Veränderungen verbunden ist. Man muss sich daher fragen, ob die entsprechenden Veränderungen mitsamt dem erhöhten Risiko an die nächste Generation weitervererbt werden.

Luftverschmutzung, insbesondere durch Feinstaubpartikel in den Abgasen von Fahrzeugen, verursacht ebenfalls epigenetische Veränderungen, die überall im Körper zu Entzündung führen können. Benzol, das in Benzin und anderen auf Erdöl basierenden Kraftstoffen zu finden ist, führt zu einer veränderten DNS-Methylierung, die mit Leukämie in Zusammenhang gebracht wird. In unserer Trinkwasserversorgung entstehen durch das Chlorieren Nebenprodukte mit Bezeichnungen wie Triethyltin, Trichlormethan sowie weitere Trihalomethane, die allesamt epigenetische Veränderungen im Genom bewirken können. Bei vielen dieser chemischen Substanzen sind in Studien bereits gesundheitsschädliche Effekte nachgewiesen worden. Ratten, deren Trinkwasser Triethyltin enthielt, litten unter einer gehäuft auftretenden Gehirnentzündung und -schwellung in Verbindung mit erhöhten Methylierungsaktivitäten. Durch Trichlormethan und Bromodichlormethan, zwei Trihalomethane, verstärkte sich die Methylierung in einem Leberzellen-Gen, das mit Erkrankungen der Leber in Zusammenhang gebracht wird.

Herstellungsbedingt können selbst in vermeintlich unschädlichen Substanzen, bei denen wir normalerweise nicht an derartige Risiken denken, versteckte Probleme lauern. Zahlreiche indische Gewürze mit aus Indien stammenden Bestandteilen sind, wie man festgestellt hat, in alarmierendem Ausmaß mit Schwermetallen belastet. Der Grund liegt wahrscheinlich darin, dass die Gewürze in einer zu geringen Entfernung von Bergbau- und Verhüttungsbetrieben angebaut werden, und in der daraus resultierenden Verwendung von schwermetallverseuchtem Wasser zur Beregnung oder Berieselung der Pflanzen. Allein im Jahr 2013 hat die Food and Drug Administration die Einfuhr von 850 Gewürztransporten aus aller Welt untersagt. Bei aus Indien oder China stammenden Gewürzen sollten Sie, um entsprechende Risiken zu minimieren, besonders vorsichtig sein, grundsätzlich nur aus zuverlässigen Quellen kaufen und insbesondere Gewürze in anonymer, nicht näher gekennzeichneter Verpackung meiden. Alles in allem besteht wenig Zweifel, dass ein breites Spektrum von Umweltgiften und -schadstoffen unser Epigenom verändern kann, woraus eine erhöhte Anfälligkeit für eine Reihe unterschiedlicher Krebserkrankungen (Brust, Leber, Eierstöcke, Lungen) und anderweitiger Erkrankungen (u. a. Schizophrenie, Diabetes und Herzleiden) resultiert. Die Belastung ist bei jedem Menschen individuell unterschiedlich, was das Problem enorm verkompliziert. Aus Sicht mancher Experten zeichnet sich bereits ab, dass wir eines nicht allzu fernen Tages zum Arzt gehen werden, um eine Komplettuntersuchung unserer epigenetischen Veränderungen vornehmen und auf diese Weise unser künftiges Erkrankungsrisiko einschätzen zu lassen. Werden wir in zunehmendem Maß auf der Epigenetik beruhende Medikamente wie HDAC-Inhibitoren und RNS-basierte Therapeutika nutzen, um diesen Risiken zu begegnen und Erkrankungen zu behandeln?

Solche Szenarien werden allmählich schon Realität. In diesem Buch haben wir Ihnen eine Alternative unterbreitet, die Sie sich ab sofort zunutze machen können, indem Sie, um das Risiko herabzusetzen, Ihren Lebensstil verändern. Und vielleicht wird in Zukunft auch dieser Ansatz eine Feinabstimmung auf bestimmte krankheitsbezogene epigenetische Markierungen erfahren. Eine noch größere Frage, ausgehend von solchen Studien wie den hier zitierten, lautet: Werden die epigenetischen Veränderungen bei den heute lebenden Erwachsenen morgen auf die kommenden Generationen vererbt werden? Dr. Michael Skinner scheint da wenig Zweifel zu haben: »Im Kern könnte das, womit Ihre Urgroßmutter belastet wurde, bei Ihnen und Ihren Enkelkindern Erkrankungen verursachen.«

In diesem Sinn wird es von entscheidender Bedeutung sein, weiterhin genauestens darauf zu achten, wie in Reaktion auf Umweltgifte und -schadstoffe epigenetische Modifikationen zu verzeichnen sind. Nur so kann es mit uns aufwärtsgehen, zum Wohl der eigenen Gesundheit und der Gesundheit der noch ungeborenen Generationen.

ANMERKUNGEN DES ÜBERSETZERS

1 Rupert Sheldrake, *Das schöpferische Universum – Die Theorie der morphogenetischen Felder und der morphischen Resonanz* (vom Autor überarbeitete und erweiterte Neuauflage), übers. v. Waltram Landmann, Klaus Wessel und Michael Wallossek, nymphenburger, München 2008.
2 Rupert Sheldrake, *Das Gedächtnis der Natur*, übers. v. Jochen Eggert, München 1997.
3 Ein Fisch aus der Familie der Flösselhechte.
4 Die englische Bezeichnung *sucker fish*, also »Sauger« oder »Saugfisch«, vermittelt im Grunde weit besser eine Vorstellung vom Verhalten dieser Fische, die in einer symbiotischen Lebensgemeinschaft Haie oder große Meeressäuger von lästigen kleinen Hautparasiten befreien.
5 HPA = hypothalamic-pituitary-adrenal (response).
6 TED = Technologie, Entertainment, Design: Vorträge im Rahmen einer inzwischen u. a. auch auf den wissenschaftlichen Bereich ausgeweiteten Innovationskonferenz, die ursprünglich einmal jährlich in Monterey, Kalifornien, abgehalten wurde.
7 Zum großen Bedauern des Übersetzers bleibt auf dem Weg vom Englischen ins Deutsche an dieser Stelle leider die spezielle Pointe auf der Strecke: der Anklang von *In gut we trust* an *In God we trust*.
8 Mehr zu diesem Thema von erheblicher Tragweite für unsere Gesundheit erfahren Sie in: David Frawley, *Soma: Verjüngung und Unsterblichkeit – Yoga und Ayurveda für Körper und Geist*, übers. v. Michael Wallossek, Oberstdorf 2012, S. 68.
9 Siehe www.health.com/health/gallery/0,,20705881,00.html. »14 Foods That Fight Inflammation«
10 Die deutsche Fassung ist schon etwas älter: Deepak Chopra, *Die heilende Kraft – Ayurveda, das altindische Wissen vom Leben und die modernen Naturwissenschaften*, übers. v. Michael Larrass, München 1995.
11 Siehe auch: Deepak Chopra & Rudolph E. Tanzi, *Super-Brain – Angewandte Neurowissenschaften gegen Alzheimer, Depression, Übergewicht und Angst*, übers. v. Michael Wallossek, nymphenburger, München 2013, S. 318 f.
12 REM = rapid-eye-movement.
13 Deepak Chopra & Rudolph E. Tanzi, *Super-Brain*, a. a. O., S. 286 ff.
14 Erwin Schrödinger, *Was ist Leben? – Die lebende Zelle mit den*

Augen des Physikers betrachtet, übers. v. L. Mazurcak, München 2011, S. 152.
15 Erwin Schrödinger, *Mein Leben, meine Weltansicht – Die Autobiographie und das philosophische Testament*, übers. v. L. Mazurcak, München 2008, S. 91.
16 residente Zellen: ortsgebundene, nicht mobile Zellen.
17 Baruch de Spinoza, *Die Ethik*, übers. v. Berthold Auerbach, Altenmünster 2015, S. 24.
18 a. a. O., S. 27.
19 Charles Darwin, *Die Entstehung der Arten*, übers. v. Carl W. Neumann, Stuttgart 2007, S. 381.
20 Unter bestimmten Voraussetzungen ist Farydak seit 2015 zur Behandlung des Multiplen Myeloms auch in der EU zugelassen.
21 H. Allen Orr, »Stretch Genes«, Buchbesprechung zu: Nicholas Wade, *A Troublesome Inheritance – Genes, Race and Human History*, Penguin 2014, in: The New York Review of Books, 5. Juni 2014, www.nybooks.com/articles/2014/06/05/stretch-genes/
22 Als Übersetzung für *pathway analysis* ist im deutschen Sprachraum inzwischen das Hybridgebilde »Pathway-Analyse« durchaus üblich.
23 FTO-Gen = fat mass and obesity associated gene.
24 BRCA-Gen = breast cancer gene.
25 Ein in Deutschland u. a. unter der Bezeichnung Fluxet und Fluctin erhältliches Antidepressivum mit dem Wirkstoff Fluoxetin.
26 Bezeichnung für ein Gen, das die Mutationswirkung eines anderen Gens kompensiert oder unterdrückt.
27 Vgl. S. 404.
28 In der EU ist dieses Fungizid nicht zugelassen.
29 In der BRD seit 1971 verboten.
30 Zur Herstellung von Nuckelfläschchen darf BPA in Deutschland seit 2011 nicht mehr verwendet werden.

DANK

Die neue Genetik war eines der lohnendsten Themen, über das die beiden Autoren jemals geschrieben haben, und da es hier um einen gewaltigen Themenkreis ging, sind wir entsprechend vielen Menschen zu Dank verpflichtet. So lang die Liste auch sein mag, jedes Mal war es eine persönliche und persönlich befriedigende Beziehung.

Jedes Buch muss ein Verlagsteam in Anspruch nehmen, das bei der Veröffentlichung behilflich ist. *Super-Gene* war in der glücklichen Lage, dass ihm ein ganz vorzügliches Team zur Seite stand, angefangen mit unserem scharfsinnigen, sehr entgegenkommenden Lektor Gary Jansen. Gleichfalls vielen Dank all den anderen bei Harmony Books, die das Team gebildet und organisiert haben, mit dem wir zusammenarbeiten durften: Diana Baroni, stellvertretende Verlagsleiterin und Cheflektorin; Tammy Blake, stellvertretende Verlagsleiterin und Leiterin der Öffentlichkeitsarbeit; Julie Cepler, Marketingchefin; Lauren Cook, Leitung der Presseabteilung; Christina Foxley, Marketingleiterin; Jessica Morphew, Umschlaggestaltung; Debbie Glasserman, Buchgestaltung; Patricia Shaw, Chefin der Herstellung; Norman Watkins, Herstellungsleiter; Rachel Berkowitz und Lance Fitzgerald, Abteilung für Auslandsrechte.

Wir alle wissen, unter welchem Druck das Verlagswesen heutzutage steht. Daher geht ein besonderer Dank an die Führungsetage des Verlags, wo es vielfach schwierige Entscheidungen darüber zu treffen gilt, welche Bücher veröffentlicht werden, so auch über unser Buch. Herzlichen Dank an Maya Mavjee, Geschäftsführerin und Verlegerin der Crown Publishing Group, und an Aaron Wehner, Senior-Geschäftsführer und Verleger bei Harmony Books.

Noch größer wurde unsere Begeisterung über die bahnbrechenden Forschungsergebnisse in der Epigenetik durch die Self-Directed Biological Transformation Initiative, ein Projekt, das dank vieler Forschungsmitarbeiter außerordentlich von Erfolg gekrönt war. Allen Beteiligten sei von ganzem Herzen gedankt, unter anderem:

Sheila Patel, Valencia Porter, Lizabeth Weiss, Wendi Cohen und Sara Harvey wie auch der gesamten Belegschaft des Chopra Center for Well-Being.

Dem OMNI La Costa Resort and Spa dafür, dass wir für die Dauer unserer Studie so großzügig untergebracht wurden.

Murali Doraiswamy, Arthur Moseley, Lisa St. John und Will Thompson von der Duke University.

Susanna Cortese vom Massachusetts General Hospital und der Harvard Medical School.

Eric Schadt, Sarah Schuyler, Seunghee Kim-Schulze, Qin Xiaochen, Jeremiah Faith, Milind Mahajan, Yumi Kasai, Jose Clemente, Noam Beckman, Zhixing Feng und Harm Van Bakel vom Institute for Genomics and Multiscale Biology/Mount Sinai Hospital.

Scott Peterson vom Sanford Burnham Medical Research Institute.

Paul Mills, Christine Peterson, Kathleen Wilson, Meredith Pung, Chris Pruitt, Kelly Chinh, Cynthia Knott und Augusta Modestino von der University of California, San Diego.

Elizabeth Blackburn, Elissa Epel, Jue Lin, Amanda Gilbert und Nancy Robbins von der University of California, San Francisco.

Eric Topol und Steven Steinhubl vom Scripps Translational Science Institute.

Barry Work für seine großzügige Unterstützung bei der Entwicklung von Web-Matrix-Datenbanken.

Ein besonderer Dank für die großzügige Unterstützung seitens Gina Murdock, Glenda Greenwald, Jennifer Smorgon und den Self-Directed Biological Founders and Pioneers. Ein ebensolcher Dank an den Vorstand und den Beirat der Chopra Foundation wie auch an alle Studienteilnehmer.

Deepak dankt einem fantastischen Team, dessen unermüdliche Anstrengungen von Tag zu Tag und von Jahr zu Jahr alles möglich machen – Carolyn Rangel, Felicia Rangel, Gabriela Rangel und Tori Bruce. Ihr alle habt einen besonderen Platz in meinem Herzen. Dank auch an Poonacha Machaia, Mitbegründerin von Jiyo, dafür, dass mit ihrer Unterstützung das Chopra Center und die Chopra Foundation eine Onlinepräsenz erhalten haben. Wie immer bildet meine Familie den Mittelpunkt meiner Welt. Je größer sie wird, umso mehr liebe und schätze ich sie: Rita, Mallika, Sumant, Gotham, Candice, Krishan, Tara, Leela und Geeta.

Von Rudy:

Ich danke meiner Frau Dora für ihre bedingungslose Liebe, Unterstützung und die vielen, vielen weisen Ratschläge, die Gold wert sind. Ein Dankeschön an meine Tochter Lyla – indem sie mich auf den Gedanken brachte, dass es gar zu komisch wäre, diesem Buch den Titel »Pups-Gene« zu geben, rief sie mir die Bedeutung des Mikrobioms, unseres zweiten Genoms, in Erinnerung.

Ein tief empfundenes Dankeschön an meine Mutter und an meinen Vater: Sie haben mich als Erste mit den Wundern der Biologie vertraut gemacht. Ebenso möchte ich meinen lieben Freunden an der Himalayan Academy dafür danken, mir nahegebracht zu haben, dass ich nicht einfach nur meine Gene bin, sondern derjenige, der sich seiner Gene bedient. Dank an Dr. Jim Gusella, der mich am Massachusetts General Hospital als Erster mit den erstaunlichen Feinheiten des menschlichen Genoms vertraut gemacht und mich dazu angeregt hat, niemals zurückzublicken. Und schließlich möchte ich dem Cure Alzheimer's Fund für die überaus liebenswürdige und großzügige Unterstützung meiner immer weiter fortschreitenden genetischen Studien zur Alzheimerkrankheit danken.

ÜBER DIE AUTOREN

Dr. Deepak Chopra, Begründer der Chopra Foundation und Mitbegründer des Chopra Center for Well-Being, ist als Wegbereiter einer integrativen Medizin und der persönlichen Transformation weltbekannt. Er ist Autor von über 80 Büchern – darunter mehrere *New York Times*-Bestseller –, die in 43 Sprachen übersetzt wurden. Zwei seiner Bücher sind bereits in die *Books of the Century*-Bestsellerliste aufgenommen worden. Dr. Chopra fungiert als außerordentlicher Professor der Executive Programs an der Kellogg School of Management der Northwestern University; als außerordentlicher Professor an der Columbia Business School, Columbia University; als klinischer Assistenzprofessor am Institut für Familien- und Präventivmedizin an der University of California, San Diego, und ist leitender Wissenschafter der Gallup Organization. Das *TIME*-Magazin hat Dr. Chopra zu »einer der einhundert wichtigsten Persönlichkeiten und Kultfiguren des Jahrhunderts« erklärt.

Dr. Rudolph E. Tanzi ist Professor der Neurologie und Träger der »Joseph P. und Rose F. Kennedy«-Stiftungsprofessur an der Harvard University. Am Massachusetts General Hospital ist er stellvertretender Vorsitzender der Neurologie und Direktor der Forschungsgruppe für Genetik und Altersforschung. Dr. Tanzi wirkt seit vielen Jahren in vorderster Linie an Studien mit, die der Identifizierung von ursächlich an der Entstehung neurologischer Erkrankungen beteiligten Genen dienen. Er hat alle drei Gene mitentdeckt, die eine früh einsetzende erbliche Form der Alzheimerkrankheit verursachen, darunter das erste Alzheimer-Gen überhaupt, und leitet gegenwärtig das Alzheimer-Genomprojekt. Außerdem entwickelt er neue Therapien zur Alzheimer-Behandlung und -Vorbeugung, die auf seinen Forschungsergebnissen aufbauen. Das *TIME*-Magazin hat Dr. Tanzi zu »einem der einhundert einflussreichsten Menschen der Welt« ernannt, und er ist in die Liste der »100 einflussreichsten ehemaligen Harvard-Studenten« aufgenommen worden. Darüber hinaus ist er für seine bahnbrechenden Studien zur Alzheimerkrankheit mit dem hoch angesehenen Smithsonian American Ingenuity Award ausgezeichnet worden.

Hirnforschung für den Alltag

Deepak Chopra und Neurowissenschaftler Rudolph E. Tanzi verbinden Wissenschaft und Persönlichkeitsentwicklung und erklären, wie Erkenntnisse der Neurowissenschaften u. a. bei Alzheimer, Depression, Angst und Übergewicht angewandt werden können. Sie entwerfen eine neue Vision des Gehirns und zeigen, wie Achtsamkeit und Meditation nachweisbare Veränderungen in den neuronalen Bahnen bewirken.

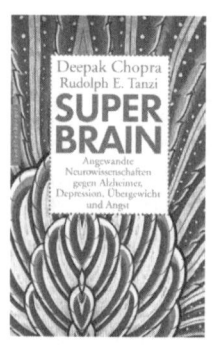

Eine Gebrauchsanweisung für einen neuen Umgang mit Ihrem Gehirn – der Schlüssel zu mehr Gesundheit, Glück und spirituellem Wachstum in Ihrem Leben.

Deepak Chopra
Rudolph E. Tanzi
Superbrain
ISBN 978-3-485-01406-9 · E-Book: 978-3-485-06055-4

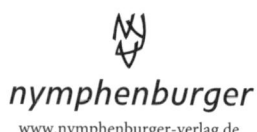

www.nymphenburger-verlag.de

Weitere Bücher von Deepak Chopra

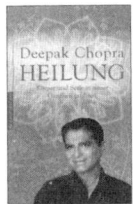

Tiefes Wissen und ein Programm in zehn Schritten, wie wir Körper- und Seelenstrukturen verändern können. So kann Heilung geschehen.

Print: 978-3-485-01316-1

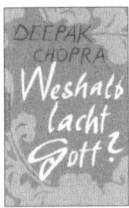

Aus der Geschichte eines Komikers, der seinen Vater verliert, leitet Deepak Chopra zehn Grundsätze für den spirituellen Optimisten ab. Denn Lachen ist immer die gesündeste Antwort auf das Leben.

Print: 978-3-485-01353-6
E-Book: 978-3-485-06001-1

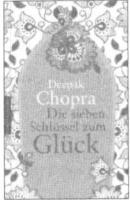

Jeder der sieben Schlüssel steht für einen inneren Entwicklungsprozess – eine spannende Entdeckungsreise zu sich selbst und dem eigenen unbegrenzten Potenzial.

Print: 978-3-485-01302-4

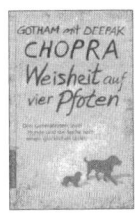

Hunde sind gute spirituelle Lehrmeister – humorvoll und tiefgründig beschreibt Deepak Chopra das eigene Familienleben mit den vierbeinigen Gefährten.

Print: 978-3-485-01387-1
E-Book: 978-3-485-06040-0

nymphenburger

www.nymphenburger-verlag.de